# हैल्थ पे चर्चा

बातचीत, अंतर्दृष्टि, किस्सों और नुस्खों
के साथ चिकित्सा के रहस्य

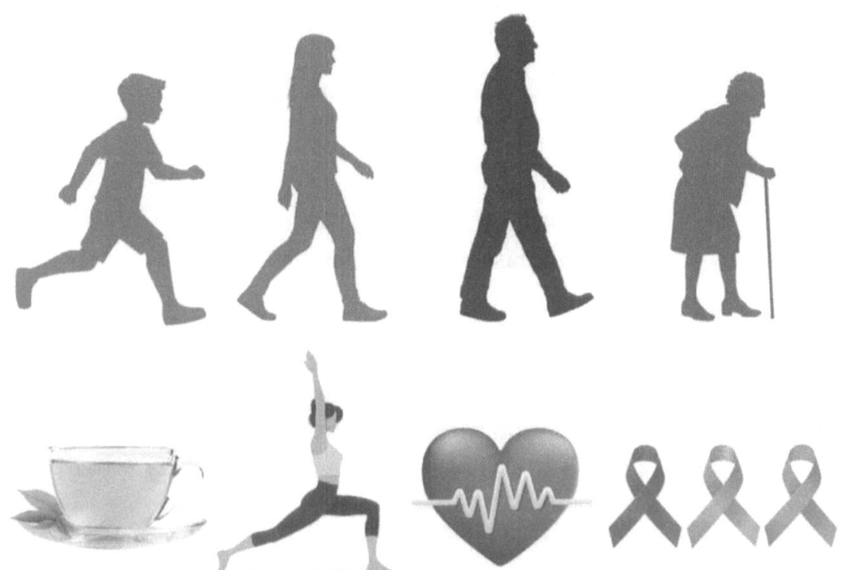

## डॉ. गौरदास चौधरी

डॉ. वी के मिश्रा के सहयोग से
हिंदी अनुवाद – ऋतु खुराना

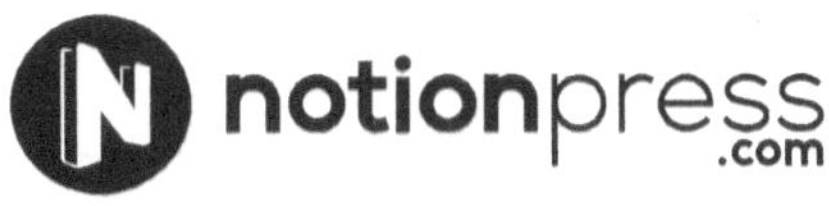

INDIA · SINGAPORE · MALAYSIA

ISBN
Paperback  979-8-89777-608-5
Hardcase  979-8-89929-653-6

# किताबें सिर्फ़ आपके साथ नहीं चलतीं।
# वे आपको वहाँ ले जाती हैं जहाँ आप पहले कभी नहीं गए।

## इस पुस्तक को कैसे पढ़ें

**इस पुस्तक को एक बार में पढ़ा जा सकता है, लेकिन**

मेरा सुझाव है कि आप इसे धीरे-धीरे, एक या कुछ अध्यायों को एक बार में पढ़कर आनंद लें।

अनुभाग (सेक्शन) 'ए', 'बी', 'सी' और 'डी' आधुनिक समय में जीवित रहने में आपकी मदद करने के लिए 'स्वास्थ्य संबंधी अनिवार्यताएं हैं।

अनुभाग 'एफ़', 'जी' और 'एच' आपको कुछ सामान्य लेकिन कम चर्चित विषयों से परिचित कराने में मदद करेंगे, जो अक्सर समाचारों की दुनिया से लिए जाते हैं।

अनुभाग 'ई' आधुनिक समय की आम बीमारियों से संबंधित है, जिनमें से कुछ से आप या आपका कोई परिचित पीड़ित हो सकता है; यहाँ विषय और अध्याय हाल के घटनाक्रमों के बारे में दृष्टिकोण और अंतर्दृष्टि प्रदान करेंगे।

अनुभाग 'के' आपको कुछ सीमाओं तक ले जाता है जिन्हें आधुनिक चिकित्सा तलाशने की कोशिश कर रही है, जिनमें से कई हमारी पारंपरिक सोच के लिए नई चुनौतियाँ पेश करती हैं।

अनुभाग 'एल' आपको 'डॉक्टर' नामक एक सफेद कोट में 'मानव-पशु' से परिचित कराता है।

चूँकि यहाँ बहुत सारे हिंदी भाषी हैं, इसलिए लोकप्रिय मांग पर, मैं इस पुस्तक का हिंदी में अनुवाद कर रहा हूँ। मुझे उम्मीद है कि आपको पुस्तक के साथ इंटरैक्ट (बातचीत) करने में मज़ा आएगा।

# Contents

# प्रस्तावना

आप धरती पर हैं। इसका कोई इलाज नहीं है। - सैमुअल बेकेट

स्वास्थ्य और बीमारी ऐसे 'गंभीर' विषय हैं जिनसे आप अपने जीवनकाल में बच नहीं सकते। वे कभी आपके दिमाग में तैरते हैं या कभी आपकी बातों में घुस जाते हैं हैं। हम लोग कभी कभी इतने उदास स्वर में इस मेडिकल भाषा का प्रयोग करते हैं कि वे यदाकदा पाठक को दूर भगा देते हैं। इस पुस्तक में, मैंने इन विषयों पर रोज़मर्राह की भाषा में चर्चा करने की कोशिश की है (बंगाली भाषा में 'अड्डा' का मतलब गपशप होता है) ताकि आम पाठक भी इसे आराम से पढ़ सके।

यह मेरे द्वारा लिखे गए छोटे-छोटे लेखों का संग्रह है, जो 2009 से 'हेल्थ अड्डा' नामक साप्ताहिक कॉलम के रूप में प्रकाशित हुआ। कई पाठकों ने इसे पसंद किया और इसका आनंद लिया और मुझे इसे 13 वर्षों तक लिखते रहने के लिए प्रोत्साहित किया।

इस संग्रह में व्यापक अर्थों में 'स्वास्थ्य' से संबंधित कई विषयों को शामिल किया गया है। चिकित्सा विज्ञान पर आधारित, यह संग्रह आपको हमारी जीवनशैली और आदतों, आम बीमारियों और अत्याधुनिक खोजों के माध्यम से कूट नीतिक सहायता देता है, जो इनसे उत्पन्न होने वाली भावनाओं से सचेत करवाता है।

यह पुस्तक व्यवस्थित चिकित्सा पाठ का हल्का संस्करण बनने की आकांक्षा नहीं रखती है। मैंने पिछले चार दशकों के अपने अनुभव से किस्से जोड़कर कई सामान्य स्वास्थ्य-संबंधी विषयों पर उपाख्यान (एनेक्डोट्स) और अंतर्दृष्टि प्रदान करने का प्रयास किया है।

मैं हर एक पाठक से आग्रह करता हूं कि वे अपने लाभ के लिए पहले चार खंडों को अवश्य पढ़ें; इनसे आपको सामान्य स्वास्थ्य संबंधी चिंताओं से परिचित होने में मदद मिलेगी और दिन-प्रतिदिन की जीवनशैली से जुड़ी समस्याओं के बारे में जानकारी मिलेगी।

सामान्य लक्षणों और बीमारियों से संबंधित अनुभाग एक टूलबॉक्स में रखे उपकरणों (औज़ारों) की तरह हो सकता है; आप समय-समय पर उन लक्षणों और बीमारियों के बारे में जानकारी प्राप्त कर सकते हैं जो आपके या आपके परिवार के किसी सदस्य के लिए चिंता का विषय हैं।

डॉ. गौरदास चौधरी | ix

लेख दो सेटों में आएंगे। यह पहला भाग है, जो आपको जीवनशैली, स्वास्थ्य और कुछ सामान्य बीमारियों के भौतिक पहलुओं से परिचित कराएगा। दूसरा भाग मूड, दृष्टिकोण और हमारे दिमाग से आने वाली अजीबोगरीब आवाज़ों के अधिक दिलचस्प पहलुओं से निपटेगा, जब आधुनिक विज्ञान भावनाओं, खुशी और हमारे शरीर के कार्यों और धारणाओं के साथ उनके परस्पर संबंधों को जानने की कोशिश करता है।

# अभिस्वीकृति

अगर सुनीता एरन, पंकज जायसवाल, मधुलिका सिंह और दीप सक्सेना न होते, जिन्होंने मुझे 2009 में अपने अखबार के लिए साप्ताहिक स्वास्थ्य कॉलम लिखने के लिए आमंत्रित किया और हर हफ्ते मेरा उत्साहवर्धन किया, तो मैं लेखन और आम पाठकों से जुड़ने के आनंद को फिर से नहीं पा सकता था। कई पाठकों ने मुझे उन्हें एक किताब में संकलित करने का आग्रह किया है; उनमें से कुछ हैं डॉ. गौतम और शाश्वती पालित, श्री ताजवर सिंह नेगी, स्वर्गीय श्री सुरेश गोपाल (ब्लूम्सबेरी के) और श्रीमती मृदुल चौधरी। नितिका नागपाल ने उत्साहपूर्वक उन्हें एक साथ रखा। दीपिका, नैन्सी, ग्लॉशिया और श्रेयसी ने संकलन में मदद की, इंद्रनील और तान्या ने विभिन्न चरणों में महत्वपूर्ण इनपुट दिए।

मेरी बेटी जुई, बेटे दीप और मेरी पत्नी अरुंधती ने शनिवार की दोपहरों को अगले दिन का कॉलम लिखने में व्यस्त रहने देकर बहुत सहनशीलता और समर्थन दिखाया, जबकि वह वक्त उनके लिए होना चाहिए था। उनका समर्थन और सुझाव मेरी सबसे बड़ी ताकत रहे हैं। जब मैं संघर्ष कर रहा था, तब अरुंधति ने मुझे संभाला और मेरी मदद की।

मैं अपने मरीज़ों के प्रति गहरी कृतज्ञता और अभिवादन व्यक्त करता हूँ, जिन्होंने अपनी स्वास्थ्य समस्याओं, अपने संघर्षों, चुनौतियों और जीवन के अनुभवों के बारे में गहरी अंतर्दृष्टि प्रदान की, जो मेरे मेडिकल करियर के सबसे अच्छे शिक्षक हैं। दुर्भाग्य से ये सबक पाठ्यपुस्तकों में नहीं मिलते, लेकिन ये, उनके और मेरे दोनों के लिए, जीवन की एक महत्वपूर्ण कड़ी हैं।

## अनुभाग 'ए'

# चलिए, तैयार हो जाइए

परिवर्तन की दुनिया में, शिक्षार्थियों को धरती विरासत में मिलेगी, जबकि विद्वान खुद को उस दुनिया से निपटने के लिए पूरी तरह से अनुकूल पाएंगे जिसका अस्तित्व समाप्त हो चुका है। - एरिक हॉफ़र

# गूगल करने का सही तरीका!

आज जीने के लिए नई और अलग तरह की प्रतिक्रियाओं की ज़रूरत है।

अगर आप भी उन लोगों में से हैं जो अपनी स्वास्थ्य समस्याओं के लिए गूगल या इंटरनेट का सहारा लेते हैं, तो आपको शर्मिंदा होने की ज़रूरत नहीं है। आप अकेले नहीं हैं। आजकल लगभग हर व्यक्ति, जिसके पास इंटरनेट है, ऐसा करता है - या तो यह जानने के लिए कि उसके लक्षण क्या संकेत दे रहे हैं या फिर ठीक होने के उपाय खोजने के लिए। सचेत और जिज्ञासु किस्म के लोग बीमारियों के बारे में जानने, सही डॉक्टर या अस्पताल की तलाश करने या उनकी सलाह और उपचार पे ट्रैक रख सकते हैं ताकि वो यह सुनिश्चित हो सकें कि वे सही चल रहे हैं।

दिलचस्प बात यह है कि कई डॉक्टर अभी भी मरीज़ों द्वारा उनकी 'बुद्धिमत्ता' की जांच करने या उन पर 'जासूसी' करने की गुस्ताख़ी से नाराज होते हैं, जो कि 'पितृसत्तात्मक' (पैतृक / पैटरनल) चिकित्सा के पुराने दृष्टिकोण को दर्शाता है।

इंटरनेट जानकारी का एक उपयोगी भंडार है, और आज की दुनिया में इसकी बेहद कम संभावना है कि स्मार्टफ़ोन रखने वाला एक औसत व्यक्ति यह जानने की कोशिश नहीं करेगा कि यह क्या पेश करता है। यह मरीज़-डॉक्टर के रिश्तों में एक नया अनिवार्य साधन (फ़ैक्टर) बन गया है।

हालाँकि, यह ज़रूरी है कि आप इस जानकारी की इतनी अधिक मात्रा से भ्रमित या भयभीत न हों। इसलिए, नेट पर ख़ोज करने या सही तरीके से गूगल करने के कुछ बुनियादी सुझाव आपके मददगार होंगे!

* जानकारी के स्रोत को ध्यान से देखें। जैसे ही आप ख़ोज-शब्द टाइप करते हैं और क्लिक करते हैं, तो जो तुरंत दिखाई देता है वह आमतौर पर विज्ञापन और ‹प्रचार› वाली साइटें होती हैं। सबसे विश्वसनीय साइटों के बाद.edu,.net, या.org होता है, जो दर्शाता है कि वे शैक्षिक या अन्य विश्वसनीय संगठनों से संबंधित हैं।.com वाली साइटें आमतौर पर व्यावसायिक होती हैं और पक्षपाती होने की संभावना होती है।

* अगर आप ‹क़ब्ज़› जैसे लक्षण गूगल पर ढूंढते हैं तो आपको सावधान होने की जरूरत है। अधिकांश विश्वसनीय साइटें बहुत सारी जानकारी और कारणों और उपचार की एक लंबी सूची प्रदान करेंगी। हालाँकि, जब आप सूची में नीचे जाएँगे, तो आपको पता चलेगा कि सूचीबद्ध कारणों में से एक कोलन कैंसर है।

* यदि आप दो ख़ोज-शब्द, जैसे कि 'क़ब्ज़', और एक निदान (डायग्नोस्टिक) शब्द, जैसे कि 'कोलन कैंसर' डालते हैं, तो स्क्रीन पर जो कुछ भी दिखाई देगा, वह यह बताएगा कि आपको शायद कोई गंभीर बीमारी हो गई है। और फिर शुरू होती है चिंता और डर!

* इसलिए, जानकारी को सही परिप्रेक्ष्य में रखना सबसे ज़रूरी बात है। उदाहरण के लिए, यदि कोई युवा व्यक्ति कई वर्षों से ‹क़ब्ज़› से पीड़ित है, तो यह लगभग हमेशा गलत खान-पान (खाने में फ़ाइबर की कम मात्रा, क़ब्ज़ पैदा करने वाली दवाओं या खाद्य पदार्थों का सेवन) या कोलन की सुस्त गति के कारण होता है। यदि यही लक्षण किसी बुज़ुर्ग व्यक्ति में पहली बार होता है और मलाशय से खून आने (रेक्टल ब्लीडिंग) और वज़न कम होने के साथ जुड़ा होता है, तो कोलन कैंसर होने की संभावना बढ़ जाती है। यह वो काम है जो इंटरनेट ठीक से नहीं कर सकता, लेकिन डॉक्टर आपके लिए कर सकते हैं।

चैट-जीपीटी 'वेब सर्च' का उन्नत संस्करण (अपग्रेडिड वर्ज़न) है जो आपको वो जानकारी प्रदान करता है जिसकी आपको तलाश है। यहाँ भी, अगर आपके ख़ोज-शब्द और प्रश्न अधिक विशिष्ट (स्पेसिफिक) हैं जैसे कि, "पिछले 6 महीनों से छात्रावास में रहने वाले 20 वर्षीय छात्र को 6 महीने से क़ब्ज़ है", तो ख़ोज परिणाम आपकी समस्या के लिए अधिक विशिष्ट और उचित होंगे।

* सोशल मीडिया पर जो कुछ भी आप देखते हैं, उसके आधार पर अपनी राय न बनाएँ। ये आम तौर पर व्यक्तिगत राय होती हैं, प्रचार करने वाली होती हैं, या सबसे असामान्य अनुभवों की रिपोर्टिंग होती हैं। यदि कोई पीड़ित रिश्तेदार कोलन कैंसर की सर्जरी के बाद कार्डियक अरेस्ट से अपने 70 वर्षीय पिता की दुखद मौत के बारे में पोस्ट करता है, तो आपको यह नहीं मानना चाहिए कि आमतौर पर उस स्थिति में ऐसा ही होता है, ठीक वैसे ही जैसे हम कुछ समय पहले सड़क पर हुई दुर्घटना के कारण सड़क पर गाड़ी चलाना बंद नहीं करते हैं।

* सोशल मीडिया पर पोस्ट की गई स्थितियां और परिणाम अक्सर सबसे बुरे या असामान्य होते हैं, क्योंकि अच्छे और सुखद परिणामों को हल्के में लिया जाता है और शायद ही कभी रिपोर्ट किया जाता है।

* इंटरनेट पर जो भी जानकारी मिली है, उसके बारे में अपने डॉक्टर से बात करने में संकोच न करें। वो शायद आपको मुश्किल रास्ते से गुज़रने में मदद करेंगे और आपको एक संतुलित रोगविषयक निर्णय (क्लीनिकल डिसीज़न) लेने में मार्गदर्शन करेंगे।

* किसी जांच या प्रक्रिया की सलाह देते समय डॉक्टर अपने दिमाग में 'जोख़िम बनाम लाभ' का आकलन करते हैं। आप उनसे इस बारे में बेझिझक पूछ सकते हैं, लेकिन वास्तववादी (रियलिस्टिक) बनें। कई लोग मुझसे पूछते हैं कि क्या मैं '100 प्रतिशत सुरक्षित' प्रक्रिया की गारंटी दे सकता हूँ। खैर, ऐसी कोई चीज़ नहीं है जो पूरी तरह

से सुरक्षित हो। दुर्घटना का शिकार हुए बिना ऑफ़िस से घर वापस जाना भी जोखिम भरा हो सकता है।

* इंटरनेट आपको सारी जानकारी दे सकता है, लेकिन डॉक्टर अनुभव और ज्ञान के आधार पर अपना दृष्टिकोण प्रदान कर सकते हैं, ताकि आपको संतुलित निर्णय लेने में मार्गदर्शन मिल सके।

# इंटरनेट, सोशल मीडिया और हेल्थ केयर (स्वास्थ्य सेवा)

एक विनम्र अनुस्मारक (रिमाइंडर)! आप बहुत बूढ़े नहीं हैं, और बहुत देर भी नहीं हुई है।

इंटरनेट और सोशल मीडिया मेडिकल सेवा को बहुत प्रभावित कर रहे हैं, और आज के समय में जब दो अरब लोग इन तक पहुँच रखते हैं, तो इनसे दूर रहने की कोशिश करना पुरानी बात होगी। नए उपकरणों को अपनाने से रोगियों और डॉक्टरों के लिए जीवन आसान हो सकता है।

पिछले दो दशकों में, इंटरनेट ने स्वास्थ्य सेवा के लगभग हर पहलू को प्रभावित किया है, जैसे की - मेडिकल शिक्षा, रोगी-डॉक्टर संबंध, चिकित्सा अभ्यास, शिकायत निवारण, आदि, जिसने रोगी के व्यवहार को काफ़ी हद तक बदल दिया है। जो लोग तकनीक-प्रेमी हैं और स्मार्टफोन रखते हैं, वे परामर्श (सलाह) के लिए आने से पहले डॉक्टर या क्लिनिक की प्रोफ़ाइल देखते हैं।

यहां पांच साधारण तरीके दिए गए हैं जिनसे डॉक्टर और मरीज़ बेहतर देखभाल प्रदान करने के लिए इंटरनेट या सोशल मीडिया का उपयोग कर सकते हैं।

* अपॉइंटमेंट शेड्यूल करना: जैसे-जैसे मरीज़ों और डॉक्टरों का जीवन तेजी से कठिन होता जा रहा है, पहले से अपॉइंटमेंट शेड्यूल करना बहुत मायने रखता है। अस्पताल या क्लिनिक की वेबसाइट या डॉक्टर के फेसबुक पेज से आपको यह पता लगाने में मदद मिलनी चाहिए कि परामर्श के लिए कहां और कब जाना है और इसकी लागत कितनी होगी। काम से एक दिन की छुट्टी लेना और लंबी दूरी की यात्रा करके यह पता लगाना कि डॉक्टर उस दिन उपलब्ध नहीं है, निराशाजनक हो सकता है। ऑनलाइन अपॉइंटमेंट और सेक्रेटरी का मोबाइल नंबर जीवन को बहुत आसान बना सकता है।

* डॉक्टर का विवरण: एक डॉक्टर की वेब प्रोफ़ाइल में उपयुक्त योग्यताएँ और पेशेवर ब्यौरा प्रदान किया जाना चाहिए ताकि मरीज़ चुन सके और निर्णय ले सके कि किससे परामर्श लेना है और क्यों। उदाहरण के लिए, कैंसर से पीड़ित कोई मरीज़ यह जानना चाहेगा कि क्या डॉक्टर उस बीमारी के इलाज के लिए विशेष रूप से प्रशिक्षित और अनुभवी है।

* पेड़ वेबसाइट और पोर्टल अक्सर डॉक्टरों को बढ़ावा देते हैं, कुछ को 'सर्वश्रेष्ठ' और 'सबसे महान' बताते हैं, जो इस पर निर्भर करता है कि विज्ञापन के लिए कितना भुगतान किया गया है। हालाँकि, समझदार मरीज़ इन तरकीबों को समझ लेते हैं और 'वास्तविक' जानकारी की तलाश करते हैं जिसे उन्हें जानना आवश्यक है। किसी डॉक्टर की प्रतिष्ठा और क्षमता की पुष्टि करने के लिए मौखिक जानकारी (वर्ड ऑफ़ माउथ) अभी भी एक अच्छा ज़रिया है, खासकर छोटे शहरों में। नेट पर मरीज़ों के फीडबैक से भी मदद मिल सकती है।

* मरीज़ों को शिक्षित करना अतिरिक्त देखभाल प्रदान करने का एक उपयोगी तरीका है। इससे मरीज़ों को उनकी बीमारियों, उस क्षेत्र में हाल की प्रगति और परिवार के लिए स्वास्थ्य संबंधी सुझावों के बारे में अधिक जानने में मदद मिलती है। जैसे की, हृदय रोगियों या मधुमेह रोगियों के लिए पोषण संबंधी सलाह, परामर्श के लिए एक अच्छा पूरक हो सकता है।

* परेशान मरीज़ आमतौर पर अंतर्दृष्टि को महत्व नहीं देते हैं। घातक बीमारियों से पीड़ित मरीज़ों के रिश्तेदार अक्सर मृत्यु और मरने से जुड़े मुद्दों पर चर्चा करने में सहज नहीं होते हैं, इसके बजाय वे 'लड़ाई और दोषारोपण' दृष्टिकोण को प्राथमिकता देते हैं। डॉ. केविन एम.डी. का ब्लॉग बड़े चिंतनशील मुद्दों से निपटता है और बोधगम्यता (समझदारी) चाहने वालों के लिए गहरी अंतर्दृष्टि प्रदान करता है।

* मरीज़-डॉक्टर का रिश्ता दो-तरफ़ा होता है और इसमें मरीज़ की भी जिम्मेदारी होती है। डॉक्टरों को उनकी प्रतिक्रियाएँ लेनी चाहिए - ईमानदारी से भूमिका निभानी चाहिए। कुछ मरीज़ डॉक्टरों से विशेष सहायता चाहते हैं, जैसे उनका व्यक्तिगत नंबर माँगना; जो अगर मना कर दिया जाए, तो वे बदले की भावना से विपरीत समीक्षा लिखते हैं। बड़ी संख्या में रोगियों की कई समीक्षाओं को पढ़ने से बिना किसी पूर्वाग्रह के एक सही और स्पष्ट तस्वीर मिलती है।

# इमरजेंसी और मेडिकल किट

*मौका तैयार मन का पक्ष लेता है। - लुई पाश्चर*

भारतीय टीवी धारावाहिकों में जो दिखाया जाता है कि आपातकालीन स्थिति में डॉक्टर के बुलाने पर वह तुरंत घर पहुंच जाता है, वो वास्तविकता से बहुत दूर है। ज़्यादातर डॉक्टर घर पर कॉल नहीं करते हैं, और रात के बीच में जब आप लगातार उल्टी या एलर्जी के हमले से पीड़ित होते हैं, तो डॉक्टर के आने की संभावना लगभग असंभव हो सकती है। साथ ही, कुछ इमरजेंसी वाली स्थितियों में डॉक्टर के आने तक एक घंटे तक इंतज़ार करना महंगा साबित हो सकता है।

इसलिए, कुछ दवाइयों को घर पर रखना या यात्रा के दौरान साथ रखना समझदारी है। यहाँ कुछ सुझाव दिए गए हैं कि आप अपनी खुद की इमरजेंसी मेडिकल किट कैसे बना सकते हैं:

* ऐसी दवाइयाँ अपने पास रखें जिनसे आप परिचित हैं, यानी वे दवाइयाँ जो आपने पहले ली हों। किसी इमरजेंसी में बिना किसी डॉक्टर के पहली बार 'नई' दवा लेने से बचना बेहतर है, और वह भी नई जगह पर।

* अगर आपको दवाओं के नाम बोलने में दिक्कत आती है, तो उन्हें संकेत के अनुसार लेबल वाले लिफाफे में रखें। उदाहरण के लिए, आप पैरासिटामोल की गोलियां ‹बुखार, बदन दर्द› वाले लिफाफे में रख सकते हैं या लोपेरामाइड की गोलियां ‹लूज मोशन› वाले लिफाफे में रख सकते हैं।

* इन्हें अपने हैंड बैगेज में एक अलग थैली या फ्लैप में रखें।

मुझे याद है कि कैसे एक सहयात्री, जिसे अस्थमा की बीमारी थी, दिल्ली से फ्रैंकफर्ट की लंबी उड़ान के दौरान सांस लेने में तकलीफ की गंभीर समस्या से पीड़ित हो गया था। सने अपने अस्थमा इनहेलर को पैक करना तो याद रखा था, लेकिन उसे चेक-इन सामान में रख दिया था। सौभाग्य से, उस विमान की इमरजेंसी किट में एक सिरिंज और सुई के साथ ब्रोन्कोडिलेटर इंजेक्शन भी था। «क्या फ्लाइट में कोई डॉक्टर है?» की घोषणा के बाद, मुझे बीच हवा में ही उसे डेरिफिलाइन का इंजेक्शन लगाना पड़ा।

* अपनी विशेष ज़रूरतों को जानें। उदाहरण के लिए, अस्थमा से पीड़ित व्यक्ति को यह सुनिश्चित करना चाहिए कि वह ब्रोन्कोडायलेटर्स साथ रखे, ठीक उसी तरह जैसे

मधुमेह (डायबिटीज़) से पीड़ित व्यक्ति को न केवल डायबिटीज़ विरोधी दवाएँ साथ रखनी चाहिए, बल्कि कुछ मिठाइयाँ या चीनी भी साथ रखनी चाहिए, ताकि ख़ून में शुगर में गिरावट के कारण सिर घूमने या चक्कर आने की स्थिति में उसका इलाज किया जा सके।

* अपने पारिवारिक डॉक्टर से परामर्श लें; वह जानता होगा कि कौन सी दवाइयां आपके लिए सुरक्षित और सही हैं।

मेडिकल किट में इन मामूली इमर्जेंसियों से निपटने के लिए दवाएं शामिल हो सकती हैं:

* एलर्जी, पित्ती, खुजली, नाक बहना, आंखों से पानी आना और घरघराहट के लिए: एंटी-एलर्जी या एंटी-हिस्टामाइन दवाएं जैसे कि एलेग्रा/अलास्पान/सेटिरिज़िन/एविल/ मॉंटेलक टैब्स

* दस्त (पानी जैसा) के लिए: लोपेरामाइड (इमोडियम)

* एसिडिटी/हार्टबर्न के लिए: डाइजीन या जेलुसिल जैसी एंटासिड गोलियां, फैमोटिडाइन या पीपीआई (ओमेप्राज़ोल, पैंटोप्राज़ोल या रेबेप्राज़ोल) जैसे एसिड ब्लॉकर्स

* मतली या उल्टी के लिए: डोमपेरिडोन या ओन्डेन्सेट्रॉन

* मोशन सिकनेस के लिए: प्रोमेथाज़िन (एवोमाइन टैबलेट)

* ट्रैवलर डायरिया, बार-बार पानी जैसा मल: रिफ़ैक्सिमिन टैबलेट

* संक्रमण (इंफेक्शन) के लिए: पेट या मूत्र इंफेक्शन, बुखार: सिप्रोफ़्लोक्सासिन या ऑफ़लोक्सासिन/ सेफ़लोस्पोरिन (जैसे कि सेटिल या स्पोरिडेक्स)

* गले या छाती के इंफेक्शन के लिए: सेफ़लोस्पोरिन, एमोक्सिसिलिन या सेप्ट्रान

* बुखार, शरीर में दर्द, मोच और चोटों के लिए: पैरासिटामोल/इबुप्रोफेन

* पेट में ऐंठन या दर्दनाक पीरियड्स के लिए: मांसपेशियों को आराम देने वाली दवाएं या एंटीस्पास्मोडिक्स, जैसे कि स्पैस्मिंडन, साइक्लोपम या मेफ्टल स्पास

* बंद नाक के लिए नेज़ल ड्रॉप्स (ओट्रिविन) की एक छोटी बोतल, कुछ औषधीय ल्यूकोप्लास्ट (बैंड-एड) स्ट्रिप्स, एंटीसेप्टिक क्रीम (बीटाडाइन), कुछ ओरल रिहाइड्रेशन पाउच (ओआरएस/इलेक्ट्रल) और लैक्सेटिव्स (जैसे नेचुरोलैक्स या मोविकोल) भी साथ रखें। विशेष रूप से यदि आप पश्चिम देशों की यात्रा कर रहे हैं।

* सुनिश्चित करें कि हर समय आपके पास आपके पारिवारिक डॉक्टर का मोबाइल नंबर हो।

* अगर आपको डायबिटीज़ या ब्लड प्रैशर जैसी कोई मेडिकल समस्या है, तो इन दवाओं को पर्याप्त मात्रा में साथ रखें। आपका पारिवारिक डॉक्टर आपको किसी विशेष दवा के बारे में मार्गदर्शन देगा जिसे आपको अपनी विशिष्ट आवश्यकताओं के लिए रखना चाहिए।

यह किट उस स्पेयर टायर की तरह है जिसे आप लंबी ड्राइव पर कार के बूट में रखते हैं। और हम में से हर एक के अंदर एक छोटा सा डॉक्टर होता है जो हमें अचानक से आई हेल्थ की समस्याओं से बाहर निकाल सकता है!

सुझाई गई दवाओं के अधिकांश नाम सामान्य या सामान्य ब्रांड नाम हैं ताकि पाठकों को अपने पारिवारिक डॉक्टर से परामर्श करने के बाद उन्हें आसानी से खरीदने में मदद मिल सके।

# हमारे पुराने ज़माने के डॉक्टर साब



भरोसा किया जाना प्यार पाने से भी बड़ी तारीफ़ है।

- जॉर्ज मैकडोनाल्ड

फ़ैमिली डॉक्टर, सौभाग्य से, फिर से पुनर्जीवित हो रहे हैं। जी हाँ, पिछले कुछ दशकों में वे लगभग गायब ही हो चुके थे, जब विशेषज्ञता और विशेषज्ञों के प्रति जुनून ने मरीज़ों को उच्च-स्तरीय (हाई एंड) तृतीयक (टर्शरी) देखभाल केंद्रों की ओर आकर्षित किया। वे अक्सर अच्छी, संपूर्ण रूप से देखभाल से वंचित रह जाते थे।

फ़ैमिली डॉक्टर की भूमिका सबसे चुनौतीपूर्ण है। **उसे** यह जवाब देना होता है कि नवजात शिशु दूध पीने के बाद क्यों रोता है, स्कूल जाने वाला बच्चा पर्याप्त खाना क्यों नहीं खा रहा है (या कम से कम उसकी माँ ऐसा सोचती है), **गृहिणी** को माइग्रेन के दौरे क्यों पड़ते हैं, व्यक्ति के बीपी को कैसे मापें और नियंत्रित करें, दादाजी को पेशाब करने में इतना समय क्यों लगता है, या मिलने आए चचेरे भाई-बहनों की उल्टी और दस्त को कैसे नियंत्रित करें। दूसरे शब्दों में, उसे जन्म से लेकर मृत्यु तक स्वास्थ्य के सभी पहलुओं में निपुण होना होता है।

दुर्लभ होने के कारण, एक अच्छा फ़ैमिली डॉक्टर मिलना मुश्किल हो सकता है। उसकी योग्यताओं में उचित डिग्री के अलावा और भी बहुत कुछ शामिल होना चाहिए - वह आसानी से उपलब्ध (पहुंच योग्य) होना चाहिए. उसे ‹सफेद कोट वाला राक्षस› नहीं होना चाहिए जो बच्चों को डराए, अगर वे सब्ज़ियाँ नहीं खाते हैं तो इंजेक्शन लगा दें। उसे एक पारिवारिक मित्र के रूप में स्वीकार किया जाना चाहिए जिससे आप लगभग किसी भी चीज़ के लिए सलाह ले सकते हैं।

एक और ज़रूरी गुण जो उसके पास होना चाहिए वह है (नए विचारों के लिए) खुलापन। जिन विभिन्न पहलुओं पर उससे पूछताछ की जाती है, उन्हें ध्यान में रखते हुए, उससे हर चीज़ के बारे में सब कुछ जानने की उम्मीद नहीं की जानी चाहिए (विशेषज्ञ किस लिए है?) बल्कि उसे साथियों, किताबों या इंटरनेट से मदद और मार्गदर्शन लेने के लिए तैयार रहना चाहिए।

यहाँ एक सरल सा टेस्ट है - यदि वह आपके लगातार सवालों से परेशान दिखता है या किसी बीमारी के बारे में इंटरनेट पर कुछ खोजने से असहमत है, और जब आप इस बारे में बात करते हैं तो वह नाराज़ हो जाता है, वो आपके लिए सही नहीं है। दूसरी ओर, यदि वह कहता है कि

वह अनिश्चित (अनश्योर) है और उसे पढ़ने या कंसल्ट करने की आवश्यकता है, तो उस डॉक्टर के साथ जाएँ।

आपके फ़ैमिली डॉक्टर को आपके और आपके परिवार के शरीर के अनूठे पहलुओं के बारे में पता होना चाहिए - एलर्जी, दर्द निवारक दवाइयाँ या एंटीबायोटिक्स जो आपके लिए उपयुक्त हों, और अन्य मेडिकल कंडीशंस जैसे डायबिटीज़, हाइ ब्लड प्रेशर, थायरॉयड, पेप्टिक अल्सर, दौरे या घबराहट की प्रवृत्ति (हम उन्हें को-मोर्बिडिटीज़ कहते हैं) जो अक्सर बीमारियों के दौरान बिगड़ जाती हैं। और निश्चित रूप से आपकी प्रकृति या स्वभाव के बारे में जानना चाहिए। उपचार या देखभाल आदर्श रूप से इन सभी को ध्यान में रखते हुए प्रदान की जानी चाहिए, यह एक ऐसा पहलू जिसे विशेषज्ञ अक्सर नजरअंदाज कर देते हैं।

मैंने पाया है कि ज़्यादातर मरीज़ जो स्पेशलिटी सेंटर में इलाज करवाने जाते हैं, उनके पास कोई फ़ैमिली फ़िजीशियन नहीं होता। जब मैं उनसे खास तौर पर उनके घर के नज़दीक कोई फ़िजीशियन ढूँढ़ने के लिए कहता हूँ, तो वे अनिच्छुक दिखते हैं और अक्सर ऐसा लगता है कि उन्हें अपने जी.पी. पर भरोसा नहीं होता।

इसलिए, एक जी.पी. को अपनी भूमिका को दोबारा स्थापित करने और अपने मरीज़ों का विश्वास वापस जीतने की ज़रूरत है। उनकी निरंतर आश्वस्त करने वाली उपस्थिति और तत्पर उपलब्धता ही उनकी यूएसपी होनी चाहिए। उसे ही ज़रूरत से ज्यादा जांच, आक्रामक सुपर-स्पेशलिस्ट द्वारा स्ट्रॉग दवाओं या अप्रमाणित थेरेपी, आदि के बीच संतुलन बनाए रखने की जरूरत है, और परिवार के मेडिकल एंकर के रूप में उभरना है।

विशेषज्ञों के लिए मरीज़ तो बदलते रहते हैं, लेकिन बीमारियां वही रहती हैं। दूसरी ओर, फ़ैमिली डॉक्टरों के लिए बीमारियाँ बदलती रहती हैं जबकि मरीज़ वही रहते हैं।

# सही डॉक्टर ढूँढना मुश्किल हो सकता है

सबसे अच्छा डॉक्टर सबसे कम दवाइयाँ देता है।

- बेंजामिन फ्रैंकलिन

हृदय की (हार्ट) सर्जरी, ऑर्गन ट्रांसप्लांट, जॉइंट रिप्लेसमेंट जैसी बड़ी और जटिल सर्जिकल प्रक्रियाओं को करवाने वाले मरीज़ अक्सर निर्णय लेने या डॉक्टर चुनने से पहले सफलता दर और ज़ोखिमों के बारे में जानने के लिए उत्सुक रहते हैं।

परंपरागत रूप से, यह मौखिक रूप (वर्ड ऑफ़ माउथ) से कही गई बात ही होती है जो मरीज़ों को किसी विशेष डॉक्टर के पास ले जाती है। «हमने सुना कि हमारे पड़ोसी के मित्र श्री शर्मा, 'एक्स' अस्पताल में 'वाई' सर्जन द्वारा हार्ट सर्जरी के बाद स्वस्थ होकर घर आए हैं। इसलिए, वो डॉक्टर अवश्य ही अच्छे होंगे,» यह एक सामान्य फार्मूला है।

एक और तरीका यह है कि डॉक्टर के चैंबर के बाहर भीड़ देखकर उसकी योग्यता का आकलन किया जाता है। इससे यह तो पता चलता है कि डॉक्टर लोकप्रिय है, लेकिन इसका यह भी मतलब हो सकता है कि वह अपने क्लिनिक में आने वाली भीड़ को ठीक से मैनेज नहीं कर पा रहा है।

कंप्यूटर और इंटरनेट के इस युग में, सबसे आम काम जो स्मार्ट लोग करते हैं वह है इंटरनेट पर सर्च करना। हालाँकि, इस दृष्टिकोण की अपनी समस्याएँ हो सकती हैं।

हमें यह विश्वास दिलाया जाता है कि गूगल पर अधिक हिट का मतलब है कि डॉक्टर संतोषजनक उपचार प्रदान करने की अधिक संभावना रखते हैं। इसलिए, यह अचरज की बात नहीं है कि कॉर्पोरेट अस्पतालों और प्राइवेट डॉक्टरों की नेट पर उपस्थिति, उन अकैडमिक और सरकारी संस्थानों में उच्च कुशल विशेषज्ञों (हाईली स्किल्ड स्पेशलिस्ट्स) की तुलना में अधिक है, जिन्होंने खुद को बढ़ावा देने के लिए कोई प्रयास नहीं किया।

कुछ देशों में अस्पतालों और विभागों को इंटरनेट पर ऐसा डेटा डालने के लिए प्रोत्साहित करने के प्रयास चल रहे हैं, जैसे की, आपके अस्पताल में कितनी ओपन हार्ट सर्जरी की गई हैं, कितनी सफल रही हैं, और कितनी असफल रही हैं या कितने की मृत्यु हो गई है, आदि। आशा है कि इस प्रकार की पारदर्शिता से संभावित (प्रॉस्पेक्टिव) मरीज़ को बेहतर विकल्प चुनने में मदद मिलेगी।

हालाँकि, ज़्यादातर अस्पताल और डॉक्टर सिर्फ़ अपनी सफलता की कहानियाँ और अच्छे नतीजों की मार्मिक कहानियाँ ही पेश करते हैं। मरीज़ों द्वारा की गई पुष्टि को भी अक्सर पहले से ही चुना जाता है ताकि यह सुनिश्चित हो सके कि वो पॉस्टिव है। इस से भोले-भाले लोगों को लगता है कि ये बहुत बढ़िया है, जो दरअसल वास्तविकता से कोसों दूर हो सकता है।

इस पहल की शुरुआत तीन दशक पहले हुई थी, जब एक व्हिसिल-ब्लोअर ने इंग्लैंड के एक अस्पताल में दिल की सर्जरी करवाने वाले बच्चों की मृत्यु दर की चिंताजनक रूप से उच्च दर (हाई रेट) की ओर ध्यान आकर्षित किया था। अब इसे ब्रिस्टल हार्ट केस के नाम से जाना जाता है, लेकिन तब ये पता चला था कि एक विशेष अवधि के दौरान ब्रिस्टल रॉयल इन्फर्मरी में एक प्रकार की दिल की सर्जरी करवाने वाले 53 बच्चों में से 29 की मृत्यु हो गई थी; मृत्यु दर आश्चर्यजनक रूप से 55 प्रतिशत थी, जो समान प्रक्रिया करने वाले अन्य केंद्रों की तुलना में बहुत अधिक थी।

इस खुलासे के बाद ब्रिटेन की नेशनल हेल्थ सर्विसिज़ ने जांच की। इसके लिए तीन जाने-माने कार्डियक सर्जनों को ज़िम्मेदार ठहराया गया, उन्हें आगे ऑपरेशन करने से रोक दिया गया और उनके नाम काउंसिल की सूची से काट दिए गए।

दरअसल, अगर डॉक्टर के अनुभव, सफलता दर और जटिलताओं के बारे में विश्वसनीय डेटा उपलब्ध कराया जाए, तो मरीज़ों के लिए निर्णय लेना आसान हो जाएगा। लेकिन अस्पताल और विशेषज्ञ (स्पेशियलिस्ट्स) एक-दूसरे के साथ मार्केटिंग में मुक़ाबला करते हैं, इसलिए डेटा की विश्वसनीयता सुनिश्चित करना एक चुनौती बनी हुई है।

'किसी के मुँह से सुनी बात' या पड़ोसी की सलाह का भी अपना स्थान है और वह मूल्यवान होती है; जिन रोगियों का परिणाम अच्छा रहा है, उनकी प्रशंसा की संभावना अधिक होती है, जिसे अक्सर कृतज्ञता (ग्रेटिट्यूड) के साथ मिला के बताया जाता है, जबकि जिन मरीज़ों का इलाज असफल रहा, उनके रिश्तेदार अपनी प्रतिक्रिया में कटु हो सकते हैं।

# नई चिकित्सा को आधुनिक क्या बनाता है?

अनुसंधान (रिसर्च) के बिना, चिकित्सा अंधविश्वास पर आधारित एक कला होगी।

- आर्ची कोक्रेन

हृदय रोग, उदाहरण के लिए, को अब नई दवाओं से रोका जा सकता है जो कोलेस्ट्रॉल को कम करती हैं या क्लॉट बनाने वाले प्लेटलेट्स की चिपचिपाहट को रोकती हैं, यह रिसर्च की बदौलत है जो लगातार नई दवाइयां उपलब्ध करा रही है। हृदय की संकुचित या ब्लॉक्ड आर्टरीज़ को अब गुब्बारों द्वारा खोला जा सकता है या उनमें स्टेंट डाले जा सकते हैं, यह फिर से बोल्ड रिसर्च का ही नतीजा है। इसके अलावा, ब्लॉक्ड आर्टरीज़ को ग्राफ्ट या नलिकाओं का उपयोग करके सर्जरी द्वारा 'बाईपास' भी किया जा सकता है, जो रिसर्च और प्रयोग (एक्सपेरिमेंट्स) ने 30 साल पहले खोजे थे।

हालाँकि, जिस चीज़ ने इन प्रगतियों को संभव बनाया है, वह कई वर्षों की कड़ी मेहनतभरी रिसर्च है, जो शुरुआत में प्रयोगशालाओं (लैबोरिट्रीज़) में, फिर प्रयोगशालाओं में जानवरों पर और अंततः मानव विषयों पर की गई है। और अगर 'रिसर्च' और 'क्लिनिकल ट्रायल' शब्द उदासीन, अमानवीय एक्सपेरिमेंट्स की डरावनी भावनाएँ पैदा करते हैं, तो याद रखें कि आज हम जो लाभ उठा रहे हैं, वे अन्यथा नहीं मिल पाते। शुरुआत में ऐसे कुछ ही लोग रहे होंगे जिन्होंने इन उपचारों का इस्तेमाल किया होगा जो उस समय एक्सपेरिमेंटल थे।

परिणामस्वरूप, रिसर्च की कमी ने कई ऐसी प्रणालियों को अप्रचलित बना दिया है जो कभी बहुत प्रचलित हुआ करती थीं। दूसरी शताब्दी में क्लौड गैलेन नामक एक महान रोमन चिकित्सक रहते थे। उनके ऑब्ज़र्वेशन्स और शिक्षाएँ ऐतिहासिक ऊंचाइयों पर पहुँच गई थीं; उन दिनों जड़ी-बूटियों से बनी उनकी औषधि ही उपचार थी। अगले सौ साल गैलेन द्वारा लिखी गई बातों का अंधाधुंध अभ्यास होता रहा, जिसमें कोई नई रिसर्च या परिवर्धन नहीं हुआ। प्रगति जल्द ही रुक गई, और इतिहास अब इस अवधि को पश्चिमी चिकित्सा के 'अंधकार युग' के रूप में देखता है। हमारी भारतीय चिकित्सा पद्धतियाँ, जो कभी समृद्ध थीं, वे भी नई रिसर्च की कमी से ग्रस्त हैं।

हेपेटाइटिस बी इंफेक्शन, जो कि लिवर फ़ेलियर और लिवर कैंसर का एक प्रमुख कारण है, जिसका अस्सी के दशक के मध्य तक कोई इलाज नहीं था, अब मेडिकल रिसर्च की बदौलत इसकी

रोकथाम के लिए छह अच्छी दवाइयाँ और एक प्रभावी टीका उपलब्ध है। हेपेटाइटिस सी इंफेक्शन, जिसमें 2014 तक थेरेपी के माध्यम से केवल इंटरफेरॉन के महंगे और विषैले इंजेक्शन होते थे, अब सबसे सरल संक्रमणों में से एक बन गया है, जिसका उपचार केवल तीन महीने तक ली जाने वाली सरल और प्रभावी मौखिक (ओरल) दवाओं से किया जा सकता है। इन्हें अपना हथियार बनाने का एकमात्र तरीका प्रयोगशाला के जानवरों और फिर रोगियों पर रिसर्च और ट्रायल्स के बाद यह साबित करना है कि वे असरदार और सुरक्षित हैं।

ये कहने की आवश्यकता नहीं है कि मेडिकल रिसर्च को नैतिकता, देख-रेख और सुरक्षा के हाई स्टैंडर्ड्स को पूरा करना चाहिए, और पारदर्शी और जवाबदेह होना चाहिए। अगर चिकित्सा को अपनी प्रगति जारी रखनी है तो रिसर्च को प्रोत्साहन और प्रचार की भी ज़रूरत है। इस पर प्रतिबंध लगाने से इसकी प्रगति रुक जाएगी और हम 'अंधकार युग' (डार्क ऐज) में वापस चले जाएँगे।

अनुभाग 'बी'

---

# जीवन शैली (लाइफ़स्टाइल)

जब तक आप जीवित हैं, जीना सीखते रहें।

- सेनेका

# नाश्ता करें राजा की तरह

अच्छी शुरुआत ही आधी सफलता है।

मेडिकल वैज्ञानिकों का कहना है कि «अगर आप अक्सर नाश्ता छोड़ देते हैं या बहुत कम खाते हैं, तो आपको मोटापे का खतरा हो सकता है।» ज़्यादातर लोग जिनका पेट बढ़ा होता है, वे अक्सर कम नाश्ता करते हैं, और अपनी ज़्यादातर कैलोरी रात के खाने में खा लेते हैं। हालाँकि, अगर रात का खाना भारी हो और देर से खाया जाए, तो मोटापे का खतरा बढ़ जाता है।

इंपीरियल कॉलेज, लंदन के क्रोनो-न्यूट्रिशनिस्ट की एक टीम ने दुनिया भर में खाने के पैटर्न का अध्ययन किया और पुरानी कहावत में सार्थकता पाई - नाश्ता राजा की तरह, दोपहर का भोजन राजकुमार की तरह और रात का खाना भिखारी की तरह। यह वैज्ञानिक शाखा न केवल इस बात से संबंधित है कि आप ‹क्या› और ‹कितना› खाते हैं बल्कि इसका संबंध इस बात से भी है कि भोजन का समय शरीर के मेटाबॉलिज़्म और स्वास्थ्य को कैसे प्रभावित करता है।

समीक्षा (रिव्यु) में दस स्टडीज़ शामिल थीं जो खाना खाने के समय और शरीर के वज़न या बीएमआई (बॉडी मास इंडेक्स) के बीच संबंध को देखते थे। इससे पता चला कि मोटे लोग अक्सर कम नाश्ता करने वाले और देर से खाना खाने वाले होते हैं। वास्तव में, स्टडीज़ से पता चला है कि जो लोग भरपूर नाश्ता करते हैं उनका वज़न सामान्य बना रहता है।

इस स्टडीज़ ने खान-पान की आदतों में महत्वपूर्ण सांस्कृतिक (कल्चरल) अंतर भी दिखाया और अलग अलग देशों में भोजन उपभोग के चार मुख्य पैटर्न की पहचान की:

* ग्वाटेमाला और पोलैंड में नाश्ते और रात के खाने में समान कैलोरी की खपत (एनर्जी कंसम्पशन), जबकि दोपहर के भोजन के समय सबसे अधिक खपत होती है।

* फ्रांस, स्विटजरलैंड और इटली में एनर्जी कंसम्पशन नाश्ते के समय कम होती है, उस से ज़्यादा रात के भोजन के समय, जबकि दोपहर के भोजन के समय सबसे अधिक कंसम्पशन होती है।

* स्वीडन में नाश्ते और रात के खाने में समान एनर्जी कंसम्पशन होती है, और दोपहर के भोजन में सबसे कम कंसम्पशन होती है।

* ब्रिटेन, अमेरिका, जर्मनी, कनाडा, डेनमार्क, नीदरलैंड और बेल्जियम में नाश्ते में सबसे कम एनर्जी कंसम्पशन, दोपहर के भोजन में अधिक कंसम्पशन और रात के खाने में सबसे अधिक कंसम्पशन होती है।

भारत में हममें से ज़्यादातर लोग शायद आखिरी श्रेणी में आते हैं। इस मामले को और भी जटिल (कॉम्प्लिकेटेड) बनाता है कि हम अक्सर रात के खाने के तुरंत बाद सोने के लिए चले जाते हैं जाते हैं, और रात के खाने में खाई गई अतिरिक्त कैलोरी को जलाने का बहुत कम मौका मिलता है।

देर से और ज़्यादा खाने वालों को मोटापे के अलावा दूसरी स्वास्थ्य समस्याएं भी हो सकती हैं। उन्हें रात में गैस्ट्रो-ओसोफेगल रिफ्लक्स की समस्या हो सकती है और नींद में परेशानी हो सकती है। वे अक्सर रात में दम घुटने के कारण जाग जाते हैं। इसके अलावा, चूंकि सोने के दौरान भोजन ठीक से पच नहीं पाता है, पेट भी ठीक से साफ़ नहीं होता है, जिससे कब्ज़ होता है।

जिन लोगों को सतर्क रहने की ज़रुरत होती है या जिनका दिमागी काम होता है, जैसे कि छात्र और विद्वान, उनको अच्छा, भरपूर नाश्ता मदद कर सकता है। स्टडीज़ से पता चला है कि सुबह के समय मस्तिष्क को ग्लूकोज़ सप्लाई सतर्क और चौकस रखती है, जिससे याददाश्त और तर्क (लॉजिक) में मदद मिलती है। दूसरी ओर, नाश्ता न करने वालों को अक्सर सुस्ती और नींद महसूस होती है क्योंकि स्कूल के घंटों के दौरान खून में ग्लूकोज़ का लेवल गिर जाता है।

एक अच्छे, भरपूर नाश्ते में साबुत-अनाज, फल और प्रोटीन (पनीर, अंडे और दूध) शामिल होना चाहिए, जिससे पर्याप्त मात्रा में स्टार्च, फैट्स और प्रोटीन मिल सके। नाश्ते में स्टार्च की महत्वपूर्ण भूमिका होती है क्योंकि यह दिमाग के लिए ज़रूरी ग्लूकोज़ का मुख्य सप्लायर है। यही कारण है कि इस भोजन के लिए अनाज (सीरियल्स), कॉर्नफ़्लेक्स और इडली इतने लोकप्रिय हैं।

नाश्ते में परांठे और रात के खाने में सूखी रोटी खाना बुरा विचार नहीं है!

# एक कड़क चाय का प्याला

चाय की प्रकृति में कुछ ऐसा है जो हमें जीवन में सुकून देती है।

- लिन युतांग

हम जिस तरह से चाय पीते हैं, वह न केवल हमारे स्वाद और शैली को दर्शाता है, बल्कि हमारे स्वास्थ्य को भी दर्शाता है।

चाय पीना 4,700 साल पुरानी परंपरा है जिसकी शुरुआत चीन से हुई है। उस समय घावों और बीमारियों के इलाज के रूप में कैमेलिया साइनेंसिस नामक चाय का पौधे की पत्तियों का उपयोग किया जाता था। प्रसिद्ध सम्राट शेनॉन्ग द्वारा उस पौधे की चाय बनाने और उसे पीने के बाद, दुनिया के इस हिस्से में चाय बहुत ही लोकप्रिय हो गई।

चीन और जापान में चाय पीने की रीति-रिवाजों से प्रभावित होकर अंग्रेजों ने वहां की चाय पीने की परंपरा को अपनाने और विकसित करने का प्रयास किया और जल्द ही 'टी-टाइम' दुनिया भर में एक परिचित शब्द बन गया।

हर घर या कैफ़े का अपना ही एक अलग होता स्वाद है। उत्तर भारतीय चाय एक गिलास गर्म, मलाईदार दूध (जितनी ज़्यादा मलाई, उतनी ही ख़ास!) वाली होती है जिसमें बहुत ज़्यादा चीनी और असम, नीलगिरी, श्रीलंका आदि के कम ऊँचाई वाले चाय के बागानों से आने वाली तेज़, कड़क चाय होती है। इसके विपरीत, चीनी और जापानी लोग बिना दूध की हल्की ग्रीन टी या जास्मिन टी पसंद करते हैं। कुछ लोग दार्जिलिंग की चाय पसंद करते हैं जो ऊँचाई पर उगती है; इसका स्वाद अलग होता है; इसका ‹टी लिकर› हल्का होता है और इसे थोड़े या बिना दूध के पीना सबसे अच्छा होता है।

चाय में कैफ़ीन नामक पदार्थ (प्रति कप 15-50 मिलीग्राम) होता है जो मानसिक सतर्कता बढ़ाता है, शार्ट-टर्म मेमोरी बढ़ाता है, और हल्का एंटी-डिप्रेस्सेंट प्रभाव डालता है; इसलिए, बहुत से लोग सुबह बिस्तर से उठते ही, परीक्षा से पहले, या जब सतर्कता की आवश्यकता होती है, तो सबसे पहले चाय पीना पसंद करते हैं।

चाय में एंटीऑक्सीडेंट नामक स्वास्थ्यवर्धक तत्वों का एक विशेष समूह भरपूर मात्रा में पाया जाता है, खास तौर पर ग्रीन टी या जास्मिन टी में। एंटीऑक्सीडेंट एपिगैलोकैटेचिन गैलेट (ई जी सी जी) में एंटी-कैंसर गुण होते हैं; यह तनाव के स्तर को कम करता है, हृदय की रक्षा करता है, और पार्किंसनिज़्म या डिमेंशिया जैसी अपक्षयी (डीजेनरेटिव) बीमारियों को रोकता है। हाल ही में की गई एक स्टडी से पता चला है कि जो लोग दिन में दो कप ग्रीन टी पीते हैं, उनको जो उम्र बढ़ने की वजह से मानसिक फंक्शन में कमी आती है, वो 50 प्रतिशत कम होती है। आश्चर्य की बात नहीं है कि चाय पीने वाले चीनी और जापानी बुजुर्ग लम्बी उम्र तक सतर्क रहते हैं और अक्सर 100 साल तक जीवित भी रहते हैं।

चाय (सिर्फ़ ग्रीन या जास्मिन टी, दूध वाली नहीं) हमारे मेटाबॉलिक रेट को भी बढ़ाती है और स्लिम फ़िगर को बनाए रखने में मदद करती है। कैटेचिन पॉलीफेनॉल और कैफीन शायद शरीर में फैट्स को जलाने और कम में मदद करते हैं। चाय वास्तव में अपने ग्लाइसेमिक इंडेक्स की वजह से कॉफ़ी से बेहतर है। ग्लाइसेमिक इंडेक्स स्कोर (जी आई स्कोर) यानी ब्लड में शुगर के लेवेल्स को बढ़ाने वाला स्कोर, ग्रीन टी में 3 होता है, जबकि चाय में 13 और एक कप कॉफ़ी में 27 होता है। चाय पीने से सांसों की बदबू से भी बचा जा सकता है।

आजकल बहुत से लोग जास्मिन टी पीना पसंद कर रहे हैं। यह चमेली की कलियों (जो कि मूल रूप से पर्शिया से आती हैं), और ग्रीन या वाइट चाय का मिश्रण होती हैं और हल्की और सुखदायक होती है। दिन में दो से पांच कप जास्मिन टी पीने की कोशिश करें और देखें कि यह आपको कितना तरोताज़ा महसूस कराती है। चाय के कई और फ्लेवर भी आप चुन सकते हैं, जैसे इलायची, ऑरेंज-पीको, मसाला, इत्यादि।

अपनी चाय के कप का आनंद लें!

# खाना पकाने का माध्यम

दुष्प्रचार (प्रोपेगेंडा) की दुनिया में, सच्चाई हमेशा एक साजिश होती है।

मेरे कुछ हृदय रोग विशेषज्ञ (कार्डियोलॉजिस्ट) मित्र, जो मेरे थोड़े बढ़े पेट को देखकर शरारतपूर्ण ढंग से पूछते हैं कि मेरा टेनिस सत्र कैसा चल रहा है, अक्सर यह समझाने में असमर्थ होते हैं कि अवध के अंतिम राजा, नवाब वाजिद अली शाह, जो बहुत मोटे और आलस्य के प्रतीक थे, 60+ वर्ष की आयु तक कोरोनरी एंजियोप्लास्टी या बाईपास सर्जरी जैसी महंगी सेवाओं के बिना कैसे जीवित रहे।

नवाब को कई स्वास्थ्य संबंधी ख़तरे थे जो स्पष्ट रूप से दिखाई देते हैं। तस्वीरों में उन्हें बेहद मोटा दिखाया गया है और उनका ‹नवाबी› आलस्य मशहूर रहा है। कहा जाता है कि वे अपने नौकरों पर इतने निर्भर थे कि वे खुद अपने जूते नहीं पहन सकते थे। जब अंग्रेज़ सैनिक उनके महल में पहुँचे तो वे उनसे बचने के लिए खुद महल से बाहर नहीं निकल सकते थे, क्योंकि उनके नौकर भाग चुके थे और उन्होंने जूते नहीं पहन रखे थे।

मोटे लोग जो नियमित रूप से व्यायाम नहीं करते, वे आमतौर पर भोजन के शौकीन होते हैं, जैसा कि नवाब साहिब थे। ऐसा कहा जाता है कि उन्होंने अपने रसोइयों को अपने ‘शाही’ परांठे को ‘तलने’ के लिए खाना पकाने के माध्यम (शायद घी) को बदलने का निर्देश दिया था, जिसमें दोनों तरफ़ भरपूर मात्रा में ताज़ा घी लगाया जाता था।

इस कहानी को सुनकर, मुझे यह अजीब सा एहसास हुआ कि नवाब साहिब के हृदय रोग विशेषज्ञों ने सहजता से संकेत दिया होगा कि खाना पकाने के माध्यम को दोबारा गर्म करना उनके दिल के लिए हानिकारक हो सकता है। अन्यथा, 18वीं सदी में, वह कैसे जान सकते थे कि तेल और घी, जो अपनी प्राकृतिक अवस्था में अपने सिस-केमिकल रूप में मौजूद होते हैं, बार-बार गर्म करने पर ट्रांस फैट्स में बदल जाते हैं? आज कल के कार्डियोलॉजिस्ट अपने लटकते स्टेथोस्कोप की कसम, बिना ये जाने खाते हैं के वह कहाँ से आये हैं या किस प्रकार के हैं, कि ये ट्रांस फैट्स घी और तेल को दोबारा गर्म करने से बनते हैं, और हमारे दिल की धमनियों (आर्टरीज़) को जाम करने के लिए कुख्यात हैं।

यह महत्वपूर्ण स्वास्थ्य संबंधी टिप अगले दो सौ वर्षों में किसी तरह धुंधली पड़ गई, जब तक कि स्मार्ट और शारीरिक रूप से फिट दिखने वाले एनर्जेटिक अमेरिकी राष्ट्रपति बिल क्लिंटन की कोरोनरी आर्टरीज़ जाम नहीं हो गईं, जिसके कारण 2004 में उनके हृदय की मांसपेशियों में ख़ून के प्रवाह को बहाल करने के लिए दो सर्जरी की आवश्यकता पड़ी। ध्यान रहे, वे नवाब साहिब की तरह न तो मोटे थे और न ही आलसी।

राष्ट्रपति क्लिंटन का खाने का शौक नवाब साहिब की तरह ही मशहूर था। वे ये बात मानते हैं कि दिल की सर्जरी से पहले वे अपने जीवन में ज़्यादातर हैमबर्गर और फ़ास्ट फूड ही खाते थे, वो भी खूब मज़े लेकर। माना जाता है कि एक बार आपदा प्रभावित क्षेत्र के हवाई सर्वेक्षण के दौरान उन्होंने मैक्डोनाल्ड का बड़ा से 'M' देखा और खुशी से कहा, "अरे वाह, हमें यहां बर्गर मिलेंगे!"

संभवतः जिस चीज़ ने उनके दिलों पर सबसे ज़्यादा अंतर डाला, वह था नवाब द्वारा खाए जाने वाले पराठों में मौजूद सीस-फ़ैट की मात्रा और अमेरिकी राष्ट्रपति द्वारा खाए जाने वाले चिप्स और बर्गर में मौजूद ट्रांस-फ़ैट।

अगर समोसे और जलेबी ऐसी चीज है जिसके बिना आप नहीं रह सकते, तो सुबह अपने हलवाई से इन्हें मंगवा लें, जब वह दिन की शुरुआत ताज़ा तेल के साथ करता है। शाम होते-होते, कई बार तलने और गर्म करने के बाद, ट्रांस फ़ैट की मात्रा बहुत बढ़ जाती है, जिससे ये दिल के लिए हानिकारक हो जाते हैं।

गृहिणियां जो अपने पतियों के स्वास्थ्य और दीर्घायु के लिए प्रार्थना करती हैं, उन्हें कम मात्रा में तेल का उपयोग करना चाहिए, ज़्यादा तेल में तलने के बजाय कम तेल में हल्का तलना चाहिए और अपने प्यारे पतियों के लिए पूरी या समोसे तलते समय तेल को बार-बार बदलना चाहिए।

# चीनी की लत और फ़ैटी लिवर

आप अपनी लतों और बीमारियों के इतने करीब हो जाते हैं कि उन्हें पीछे छोड़ना

अपने आप के उस हिस्से को मारने जैसा है जिसने आपको जीवित रहना सिखाया था।

- लेसी एल

'लत' शब्द सुनते ही शराब, तंबाकू और साइकोट्रोपिक ड्रग्स का ख्याल मन में आता है। लेकिन चीनी एक नई लत के रूप में उभर रही है जिसे हम अनदेखा कर रहे हैं और इसे सिर्फ़ एक शौक़ समझ रहे हैं।

हम में से बहुत से लोग खुद को 'मीठा पसंद' बताते हैं और अपने टेस्ट बड्स और लिवर को अत्यधिक चीनी से भर देते हैं।

फ़ैटी लिवर रोग पर कई वैज्ञानिक सम्मेलनों में, डॉक्टर अब रिपोर्ट कर रहे हैं कि पिछले कुछ दशकों में चीनी और मीठे पेय पदार्थों की लत चिंता का एक प्रमुख कारण बनकर उभरी है।

आँकड़े चिंताजनक हैं। कई भारतीय हेपेटोलॉजिस्ट 50 प्रतिशत भारतीयों, खासकर शहरों में रहने वाले लोगों के लिवर में अतिरिक्त फ़ैट की रिपोर्ट करते हैं। शहरी स्कूली बच्चों का बीएमआई बढ़ रहा है, जिसमें 30 प्रतिशत से अधिक अब ज़्यादा वज़न वाले हैं। और इन सब में जो कॉमन चीज़ है, वो हैं मिठाई, फलों के जूस और पेस्ट्री, इत्यादि के माध्यम से चीनी का अत्यधिक सेवन।

अब यह स्थापित हो चुका है के चीनी की भी लत होती है। इससे पीड़ित लोगों में सभी विशिष्ट (टिपिकल) लक्षण दिखाई देते हैं, जैसे की, रोज़ की इच्छा या ज़्यादा चीनी की माँग, या फिर मीठे की डेस्परेट ज़रुरत या क्रेविंग। अगर कोई व्यक्ति एक या दो दिन तक बिना मिठाई के रह जाता है, तो वह गुस्सा और चिड़चिड़ापन दिखाता है, जिसे प्रत्याहार लक्षण (विथड्रावल सिम्टम्स) के साथ जोड़ा जाता है।

चीनी की लत का एक विशेष उपसमूह (सबसेट) 'फ्रुक्टो-होलिस्म' है। फलों और जूस में जो प्रमुख मीठा होता है, उसको फ्रुक्टोज़ कहते हैं, और कुछ लोगों को इस किस्म की चीनी की लत लग

गई है। वैज्ञानिकों ने पाया है के फ्रुक्टोज़ का मीठा लिवर में फ़ैट के इकट्ठा होने का कारण बनता है, जो कि नियमित चीनी, जिसे सुक्रोज़ कहते हैं, से ज़्यादा होता है।

जिसे हम हमेशा से नुक़सान न देनेवाला और शायद स्वास्थ्यवर्धक मानते आए हैं, उसके बारे में चौंकाने वाली बात यह है कि अतिरिक्त फ्रुक्टोज फ़ैट में परिवर्तित होकर लिवर में जमा हो जाता है, जिससे फ़ैटी लिवर की समस्या उत्पन्न होती है।

लेकिन हमें इसकी चिंता क्यों होनी चाहिए? अब यह स्पष्ट है कि जिन लोगों के लिवर में अतिरिक्त फ़ैट होता है उनमें 'मेटाबॉलिक सिंड्रोम' के विस्तार होने का खतरा बढ़ जाता है, जो शरीर के अतिरिक्त वज़न, शुगर की बिमारी यानि डायबिटीज़, हाइपरटेंशन, और हाई ब्लड लिपिड्स का एक पैकेज है, जो कि हृदय संबंधी जोख़िम या दिल की बीमारी को बढ़ाते हैं।

हृदयाघात या स्ट्रोक जैसी हृदय संबंधी बीमारियाँ और डायबिटीज़ और हाइपरटेंशन जैसी मेटाबॉलिस्म संबंधी बीमारियाँ भारत में मृत्यु और अस्वस्थता का सबसे आम कारण (60 प्रतिशत) बन गई हैं। और जो चीज़ उन्हें बढ़ावा दे रही है वह हमारा सामाजिक व्यवहार और मिठाइयों और फलों के जूस का सेवन हो सकती है।

अब समय आ गया है कि हम इस पर ध्यान दें और अपनी आदतों और प्राथमिकताओं को बदलें।

# आपकी आंत में माइक्रोबियल गार्डन (सूक्ष्मजीवी वाटिका)

बगीचे को उगाना आने वाले कल का सपना देखने जैसा है।

- ऑड्री हेपबर्न

वैज्ञानिक इस निष्कर्ष पर पहुंचने में हैरान हैं कि रोग पैदा करने के लिए लंबे समय से जिम्मेदार माने जाने वाले जर्म्स (कीटाणु) या छोटे माइक्रोब्स (सूक्ष्मजीव) मानव शरीर के स्वास्थ्य को बनाए रखने के लिए आवश्यक हो सकते हैं। वास्तव में, हमारा शरीर जर्म्स से भरा हुआ है, अकेले हमारी आंतों में एक ट्रिलियन ($10^{14}$) से अधिक, और हमारी त्वचा और नाक पर भी काफी संख्या में जर्म्स रहते हैं।

वे 400 से ज़्यादा अलग-अलग प्रजातियों से संबंधित हैं। अगर हम उन सभी को निकालकर तराजू पर रखें, तो उनका वज़न 1.5-3.0 किलोग्राम होगा, जो हमारे द्वारा पहने जाने वाले कपड़ों से भी ज़्यादा है।

हमारे पेट में छोटे-छोटे जीवों के इस विशाल, हलचल भरे वन्य जीव पशुविहार (वाइल्डलाइफ सैंक्चुअरी) या सूक्ष्मजीव उद्यान (माइक्रोबियल गार्डन) की उपस्थिति ने वैज्ञानिकों को हैरान कर दिया है। एक समय था जब 'जर्म्स' वे डरावनी, छोटी-छोटी सी चीज़ें थीं जो भयानक संक्रमण फैलाती थीं और अक्सर जान ले लेती थीं। वास्तव में, जब इनमें से कुछ जर्म्स पेट से मूत्र पथ (यूरिनरी ट्रैक्ट) जैसे असामान्य स्थानों पर चले जाते हैं, तो वे मूत्र संक्रमण (यूरिनरी इन्फेक्शन्स) जैसी बीमारियाँ पैदा करते हैं।

पिछली दो शताब्दियों में वैज्ञानिकों ने जो तार्किक दृष्टिकोण (लॉजिकल एप्रोच) अपनाया था, वह शरीर को 'कीटाणुरहित' करने के प्रयास में सभी कीटाणुओं से छुटकारा पाना था। लेकिन उन्हें जल्द ही एहसास हुआ कि 'अच्छे' कीटाणुओं को हटाने से अक्सर रोग पैदा करने वाले बैक्टीरिया के लिए शरीर पर आक्रमण करने और बीमारियों का कारण बनने का रास्ता साफ हो जाता है।

यह अब स्पष्ट हो गया है कि अच्छे कीटाणुओं को जीवित रहने, पालन-पोषण करने और बसने के लिए हमारी गर्म, नम और दलदली आंतों की आवश्यकता होती है, और वे बुरे कीटाणुओं को

पैर जमाने से रोकने और बीमारी पैदा करने के लिए शरीर पर आक्रमण करने से रोकने वाले रक्षक के रूप में काम करते हैं।

आजकल के समय में इसका सबसे नाटकीय उदाहरण 'एंटीबायोटिक-संबंधी दस्त (एएडी)' या पेट खराब होना है, जो हममें से कई लोगों को तब महसूस होता है जब हम गले या फेफड़ों के संक्रमण के लिए एंटीबायोटिक्स लेते हैं।

हमें जो जकड़न और 'दस्त' होते हैं, उनका सबसे अच्छा प्रबंधन 'अच्छे' कीटाणुओं, जिन्हें प्रोबायोटिक्स कहा जाता है, के सेवन से होता है, जो या तो दही के रूप में होते हैं या कैप्सूल या तरल पदार्थ के रूप में आते हैं। **सैकरोमाइस बौलार्डी** नामक हैल्थी जर्म्स की एक विशेष किस्म इस स्थिति के लिए सबसे अच्छा काम करती है।

वैज्ञानिक अब एक कदम और आगे बढ़ गए हैं। उन्होंने एक स्वस्थ व्यक्ति से कीटाणु लेकर उन्हें ट्रांसप्लांट किया है या उन्हें कमज़ोर आंत वाले लोगों में डाला है। मल प्रत्यारोपण, या जैसा कि इसे कहा जाता है, फेकल माइक्रोबायोटा ट्रांसप्लांट (FMT) - इसमें स्वस्थ दाताओं (डोनर) से मल लेना, हानिकारक कीटाणुओं की अनुपस्थिति सुनिश्चित करने के लिए उन्हें प्रयोगशालाओं में ले जाना, और गैस्ट्रो इंटेस्टिनल ट्रैक्ट के किसी भी एक छोर से से एक ट्यूब के माध्यम से उन्हें रोगी की आंतों में छिड़कना शामिल है।

दुनिया भर में कई चिकित्सा केंद्र हैं और भारत में कुछ ऐसे हैं जिन्होंने FMT करना शुरू कर दिया है। जिन स्थितियों के लिए FMT कारगर साबित हुआ है, उनमें से एक है 'क्लोस्ट्रीडियम डिफिसाइल' बीमारी जो दवाओं से आसानी से ठीक नहीं होती, लेकिन जब आंत के बगीचे में अच्छे कीटाणु लगाए जाते हैं जो बुरे कीटाणुओं को बाहर निकाल देते हैं तो यह अच्छी तरह से काम करती है। इस प्रक्रिया के परिणाम किसी भी अन्य उपचार पद्धति से तीन गुना बेहतर हैं। इसे कई अन्य स्थितियों में तेजी से आजमाया जा रहा है, जैसे कि अल्सरेटिव कोलाइटिस, लिवर फेलियर के कुछ रूप, डायबिटीज़ जैसी मेटाबॉलिस्म संबंधी बीमारियाँ और ग्राफ्ट-बनाम-होस्ट बीमारी - एक इम्यून डिसऑर्डर जो बोन मैरो ट्रांसप्लांट से गुजरने वाले कुछ लोगों को प्रभावित करता है। हालाँकि इनमें से कई संकेत अभी शुरुआती चरण में हैं, लेकिन शुरुआती नतीजे आशाजनक हैं।

ऐसा लगता है कि चीनियों को यह सब ईसा पूर्व चौथी शताब्दी में ही पता था। उनके यहां यह प्रथा थी कि युवा माताएं अपने नवजात शिशुओं को अपने मल का एक छोटा सा हिस्सा खिलाती थीं, ताकि उनके शिशुओं की आंतें मज़बूत हों।

अब हम अपने स्वास्थ्य को पुनः प्राप्त करने के लिए मल प्रत्यारोपण के साथ एक पूर्ण चक्र में आ गए हैं।

# योग और स्वास्थ्य

गति से शरीर को लाभ होता है, और शांति से मन को लाभ होता है।

योग साँसों के संगीत के साथ कोशिकाओं का वो नृत्य है
जो मन में शांति और सद्भाव पैदा करता है।

कई लोगों के लिए योग के कई मायने शरीर को लचीला बनाने के लिए आसन का अभ्यास करने से लेकर सांस लेने तक और दिल की धड़कन को लयबद्ध रूप से नियंत्रित करने से लेकर हमारे भटकते दिमागों को केंद्रित करने तक के अलावा और भी बहुत कुछ हैं।

जब मैंने गूगल पर 'योग और स्वास्थ्य' शब्दों की सर्च की तो दस लाख से अधिक हिट मिले, जिनमें से कई प्रोमोशनल थे। फिर पब मेड पे इन्ही शब्दों की अपने सहकर्मियों के द्वारा रिव्यु किए गए साइंस और मेडिकल साहित्य की सर्च की, तो मुझे बहुत आश्चर्य हुआ यह देख कर के इन पर 9000 से भी अधिक आर्टिकल्स हैं। इस से यह पता चलता है कि योग अब एक प्राचीन भारतीय पद्धति से आगे बढ़कर एक समकालीन स्वास्थ्य सहायक बन चुका है जिसे आधुनिक चिकित्सा द्वारा भी अच्छी तरह से स्वीकार किया गया है।

दिलचस्प बात यह है कि योग पर अधिकांश नहीं तो बहुत से वैज्ञानिक अध्ययन पश्चिमी दुनिया से आए हैं, जहां वैज्ञानिकों और डॉक्टरों ने स्वास्थ्य परिणामों पर इसके प्रभाव का मूल्यांकन करने के लिए आधुनिक उपकरणों और तरीकों का इस्तेमाल किया है।

योग कई प्रकार की गैर-संक्रामक या जीवनशैली (लाइफस्टाइल) से संबंधित बीमारियों जैसे मधुमेह (डायबिटीज़), उच्च या निम्न ब्लड प्रेशर, कुछ प्रकार के हृदय रोग, बढ़ा हुआ कोलेस्ट्रॉल, मोटापा, फ़ैटी लिवर, पीठ दर्द, गठिया (आर्थराइटिस) और लम्बे समय से चल रही सांस-संबंधी समस्याओं में लाभकारी साबित हुआ है।

अन्य डिसऑर्डर जहां योग ने अच्छा काम किया है, उनमें उम्र बढ़ने की प्रक्रिया को धीमा करना, मुद्रा (पोस्चर) और संतुलन (बैलेंस) में सुधार, डिप्रेशन को दूर करना, एंग्जायटी को शांत करना और खराब एकाग्रता (कंसन्ट्रेशन) में सुधार करना शामिल है।

योग को लोगों के लिए और अधिक आकर्षक बनाने वाले अन्य लाभ हैं कि यह यौन रोग (सैक्सुअल डिसफंक्शन) को कम करने और स्टैमिना को बेहतर करने का दावा करता है।

आज योग का अर्थ व्यापक रूप से कई मुद्राओं से मिलकर बना है, जिन्हें ‹आसन› कहा जाता है, जिनमें पोस्चर से लेकर मसल स्ट्रेचिंग, जोड़ों को मोड़ने या फैलाने, आंतरिक शक्ति (कोर स्ट्रेंथ) का निर्माण करने, संतुलन में सुधार करने, चुनौतियों से निपटने की हमारी क्षमता बढ़ाने, हृदय गति को नियंत्रित करने, सांस लेने में सुधार करने और कैलोरी कम करने तक की गतिविधियां शामिल हैं।

हालाँकि, योग का वैज्ञानिक अध्ययन कुछ मुश्किलें भी पैदा करता है। जैसे कि एक बात तो ये है कि योग बड़े पैमाने पर अलग अलग तरह से किया जाता है, क्योंकि इसके जितने गुरु, स्कूल और अभ्यासकर्ता हैं, उतने ही इसके रूप भी हैं। ये कई नामों और रूपों में आते हैं, जैसे अष्टांग, अनुसारा, बिक्रम, हठ, हॉट, आयंगर, रिस्टोरेटिव, विन्यास, पावर, इत्यादि। इतनी व्यापक विभिन्नता अक्सर एक नौसिखिए को भ्रमित करती है; जो भी शिक्षक उसे सबसे पहले मिलता है, वह उसे यह समझाने की कोशिश करता है कि उसका योग का तरीका सबसे अच्छा है, कुछ-कुछ वैसा ही जैसा एक होटल का सेल्समैन किसी पर्यटन स्थल पर उतरने वाले नए पर्यटक के साथ करने की कोशिश करता है।

दूसरी समस्या स्वास्थ्य परिणामों का स्पष्ट मेडिकल शब्दों में निष्पक्ष मूल्यांकन करने की चुनौती है। वज़न, ब्लड प्रेशर और ब्लड पैरामीटर्स को मापना आसान है, लेकिन युवावस्था, मन की शांति, ध्यान केंद्रित करने की क्षमता और बेहतर नींद को मापना लगभग असंभव है, क्योंकि इसमें अनुशासन और आहार जैसे अन्य कारक भी शामिल हो सकते हैं।

कुल मिलाकर, ऐसा लगता है कि योग ने खुद को आधुनिक युग के नागरिकों के लिए एक विश्वसनीय, महत्वपूर्ण, हर मौसम के अनुकूल, किफायती, संपूर्ण रूप से स्वास्थ्यवर्धक-सह-सहायता के रूप में स्थापित किया है। इसमें कोई आश्चर्य की बात नहीं है कि इसे दुनिया के कई हिस्सों में हर कल्चर के लोगों के बीच व्यापक स्वीकृति मिली है।

आज योग के दो रूप हैं: एक, जो भारतीय इतिहास में समाया हुआ है और अक्सर धार्मिक दर्शन से जुड़ा हुआ है, जिसे आस्था-आधारित नेताओं द्वारा बढ़ावा दिया जाता है और जो अन्य धर्मों के अनुयायियों (फ़ॉलोअर्स) को इसे संदेह की दृष्टि से देखने के लिए प्रेरित करता है।

दूसरा रूप परिष्कृत और आसवित (रिफाइंड और डिस्टिल्ड) है जिसे ‘आधुनिक’ दुनिया ने अपनाया है और लगता है कि यह तेज़ी से फैल रहा है। इस रूप के ज़्यादातर अभ्यासकर्ता, भारत में इसकी जड़ों को स्वीकार करते हुए, उन गुरुओं से सावधान रहते हैं जो 70 के दशक से पतित देवदूतों (फ़ॉलेन एंजल्स) के रूप में आते और चले जाते रहे हैं।

जिगर गोर ने इसका का सटीक रूप से वर्णन किया है। उनका कहना है के योग, "सिर्फ़ पैर की उंगलियों को छूने के बारे में नहीं है। यह वह है जो आप जीवन की राह में सीखते हैं। और कैसे आप शरीर की हर कोशिका को आत्मा का गीत गाने के लिए प्रेरित करते हैं।"

# वज़न घटाएं और फिट रहें - जिम जाएं या नहीं?

जीवन 10% इस पर निर्भर करता है कि आपके साथ क्या होता है,

और 90% इस पर निर्भर करता है कि आप उस पर कैसी प्रतिक्रिया देते हैं।

- चार्ल्स आर. स्विंडोल

क्या आपने कभी जिम में नियमित कसरत करने के बावजूद वज़न नापने वाली मशीन की सुई के न हिलने पर झल्लाहट महसूस की है? या क्या आपका वज़न इसलिए बढ़ रहा है क्योंकि ट्रेडमिल पर दौड़ने या जॉगिंग करने के विचार से ही आपके घुटने दर्द करने लगते हैं?

मेटाबोलिक वैज्ञानिकों ने हाल ही में पाया है कि जिम में जोरदार व्यायाम या कसरत कैलोरी जलाने और शरीर की चर्बी कम करने में उतनी कारगर नहीं हो सकती है। साथ ही, एन ई ए टी (NEAT) वह कारण हो सकता है जिसके कारण कुछ लोग जिम गए बिना भी दुबले-पतले और फिट रहते हैं।

NEAT का फुल फॉर्म है नॉन एक्सरसाइज एक्टिविटी थर्मोजेनेसिस यानी बिना व्यायाम की गतिविधि, और और यह शरीर की एनर्जी की रोज़ की उस ख़पत को दर्शाता है जो कि ऐसी शारीरिक गतिविधि से होती है जिसे व्यायाम के रूप में नहीं देखा जाता है।

मूल रूप से NEAT, जिसका अर्थ है दिन के अधिकांश समय खुद को 'गैर-औपचारिक' व्यायाम करके सक्रिय रखना, आपकी चर्बी को जलाने का एक शानदार तरीका हो सकता है। उदाहरणों में लिफ्ट लेने के बजाय अपने कार्यालय या घर तक सीढ़ियाँ चढ़ना, कार का उपयोग करने के बजाय पैदल घर तक किराने का सामान ले जाना, साइकिल से काम पर जाना, फर्श पोंछना, बर्तन धोना, कपड़े इस्त्री करना, सब्जियाँ काटना, या घर के काम करना शामिल है।

NEAT ही जिम न जाने वाले अनेक लोगों के स्वस्थ रहने का रहस्य हो सकता है, यह बात तब स्पष्ट हुई जब वैज्ञानिकों ने महसूस किया कि लगभग 40 प्रतिशत दैनिक कैलोरी, जिम में एक

घंटे तक ढेर सारी गतिविधियां करने और फिर कुर्सी पर बैठ कर दिन भर दूसरों को आदेश देने के बजाय, छोटे-छोटे तरीकों से 'केवल एक्टिव रहने' से ही जलाई जाती है।

उपभोग (कंज़्यूम) की गई और बर्न की गई कैलोरी का गणित निराशाजनक हो सकता है। भरवां पराठा या तली हुई ब्रेड खाने से मिलने वाली 120 से 250 किलो कैलोरी को जलाने के लिए जिम में 30 मिनट तक वज़न उठाना पड़ता है।

NEAT कैलोरी को अधिक धीमी गति से और स्थिर रूप से बर्न करने में मदद करता है, जिससे बेसल मेटाबॉलिक दर लंबे समय तक बढ़ती है, जिससे व्यक्ति को दिन भर में 2,000 किलो कैलोरी तक अतिरिक्त कैलोरी बर्न करने में मदद मिलती है।

मोटापा, डायबिटीज़, फ़ैटी लिवर, कोलेस्ट्रॉल, बीपी और हृदय रोग के बढ़ते जोखिम के मेटाबॉलिक डिसऑर्डर के पैकेज को लाइफस्टाइल डिसऑर्डर कहा जाता है, जहां हम अपनी क्षमता से अधिक कैलोरी का उपभोग कर लेते हैं।

NEAT उसे मात देने का तरीका बनने का वादा करता है।

# 08

# क्या आर्टिफिशल स्वीटनर आपको वज़न कम करने में मदद करते हैं?

उस शरीर के लिए खाओ जो आप चाहते हैं, न कि उस शरीर के लिए जो आपके पास है।

- अनाम

अगर आप चीनी की जगह कम कैलोरी वाले कृत्रिम मिठास (आर्टिफिशल स्वीटनर) का इस्तेमाल करके वज़न कम करने की कोशिश कर रहे हैं और आपको ज़्यादा फायदा नहीं हुआ है, तो आप अकेले नहीं हैं। हाल ही में मिले डेटा से पता चलता है कि चीज़ें वैसी नहीं हो रही हैं जैसी हमने कल्पना की थी।

चीनी युक्त मिठाइयाँ ब्लड शुगर के लेवल को तेज़ी से बढ़ाती हैं, जिससे डायबिटीज़ के रोगियों को बचना चाहिए। चीनी के कई विकल्प उपलब्ध हो गए हैं और अब इनका व्यापक रूप से हमारे स्वाद में मिठास लाने के लिए उपयोग किया जा रहा है। उसने हमें सभी प्रकार की मिठाइयाँ, खीर, पेस्ट्री, बेक्ड खाद्य पदार्थ, शीतल पेय, कैंडी, पुडिंग, डिब्बाबंद (कैंड) खाद्य पदार्थ, जैम और जेली, डेयरी उत्पाद और अन्य खाद्य पदार्थ और पेय पदार्थ खाने की अनुमति दी और शायद प्रेरित भी किया। कृत्रिम मिठास तुरंत लोकप्रिय हो गई और चीनी का एक आकर्षक विकल्प बन गई क्योंकि उसने हमारे आहार में वस्तुतः कोई कैलोरी नहीं जोड़ी। इसके अलावा, समान मिठास के लिए आवश्यक नियमित चीनी के चम्मच की तुलना में कृत्रिम मिठास की केवल एक छोटी चुटकी की ही आवश्यकता होती है।

चीनी की जगह कृत्रिम मिठास का इस्तेमाल करके वज़न कम करने की कोशिश कर रहे कई लोग निराश हो गए हैं। इन महंगे उत्पादों पर स्विच करने के बावजूद, वज़न मापने वाली मशीन की सुई महीनों से अटकी हुई लगती है। कुछ लोग इसे बढ़ते हुए देखकर निराश भी हो जाते हैं।

इस अप्रत्याशित घटना का अध्ययन करने वाले मेयो क्लिनिक के डॉक्टरों ने पाया कि कुछ कृत्रिम मिठास भूख बढ़ाती है, जिससे व्यक्ति अधिक खाने लगता है। इसमें एक मनोवैज्ञानिक एलिमेंट भी हो सकता है, जहाँ एक व्यक्ति यह सोचकर एक के बजाय दो पेस्ट्री खा लेता है कि वह कुल मिलाकर कम कैलोरी ले रहा है।

एक और स्पष्टीकरण यह है कि भूख को शांत करने के लिए मस्तिष्क को खून में शुगर को महसूस करने की आवश्यकता होती है। चूंकि कृत्रिम मिठास में कैलोरीज़ कम होती हैं, इसलिए व्यक्ति आसानी से तृप्त महसूस नहीं करता है, जिससे व्यक्ति अधिक खाने लगता है, साथ ही अन्य डाइट के कंपोनेंट्स, जैसे कि पेस्ट्री में स्टार्च और फ़ैट, वज़न बढ़ा सकते हैं।

आजकल स्वीटनर के तीन बड़े समूह उपयोग में हैं। कृत्रिम रसायनों (आर्टिफिशल केमिकल्स) के पहले समूह में एसेसल्फ़ेम पोटैशियम (सनेट, स्वीट वन), एस्पार्टेम (इक्वल, शुगर-फ़्री गोल्ड, न्यूट्रासवीट), नियोटेम, सैकरीन (कलटेम, स्वीट॰एन लो) और सुक्रालोज़ (स्प्लेंडा, शुगर-फ़्री नेचुरा) शामिल हैं। इनमें से कई में बाद में स्वाद आता है, इनमें कैलोरी नहीं होती और ये दांतों की सड़न का कारण नहीं बनते।

दूसरे समूह में शुगर अल्कोहल (पॉलीओल) शामिल हैं जो कुछ फलों और सब्जियों में प्राकृतिक रूप से पाए जाते हैं लेकिन इन्हें बनाया भी जा सकता है। वे तीव्र मिठास वाले नहीं हैं; उनमें कुछ कैलोरी होती है (हालाँकि चीनी से बहुत कम) और उन्हें ‹स्वास्थ्यवर्धक› माना जाता है। उदाहरण हैं एरिश्रिटोल, लैक्टिटोल, मैनिटोल, सोर्बिटोल और ज़ाइलिटोल। वे दस्त का कारण बन सकते हैं और कब्ज़ वाले लोगों के लिए मददगार हो सकते हैं।

तीसरे समूह में प्राकृतिक स्वीटनर शामिल हैं जैसे खजूर की चीनी, अंगूर के रस का कंसंट्रेट, शहद, मेपल चीनी, मेपल सिरप, गुड़ और अगावे नेक्टर। इनमें कैलोरीज़ होती हैं, जैसा कि रिफाइंड चीनी में होती हैं, और ये दांतों की सड़न का कारण बनते हैं, लेकिन ये स्वीटनर और फ्लेवरिंग एजेंट के दोहरे कार्य करते हैं, खासकर कुछ व्यंजनों के लिए।

# 09

# लंबी उम्र के लिए कम खाएं

किसी भी फिटनेस लक्ष्य को प्राप्त करने में आपका मन सबसे महत्वपूर्ण है।

मानसिक परिवर्तन हमेशा शारीरिक परिवर्तन से पहले आता है।

- मैट मैकगॉरी

हमारे द्वारा उपभोग किए जाने वाले भोजन की मात्रा को सीमित करना लंबे समय तक जीवित रहने का एक राज़ है। येल स्कूल ऑफ़ मेडिसिन और पेनिंगटन बायोमेडिकल रिसर्च सेंटर द्वारा हाल ही में संपन्न CALERIE (कॉम्प्रिहेंसिव असेसमेंट ऑफ़ लॉन्ग-टर्म इफेक्ट्स ऑफ़ रिड्यूसिंग इन्टेक ऑफ़ एनर्जी) यानि एनर्जी के सेवन को कम करने के दीर्घकालिक प्रभावों का व्यापक मूल्यांकन नामक मानव-परीक्षण से यह निष्कर्ष निकला है।

अध्ययन का डिज़ाइन सरल था। इसमें भाग लेने वाले दो सौ स्वस्थ स्वयंसेवकों में से कुछ को अपने कैलोरी सेवन को लगभग 14 प्रतिशत कम करने के लिए कहा गया, जबकि अन्य को हमेशा की तरह खाने के लिए कहा गया, यानी तब तक जब तक उनका पेट भरा हुआ महसूस न हो।

सूक्ष्म मेटाबॉलिक और इम्युनोजेनिक परिवर्तनों के लिए बेसलाइन, एक वर्ष और दो वर्षों में विषयों का मूल्यांकन किया गया, जो जीवन काल और स्वास्थ्य पर प्रभाव का सुझाव दे सकते हैं।

दिलचस्प बात यह है कि जिन लोगों ने कैलोरी-प्रतिबंधित आहार का सेवन किया, उनके मेटाबॉलिक और इम्यून प्रतिक्रियाओं में सुधार हुआ। यह मुख्य रूप से PLA2G7, एक मैक्रोफेज-निर्मित प्रोटीन प्लेटलेट-एक्टिवेटिंग फैक्टर एसिटाइलहाइड्रोलेज़ का उपयोग करके हासिल किया गया था, जिसे स्वस्थ जीवन और लंबी उम्र के साथ सहसंबंधित करने के लिए स्थापित किया गया है।

दो सीनियर वैज्ञानिकों, डॉ. एरिक रावसिन और डॉ. विश्वदीप दीक्षित द्वारा किए गए इस अध्ययन में यह पता लगाया गया कि कैलोरी रिस्ट्रिक्शन (सीआर) शरीर को किस तरह से मदद कर रहा है।

उन्होंने पाया कि थाइमस ग्लैंड, जो सीने के ऊपरी हिस्से में स्थित है और जिसे शरीर के इम्यून सिस्टम का ऑर्केस्ट्रा मास्टर माना जाता है, सीआर वाले लोगों में उम्र से संबंधित गिरावट को

बहुत कम दिखाता है; उनके बेहतर संरक्षित थाइमस ग्लैंड्स अधिक टी-लिम्फोसाइट्स का उत्पादन कर सकते हैं जो शरीर की इम्यून सिस्टम को नियंत्रित करते हैं।

इसके अलावा, सीआर वाले लोगों में शरीर में सूजन कम देखी गई। हम जानते हैं कि अव्यवस्थित मेटाबॉलिस्म, इम्युनिटी, और सूजन (इन्फ्लेमेशन) की तिकड़ी उम्र बढ़ने और उम्र से संबंधित बीमारियों का कारण बनता है जो हमारे जीवन काल को छोटा करता है। कैलोरी को सीमित करने से यह प्रक्रिया धीमी हो जाती है या उलट जाती है, जिससे शरीर की इम्यून सिस्टम और टिश्यूज़ युवा और स्वस्थ बने रहते हैं।

इस अध्ययन का एक और पहलू यह पता लगाना था कि वज़न घटाने वाले 29 आहारों में से कौन सा सबसे स्वस्थ है। ऐसा प्रतीत होता है कि किसी भी रूप में कैलोरी को सीमित करना फायदेमंद है; चाहे वह कार्बोहाइड्रेट हो या फ़ैट, इससे कोई खास फर्क नहीं पड़ता।

इस कहानी का सारांश है: यदि आप स्वस्थ हैं, तो अपने कैलोरी सेवन को कम करने की आदत डालें। इसके सरल तरीकों में से एक है कि जब आपका पेट दो-तिहाई भर चुका हो या जब आपके पेट में अभी भी जगह हो, तब खाना बंद कर दें। इसके अन्य तरीके भी हैं, जैसे कि हर दिन एक समय का भोजन छोड़ना, इंटरमिटेंट फास्टिंग, या रिचुअलिस्टिक पीरिऑडिक फास्टिंग करना।

दुनिया के पाँच क्षेत्र जहाँ लोग आमतौर पर सौ साल तक जीवित रहते हैं, जिसे ब्लू ज़ोन भी कहा जाता है, वहाँ के पारंपरिक निवासियों में कई विशेषताएँ समान हैं, जिनमें से एक अनुष्ठानिक (रिचुअलिस्टिक) उपवास का पालन करना है।

इससे मेटाबॉलिस्म से संबंधित स्वास्थ्य समस्याएँ कम हो सकती हैं और एक लंबा, स्वस्थ जीवन मिल सकता है।

# 10

# ऐसे खाद्य पदार्थ जिन्हें हमें 'ना' कहना चाहिए

आज कुछ ऐसा करें जिसके लिए आपका भविष्य आपको धन्यवाद देगा।

- शॉन पैट्रिक फ्लैनरी

हमारा स्वास्थ्य चार फैक्टर्स पर निर्भर करता है: जीन्स, खान-पान, जीवनशैली (लाइफस्टाइल) और तनाव। चूँकि आप विरासत में मिले (इनहेरिटेड) जीन्स के बारे में ज़्यादा कुछ नहीं कर सकते, इसलिए अन्य तीन पर ध्यान देना सबसे अच्छा है। इसलिए, हम क्या और कैसे खाते हैं, यह हमारे स्वास्थ्य और जीवन को आकार देने में बहुत महत्वपूर्ण भूमिका निभाता है।

भोजन के साथ हमारा रिश्ता विरोधाभासी है: यह जीवित रहने के लिए ज़रूरी है (क्लीशे), लेकिन इसकी अधिकता हमारे समय की सबसे बड़ी जानलेवा बीमारी के रूप में उभर रही है। यह हमें मोटापे, डायबिटीज़, हाई ब्लड प्रेशर, फ़ैटी लिवर रोग, हृदय रोग, स्ट्रोक और कैंसर की ओर धकेलता है, जो भारत की शहरी बीमारियों और मौतों का 70 प्रतिशत हिस्सा है।

वैज्ञानिकों ने इन तीन खाद्य पदार्थों को हमारे समय के सबसे बड़े स्वास्थ्य-खतरों के रूप में सूचीबद्ध किया है:

1. चीनी

ये सर्वव्यापी सफ़ेद चमकदार क्रिस्टल्स जो हमारे स्वाद-ग्रंथियों (टेस्ट-बड्स) को गुदगुदाने वाले और एनर्जी बढ़ाने वाले थे, आज के आधुनिक युग में ‹ज़हर› के रूप में उभर रहे हैं, जो फ़ैट को हटाकर नंबर एक स्थान पर आ गए हैं। ऐसा पाया गया है कि इसका सेवन हमारी कैलोरी की ज़रूरतों से कहीं ज़्यादा है। यह पैंक्रियास के बीटा सैल्स (कोशिकाओं) को लगातार और ज़्यादा से ज़्यादा इंसुलिन बनाने के लिए उत्तेजित करके उन्हें थका कर ख़त्म कर देता है और डायबिटीज़ का कारण बनता है। अतिरिक्त चीनी हमारे शरीर में फ़ैट में बदल कर लिवर में जमा हो जाती है और बीमारी का कारण बनती है।

चीनी ने मीठे तरीके से अपना रास्ता बना लिया है और हमारे टेस्ट-बड्स और खाने की मेज़ पर अपनी जगह बना ली है। इससे छुटकारा पाना लगभग असंभव साबित हो रहा है। जब मैंने अपने कुछ मरीज़ों से पूछा कि वे अपने मेहमानों और रिश्तेदारों को क्या ऑफर करते हैं, तो उन्होंने

सर्वसम्मति से अपनी सूची की शुरुआत ठंडे (कोला) पेय, फलों (टेट्रा पैक) जूस, नींबू-पानी, चाय या कॉफी (सिरप वाले, जिन्हें हम पसंद करने लगे हैं) से की, जिनमें चीनी मिली होती है और स्वास्थ्य जगत में इन्हें शुगर- स्वीटेंड बेवरेज या एसएसबी कहा जाता है।

2. फास्ट फूड, फ़ैट और ट्रांस फ़ैट

अत्यधिक फ़ैट का सेवन निःसंदेह स्वास्थ्य के लिए बुरा है, लेकिन इसमें भी ट्रांस फ़ैट नामक किस्म हृदय के लिए सबसे खराब है। उच्च तापमान पर गर्म करने और फिर से गर्म करने पर फ़ैट ट्रांस फ़ैट में परिवर्तित हो जाते हैं, जैसे कि एक एक बार समोसा तलने के बाद, दोबारा तलने या समोसे के और बैच को फ्राइंग पैन में तलने या ग्रिल करने के समय होता है । ट्रांस फ़ैट अधिकांश पैकेज्ड और प्री-कुक्ड खाद्य पदार्थों में भी पाए जाते हैं।

3. पैकेज्ड और प्रोसेस्ड फूड, फूड प्रेसेरवेटिव्ज़ और एमुल्सिफ़ायर्स

ये मोटापे, डायबिटीज़, हृदय रोगों और संभवतः कुछ प्रकार के कैंसर में वृद्धि के मुख्य संदिग्ध हैं। जिस तरह से वे शरीर के सिस्टम में हस्तक्षेप करते हैं, वह हमारे सामान्य गट फ़्लोरा को बाधित करके और उसे नए के साथ बदलकर हमें नए ज़माने की बीमारियों का शिकार बनाते हैं। इसके अलावा, दूरदराज के क्षेत्रों में भी उनकी एक जैसी प्रकृति और आसानी से उपलब्धता कई देशों के शहरों और कस्बों में होने वाली बीमारियों के पैटर्न में एक बड़ा बदलाव ला रही है।

# आंतरायिक उपवास (इंटरमिटेंट फास्टिंग)

डाइट के लिहाज से, मैं इंटरमिटेंट फास्टिंग करता हूँ, जिससे मैं सतर्क रहता हूँ,
क्योंकि मेरा शरीर अपने एनर्जी के भंडार का उपयोग कर रहा होता है।
यह मेरी डाइट को नियंत्रित रखता है।

- जैक्स जोन्स

इंटरमिटेंट फास्टिंग (आईएफ) खाने या डाइट का एक रूप है जो समय पर ध्यान केंद्रित करता है (समय-प्रतिबंधित डाइट), अन्य डाइटों के विपरीत जो खाद्य-सामग्री पर ध्यान केंद्रित करते हैं (कैलोरी-प्रतिबंधित, मेडीटेरेनियन डाइट, आदि)।

आईएफ का वैज्ञानिक अध्ययन इस अवलोकन (ऑब्ज़र्वेशन) के साथ शुरू हुआ कि दिन में एक बार भोजन करने वाले चूहे (रोडेन्ट्स) स्वस्थ थे और उन चूहों की तुलना में अधिक समय तक जीवित रहे, जिन्हें पूरे दिन भोजन मिलता था।

**यह क्या करता है, और यह कैसे काम करता है?**

भोजन का सेवन करने से पैनक्रियाज़ इंसुलिन को शरीर से निकलने के लिए प्रोत्साहित करता है, जो एक एनाबॉलिक हार्मोन है जो लिवर और मांसपेशियों में अतिरिक्त ग्लूकोज़ और फ़ैट के संचय और जमाव का कारण बनता है, जो फ़ैट सैल्स में ग्लाइकोजन और फ़ैट के रूप में होता है।

16 घंटे या उससे अधिक समय तक एनर्जी पे प्रतिबंध (उपवास) के परिणामस्वरूप लिवर का ग्लाइकोजन भंडार समाप्त हो जाता है और शरीर में जमा फ़ैट बर्न होने लगता है। यह तब होता है जब एनर्जी की आवश्यकता वाले शरीर को ग्लूकोज़ से फ़ैट-आधारित एनर्जी के निकास पर स्विच करना पड़ता है, जिसे लोकप्रिय रूप से मेटाबॉलिक स्विच कहा जाता है। ट्राइग्लिसराइड्स, एक प्रकार का स्टोर किया हुआ फ़ैट है, जिसे हाइड्रोलाइज़ कर के फ़ैटी एसिड्स (FFAs) को फ्री किया जाता है और लिवर में लाया जाता है, जहां उन्हें कीटोन बॉडीज़, एसीटोएसिटेट और β-हाइड्रॉक्सीब्यूटिरेट में परिवर्तित किया जाता है।

अतिरिक्त एनर्जी को बाहर निकालने से शरीर अपने रखरखाव और मरम्मत के लिए प्रेरित होता है, तनाव को काम करने में सुधार होता है, और डैमेज हुए मॉलिक्यूल्स को रीसायकल करने में

बढ़ावा मिलता है। उपवास माइटोकॉन्ड्रिया नामक सैल्स के एनर्जी इंजन को प्रोत्साहित करता है, शरीर को सक्रिय करता है और सैल्स के जीवित रहने को बढ़ावा देता है। ये सभी प्रभाव स्वास्थ्य में सुधार और बीमारियों के प्रति प्रतिरोधक क्षमता (रेसिस्टेंस) को बढ़ाते हैं।

## इंटरमिटेंट फास्टिंग के प्रकार

* 16:8 उपवास: इस विधि में, व्यक्ति 8 घंटे की अवधि में भोजन करता है और लगातार 16 घंटे उपवास करता है। इसमें दिन में दो बार भोजन करने की अनुमति होती है, जबकि एक बार नाश्ता या रात का खाना छोड़ दिया जाता है।

* ऑल्टरनेट दिन (ए डी प्रकार) उपवास: हर दूसरे दिन पूर्ण उपवास। हालाँकि, पानी, जिसमें कोई कैलोरी नहीं है, की अनुमति है। आईएफ़ का ये सबसे मुश्किल तरीका है, लेकिन सबसे अच्छे परिणाम देने वाला है। इसका एक थोड़ा आसान तरीका भी है, जिसमें उपवास के दिन आपको अपने दिन की एवरेज कैलोरीज़ का 25 प्रतिशत, लेकिन ज़्यादा से ज़्यादा 500 किलो कैलोरीज़ तक, लेने की अनुमति देता है।

* 5:2 इंटरमिटेंट फास्टिंग: प्रत्येक सप्ताह दो गैर-लगातार दिनों के लिए उपवास। उपवास के दिनों में ब्लैक कॉफ़ी और अप्रतिबंधित पानी के साथ 500 कैलोरीज़ तक लेने की अनुमति है। गैर-उपवास के दिनों में सामान्य भोजन (रिफाइंड कार्बोहाइड्रेट को छोड़कर) की अनुमति है।

आईएफ के लाभ कई अध्ययनों से साबित हो चुके हैं और यह प्रति भोजन कैलोरी की मात्रा में 30 प्रतिशत की कटौती करने जितना ही प्रभावी है।

वास्तव में, दावत का आनंद लेने के लिए उपवास का पल होना चाहिए। - स्टीफन हफ़

आईएफ के स्वास्थ्य लाभ वज़न घटाने, और ग्लूकोज़ मेटाबॉलिज़्म (डायबिटीज़), ब्लड प्रेशर, हृदय गति और कोलेस्ट्रॉल के स्तर के नियमन में सुधार हैं। इसने पेट की चर्बी घटाने पर भी प्रभावशाली परिणाम दिखाया है।

# अनुभाग 'सी'

## मरीज़-डॉक्टर संबंध

बिना संवाद के कोई रिश्ता नहीं होता।

बिना सम्मान के कोई प्यार नहीं होता।

और बिना भरोसे के आगे बढ़ने का कोई कारण नहीं होता।

# दो-तरफ़ा मरीज़-डॉक्टर संबंध

स्वास्थ्य में सुधार लाने वाली देखभाल के लिए मरीज़ों
और डॉक्टरों को मिलकर काम करने की जरूरत है।

डॉक्टरों पर कभी-कभी असंतुष्ट मरीज़ों द्वारा असहानुभूतिपूर्ण, बेअदब, असभ्य, अनप्रोफेशनल, बेईमान, पैसे के लालची और कई अन्य आरोप लगाए जाते हैं।

टेबल के दूसरी तरफ़ बैठे मरीज़ के समान रूप से मुख़्तलिफ़ व्यवहार और दृष्टिकोण की सीमा स्पेक्ट्रम, जटिलता (कम्पलेक्सिटी) और अक्सर डॉक्टर के लिए बोझिल हो सकती है।

भारतीय शहरों में संपन्न मरीज़ों को परामर्श के लिए कई तरह के डॉक्टर मिलते हैं। इसलिए, एक बार फीस और प्रतीक्षा समय की बाधाएं पार हो जाने के बाद, अधिकांश मरीज़ कुछ या कभी-कभी कई डॉक्टरों की राय लेते हैं।

एक बार एक चिंतित युवा माँ अपने मुस्कुराते हुए 12 वर्षीय बेटे को पेट दर्द के लिए लेकर आई थी और गर्व से कहने लगी कि उसने सिर्फ़ पिछले 15 दिनों में शहर के सबसे अच्छे 18 डॉक्टरों से परामर्श लिया है। मुझे समझ नहीं आ रहा था कि मैं क्या प्रतिक्रिया दूं, मैंने उससे पूछा कि उसने 18 दवा के पर्चों (प्रिस्क्रिप्शन्स) में से कौन सा नुस्खा आज़माया है, तो उसने कहा कि उसने किसी का भी पालन नहीं किया है।

'दूसरी राय' एक अच्छी बात है। हालाँकि, स्थिति तब मुश्किल हो जाती है जब कई डॉक्टरों से कई पर्चे लिखवाने करने के बाद, बिना यह बताए कि पिछले डॉक्टर ने क्या सलाह दी थी, मरीज़ खुद तय करता है कि उसे कौन सी दवाएँ लेनी हैं और कौन से नुस्खे से लेनी हैं। यह विचित्र स्थिति अक्सर तब पैदा होती है जब कोई व्यक्ति व्यापक निरंतर मार्गदर्शन के लिए किसी एक डॉक्टर पर भरोसा नहीं कर पाता है।

कई दवाइयों में उलटी प्रतिक्रिया हो सकती है, और रोगी द्वारा सही तस्वीर का खुलासा न करना कभी-कभी उसे और डॉक्टर को परेशानी में डाल सकता है।

कुछ मरीज़ ज़ाहिर तौर पर किसी पर भी विश्वास करने की जन्मजात अक्षमता से पीड़ित प्रतीत होते हैं, लेकिन वे डॉक्टर से अपेक्षा करते हैं कि वे अपने दायरे से बाहर जाकर उनकी सलामती में गहरी सहानुभूतिपूर्ण और रुचि लेंगे।

यदि केवल पेशेवर राय ही मांगी जा रही है, तो मरीज़ के लिए यह उचित नहीं है कि वह तब नाराज़ हो जब डॉक्टर अपना निजी नंबर साझा करने से मना कर दे या ऑफ-ड्यूटी घंटों में आपातकालीन स्थिति में कॉल लेने से मना कर दे।

डॉक्टर-मरीज़ संबंधों की तेजी से विकसित होती लेन-देन संबंधी प्रकृति के कारण, विश्वास, आस्था और सहानुभूति जैसे पुराने मूल्य धीरे-धीरे खत्म होने लगे हैं।

डॉक्टर से विनम्रता, शिष्टाचार, व्यावसायिकता और उचित मेडिकल देखभाल की अपेक्षा की जाती है - बिना किसी बहाने के। हालाँकि, समस्या तब पैदा होती है, जब कोई व्यक्ति सहानुभूति, दयालुता और व्यक्तिगत ध्यान जैसे अतिरिक्त फ़ैक्टर्स की अपेक्षा करना शुरू कर देता है, भले ही वे ख़ुद देखभाल करने वालों के साथ दुर्व्यवहार करते हों, सिर्फ इसलिए कि उन्होंने कंसल्टेशन फ़ीस दी है।

मरीज़ों के साथ-साथ डॉक्टर भी मानव जाति का हिस्सा हैं और उनमें भी कुछ खामियाँ हैं। दुर्भाग्य से उनके बीच कोई भी बातचीत हमेशा दो-तरफ़ा प्रक्रिया ही रहेगी।

# डॉक्टर क्या और कैसे सोचते हैं



एक आदमी दुनिया में वही देखता है जो उसके दिल में होता है।

- जे. डब्ल्यू. वॉन गोएथे

डॉक्टर भले ही समाज में सबसे बुद्धिमान न हों, फिर भी जिस तरह से वे सोचते हैं और निर्णय लेते हैं, वह दिलचस्प रिसर्च का विषय रहा है। इस विषय पर डॉ. जेरोम ग्रूपमैन की एक किताब बेस्ट-सेलर की सूची में शामिल हो गई है।

मस्तिष्क के कुछ हिस्से ऐसे होते हैं जिनका उपयोग डॉक्टर दूसरों की तुलना में प्राथमिकता से करते हैं, याददाश्त सबसे महत्वपूर्ण है। इसकी शुरुआत तब से होती है जब कोई युवा मेडिकल स्कूल में प्रवेश के लिए परीक्षा देने के बारे में सोचता है। उसे बड़ी संख्या में फैक्ट्स और शरीर के अंगों और कार्यों के नामों को पढ़ना, याद रखना, और पुन: प्रस्तुत करना आवश्यक है। इंजीनियरिंग, मैनेजमेंट या कानून के छात्रों के विपरीत, मेडिकल उम्मीदवारों को गणितीय समस्या-समाधान (मैथमैटिकल प्रॉब्लम-सॉल्विंग), रचनात्मक सोच (क्रिएटिव थिंकिंग), तर्क (लॉजिक), या लीक से हटकर सोचने की आवश्यकता नहीं होती है। लेकिन उनसे हज़ारों अंगों, टिशूज़, सैल्स और दवाओं के नाम और प्रोफाइल पूछें, और वे उनकी उंगलियों पर होंगे!

जैसे-जैसे वे क्लिनिकल कामों के अगले चरण में आगे बढ़ते हैं, डॉक्टर लक्षणों और संकेतों के 'पैटर्न' को पहचानना सीखते हैं और उन्हें डायग्नोसिस के पज़ल बोर्ड में फिट करते हैं। उदाहरण के लिए, पसीने के साथ सीने में दर्द दिल के दौरे का संकेत देता है या भूख न लगने के साथ पीलिया हेपेटाइटिस के पैटर्न में फिट बैठता है।

जब डॉक्टर एक चिकित्सक के रूप में मैच्योर होने लगता है, तो वह ‹संभाव्य सोच› (प्रोबबिलिस्टिक थिंकिंग) नामक एक विशेषता को चुनना शुरू कर देता है, जिसमें सिर्फ़ लक्षणों के बजाय रोगी की पूरी प्रोफ़ाइल एक महत्वपूर्ण फ़ैक्टर बनने लगती है। फिर से सीने में दर्द का उदाहरण लें, तो वह यह पहचानना शुरू कर देता है कि 20 साल की एक युवा लड़की में वही लक्षण लगभग हमेशा न्यूरो-मस्कुलर मूल के होते हैं और शायद ही कभी दिल की बीमारी से जुड़े होते हैं, जबकि 50 साल के, अधिक वज़न वाले, धूम्रपान करने वाले व्यक्ति में हाई बी. पी. के साथ, यह दिल

का दौरा होने की बहुत संभावना है, जिसके लिए कार्डियक आईसीयू में तुरंत रेफर करने की आवश्यकता होती है।

अपने करियर में आगे बढ़ने के साथ, वह निर्णय लेने की प्रक्रिया में अपने मरीज़ के कई पहलुओं को ध्यान में रखना शुरू कर देता है। दूसरे शब्दों में कहा जा सकता है कि, यह वह चरण है जहाँ वह अपने द्वारा रटे गए पाठ्यपुस्तकीय विज्ञान (टेक्स्ट बुक साइंस) को शामिल करते हुए निष्कर्ष पर पहुँचना शुरू करता है। क्या बारिश में भीगने के बाद दो दिनों तक खांसी और बुखार से पीड़ित सब्ज़ी विक्रेता को छाती का सीटी स्कैन करवाने की आवश्यकता है, या एंटीबायोटिक पर्याप्त होगा? क्या बोर्ड परीक्षा से पहले अचानक उल्टी शुरू होने वाली 16 वर्षीय स्कूली छात्रा को तुरंत एंडोस्कोपिक जांच की आवश्यकता है? क्या होगा अगर उसे पिछले साल भी यही लक्षण थे, जब वह अपनी फाइनल परीक्षाओं से पहले तनाव में थी?

तो, मैच्योर डॉक्टर सिर्फ़ तथ्यों (फैक्ट्स), सूचनाओं और ज्ञान का भंडार नहीं होता। यह वर्षों के अनुभव का अचेतन आत्मसात (अनकॉन्शियस एसिमिलेशन) है, जिसमें अपने मरीज़ की चिंताओं और बाधाओं की संवेदनशील समझ होती है, और साथ में थोड़ा सा अंतर्ज्ञान भी होता है, जो उसे ऐसे फैसले लेने के लिए प्रेरित करता है जिन्हें आने वाली पीढ़ियाँ आमतौर पर स्वीकार करती हैं।

अच्छी वाइन की तरह, अच्छी क्लिनिकल निर्णय-प्रक्रिया (डिसिशन-मेकिंग) समय के साथ मैच्योर होती है। केवल ज्ञान से कोई अच्छा डॉक्टर नहीं बन सकता; समझदारी या स्वाद भी मायने रखता है!

# दूसरा मेडिकल ओपिनियन (राय) या मेडिकल शॉपिंग?

अंत में, हमें केवल उन अवसरों पर पछतावा होता है जिनका हमने लाभ नहीं उठाया।

जब मेडिकल कंसल्टेशन तक पहुँच भारत की तरह आसान और सुलभ हो, तो कई मरीज़, ख़ासकर वे जिनके पास संसाधन हैं, एक से अधिक विशेषज्ञों की राय लेते हैं।

दूसरी राय का मतलब है पहले डॉक्टर ने जो डायग्नोज़ किया या सलाह दी, उसे मान्य या वैलिडेट करने के लिए एक और मेडिकल ओपिनियन की तलाश करना, और यह अक्सर काफी मूल्यवान कदम होता है। अगर एक स्वस्थ व्यक्ति, जिसमें कल तक बीमारी के कोई लक्षण नहीं थे, को अचानक बताया जाता है कि उसे वायरल संक्रमण के कारण लिवर सिरोसिस है, जिसके लिए लंबे और महंगे उपचार की आवश्यकता होती है, तो यह अकल्पनीय नहीं है कि वह और उसका परिवार टेस्ट्स के परिणामों को वेरीफाई करना चाहेंगे, पता लगाएंगे कि क्या अन्य विकल्प हैं, फायदे और नुकसान को तोलेंगे, और विशेष रूप से हमारे देश में, यह देखेंगे कि क्या वे ट्रीटमेंट शुरू करने से पहले अधिक किफायती दरों पर उपचार प्राप्त कर सकते हैं।

कैंसर का डायग्नोसिस एक सामान्य स्थिति है क्योंकि यह अक्सर एक झटके के रूप में आता है और रोगियों में अविश्वास और इनकार की भावना पैदा करता है, जैसे कि, यह सच नहीं हो सकता; मुझे बस अपच (इनडाइजेशन) के लक्षण थे, या यह मेरे साथ नहीं हो सकता। एक सक्षम डॉक्टर द्वारा दूसरा मूल्यांकन, डायग्नोसिस की पुष्टि करते हुए, रोगी को अप्रिय सत्य को स्वीकार करने में मदद करता है।

दरअसल, अच्छे डॉक्टर और सर्जन अक्सर अपने मरीज़ों को सलाह देते हैं कि वे अप्रिय डायग्नोसिस के बारे में आश्वस्त होने के लिए दूसरे डॉक्टर से कंसल्ट करें और फिर अधिक प्रेरणा के साथ चुनौतीपूर्ण उपचार शुरू करने के लिए वापस आएं।

कुछ डॉक्टर अक्सर यहाँ विफल हो जाते हैं और गैर-ज़िम्मेदाराना व्यवहार करते हैं। ज्यादातर डॉक्टर पिछले डॉक्टर की प्रिस्क्रिप्शन का खंडन करते हैं, नई प्रिस्क्रिप्शन में दवाओं के नाम बदल देते हैं और मरीज़ को पहले वाले डॉक्टर पर वापस भेजने के बजाय उसे जीतने और हड़पने की कोशिश करते हैं, जिससे कभी-कभी मरीज़ और भी उलझन में पड़ जाता है।

हालाँकि, 'दूसरी राय' और 'मेडिकल शॉपिंग' के बीच की रेखा धुंधली है।

मेडिकल शॉपिंग बिल्कुल वैसी ही है जैसी हम सब्ज़ियाँ खरीदते समय करते हैं: एक दुकानदार से दूसरे दुकानदार के पास जाना, फूलगोभी के दाम पूछना, उसका आकार देखना और कभी-कभी मोल-भाव करना, फिर खरीदारी करना। ऐसे लोग भी हैं, जो सबसे सस्ता खोजने की अपनी आदत के कारण, किसी एक केंद्र पर जाने से पहले पांच केंद्रों पर एंडोस्कोपी की कीमत के बारे में पूछताछ करते हैं। और हमेशा कीमत नहीं बल्कि डॉक्टर की लोकप्रियता या क्लिनिक की बाज़ार में प्रतिष्ठा भी मेडिकल शॉपिंग का कारण हो सकती है।

अधिकांश विकसित देशों में, चिकित्सा उपचार कुछ हद तक अनुशासित है । सबसे पहले, आपको अपने GP से मिलना होगा, जो आपको किसी विशेषज्ञ के पास भेजेगा यदि उसे लगता है कि आपको किसी विशेषज्ञ (स्पेशलिस्ट) से कंसल्टेशन की आवश्यकता है। फिर, आप अपॉइंटमेंट लेने के बाद उससे मिलते हैं। इसके विपरीत, भारत मेडिकल कंसल्टेशन के लिए एक 'अप्रतिबंधित क्षेत्र' (अनरिस्ट्रिक्टेड ज़ोन) है। मेरे पास आने वाले अधिकांश मरीज़ मेरे पास आने से पहले कम से कम चार विशेषज्ञों के पास जा चुके होते हैं।

एक बार, एक अमीर बिज़नेस मैन की 40+ वर्षीय पत्नी अपनी 12 वर्षीय बेटी को लेकर आई; जब मैंने उसका इतिहास देखा और उसके द्वारा करवाए गए अनगिनत अल्ट्रासाउंड और सीटी स्कैन परीक्षणों के परिणामों को स्कैन किया, तो उस माँ ने मुझे गर्व से बताया कि उसने 2 हफ़्तों में शहर के 18 बाल रोग (पेडिएट्रिक) सर्जन और गैस्ट्रोएंटेरोलॉजिस्ट से कंसल्ट किया था।

वह स्पष्ट रूप से संख्याओं के खेल में थी, खुद को संतुष्ट करने की कोशिश कर रही थी कि उसने कोई कसर नहीं छोड़ी है, लेकिन बच्चे की समस्या को हल करने में व्यक्तिगत रुचि लेने के इच्छुक किसी भी डॉक्टर को खो रही थी, यह जानते हुए कि वह उसकी अंतहीन सूची में अगला नाम होगा।

मेडिकल शॉपिंग के अपने फ़ायदे और नुकसान हैं। हल्के-फुल्के अंदाज़ में कहें तो सबसे बड़ा फ़ायदा यह है कि इससे सभी डॉक्टर पर्याप्त रूप से व्यस्त रहते हैं और काम करते रहते हैं। इसका एक और अच्छा पहलू यह है कि अगर मुझसे पहले के डॉक्टरों ने ज़्यादातर रिलेवेंट टेस्ट कर लिए हैं, तो मुझे लगता है कि राय देने का मेरा काम बहुत आसान हो गया है।

एक डॉक्टर की भी अपनी मानवीय कमज़ोरी हो सकती है, अक्सर उसे लगता है कि वह मरीज़ की बढ़ती फ़ाइल में एक और नंबर और एक और कागज़ का टुकड़ा होगा, और उसे सहानुभूति जुटाना मुश्किल लगता है। और यह देखना मज़ेदार होता है कि शॉपिंग करने वाला मरीज़ कैसे अपनी मेडिकल शॉपिंग जारी रखता है, और कभी-कभी वापस आता है, जैसे कि म्यूज़िकल चेयर के खेल में।

विविधता और विकल्प अच्छे हो सकते हैं, लेकिन बहुत ज़्यादा विकल्प अक्सर भ्रमित करने वाले हो सकते हैं। अंत में, महत्वपूर्ण फैक्टर यह नहीं है कि आपने कितने डॉक्टरों की राय ली है, बल्कि यह है कि आपने किससे सलाह ली; और फिर यह तय करना है कि आप किसे फॉलो करना चाहते हैं। यदि मंज़िल स्पष्ट है और सभी रास्ते उसी ओर जाते हैं, तो यह आपको तय करना है कि आप कैसे और किसके साथ यात्रा करना चाहते हैं।

# अनुभाग 'डी'

## स्वास्थ्य के खतरे और नशीले पदार्थों का सेवन

बुद्धिमान योद्धा युद्ध से दूर रहता है।

- सून त्ज़ी

# वयस्कों (एडल्ट्स) का टीकाकरण

इलाज से बेहतर बीमारी की रोकथाम है।

टीकाकरण› शब्द हमारे दिमाग में शिशुओं के टीकाकरण कार्यक्रम का इतना पर्याय बन गया है कि हम भूल जाते हैं कि यह एडल्ट्स के लिए भी महत्वपूर्ण भूमिका निभाता है।

हालाँकि हम अपने बच्चों के लिए प्रत्येक खुराक सुनिश्चित करने का प्रयास करते हैं, लेकिन हम जो उपदेश देते हैं उसका हमेशा पालन नहीं करते हैं। डॉक्टरों को भी आंशिक रूप से दोषी ठहराया जाता है, क्योंकि इस पहलू पर मरीज़ों को दी जाने वाली उनकी सलाह अक्सर असंगत (इनकंसिस्टेंट) होती है, जिससे भ्रम बढ़ता है।

नीचे दिए गए टेबल (तालिका), जो 'एडल्ट वैक्सीनेशन इंडिया' से ली गई है, उन टीकों का सारांश प्रस्तुत करती है जिन्हें एडल्ट्स को संक्रमण से बचने के लिए लेना आवश्यक है, जिन्हें अच्छे टीकों से रोका जा सकता है।

| एडल्ट्स के लिए वैक्सीनेशन का शेड्यूल | | | | | |
|---|---|---|---|---|---|
| आयु वर्ग (वर्ष)<br><br>टीका# | खुराक | मार्ग | 19-49 वर्ष | 50-64 वर्ष | >64 वर्ष |
| टेटनस, डिप्थीरिया, पर्टुसिस (टीडी/टीडीएपी) | 0.5ml | IM | हर 10 साल में 1 खुराक टीडी बूस्टर | | |
| | | | टीडी के स्थान पर टीडीएपी की 1 खुराक लें | | |
| ह्यूमन पैपिलोमावायरस (एचपीवी) | 0.5ml | IM | 3 खुराक<br><br>(महिलाएं) | | |
| मीज़ल्स, मम्प्स, रूबेला (एमएमआर) | 0.5ml | SC | 1 या 2 खुराक | 1 खुराक | |

| | | | | | |
|---|---|---|---|---|---|
| वेरीसेल्ला (छोटी चेचक) | 0.5ml | SC | 2 खुराक (0 और 4-8 सप्ताह) | 2 खुराक (0 और 4-8 सप्ताह) | |
| इंफ्लुएंजा | 0.5ml | IM | 1 खुराक प्रतिवर्ष | 1 खुराक प्रतिवर्ष | |
| न्यूमोकोकल (पॉलीसेकेराइड) | 0.5ml | IM | 1-2 खुराक | | 1 खुराक |
| हेपेटाइटिस ए | 1.0ml | IM | 2 खुराक (0 और 6-12 महीने, या 0 और 6-18 महीने) | | |
| हेपेटाइटिस बी | 1.0ml | IM | 3 खुराक (0, 1-2 महीने और 4-6 महीने) | | |
| टाइफाइड | 0.5ml | IM | हर 3 साल में 1 खुराक | | |

समझने के लिए कुछ एडिशनल पॉइंट्स:

* जो लोग बहुत यात्रा करते हैं या अक्सर ऐसे क्षेत्रों में बाहर खाना खाते हैं जहां जलजनित (वाटरबॉर्न) संक्रमण आम हैं, उन्हें टाइफाइड और हैजा (कोलेरा) के टीके भी लगवाने चाहिए।

* न्यूमोकोकल और मेनिंगोकोकल टीके उन लोगों के लिए जरूरी हैं जिनमें स्प्लीन नहीं है या जिनकी इम्युनिटी कमज़ोर है।

* बचपन में चिकनपॉक्स से पीड़ित अधिकांश लोगों के लिए वैरीसेला वैक्सीन की आवश्यकता नहीं होती है। बुज़ुर्गों और कम इम्युनिटी वाले लोगों को इसे लेने की सलाह दी जाती है। खसरा (मीज़ल्स), कण्ठमाला (मम्प्स) और रूबेला, और हेपेटाइटिस ए के लिए भी यही स्थितियाँ लागू होती हैं।

* हेपेटाइटिस बी का टीका (2 सप्ताह और 6 महीने के अंतराल पर 1 मिलीलीटर की 3 खुराक) हर किसी के लिए जरूरी है।

* एन्सेफलाइटिस का टीका उन क्षेत्रों में एडल्ट्स के लिए उपयोगी है जहां बरसात के मौसम में यह संक्रमण बहुत अधिक होता है, जैसे पूर्वी उत्तर प्रदेश और बिहार।

* और कोविड टीकों को भी न भूलें। हमने 2020 की विनाशकारी महामारी से टीकों के महत्व के बारे में सीखा। आने वाली नई चुनौतियों के लिए सरकार की सलाह का पालन करना सुनिश्चित करें।

अपने डॉक्टर से कंसल्ट करें और अपने आस-पास छिपे खतरनाक कीटाणुओं से खुद को बचाएं।

# रहस्यमय विटामिन बी12

मुझे किसी प्रेरणादायक कथन की ज़रूरत नहीं है। मुझे B12 शॉट की ज़रूरत है।

अगर आप थका हुआ, सुस्त और उदास महसूस कर रहे हैं, तो आपके विटामिन बी12 के लेवल लो या कम हो सकते हैं। ये लक्षण, जिन्हें अक्सर मनोवैज्ञानिक माना जाता है, विटामिन बी12 की कमी में अपना जैविक आधार (ऑर्गेनिक बेसिस) ढूंढ रहे हैं। फिजिशियन या डॉक्टर इस आधुनिक युग की डेफिशियेंसी की स्थिति को नज़रअंदाज न करने के प्रति सतर्क हो रहे हैं, जिसका डायग्नोसिस अब एक साधारण ब्लड टेस्ट द्वारा आसानी से किया जा सकता है।

नसों और रीढ़ की हड्डी की कई समस्याएं, जैसे पैरों में झुनझुनी, संतुलन बिगड़ना, चाल में बदलाव, भूलने की बीमारी, उनींदापन (ड्रॉउसिनेस) और मनोभ्रंश (डिमेंशिया), विशेष रूप से बुजुर्गों में, अब विटामिन बी12 की कमी के कारण हो रहे हैं, साथ ही मूड में उतार-चढ़ाव और यहां तक कि डिप्रेशन भी बी12 की कमी के कारण हो रहे हैं।अध्ययनों से अब पता चल रहा है कि कुछ वरिष्ठ नागरिकों द्वारा बार-बार गिरने और फ्रैक्चर होने का मूल कारण भी विटामिन बी12 की कमी हो सकता है।

विटामिन बी12 मस्तिष्क (ब्रेन) और नर्व्स के सामान्य कामकाज में महत्वपूर्ण भूमिका निभाता है। इसे कोबालामिन भी कहा जाता है, क्योंकि इसमें दुर्लभ तत्व कोबाल्ट होता है, और यह ज़्यादातर सैल फंक्शन्स के लिए आवश्यक 8 ‹बी› विटामिनों में से एक है। ब्लड के निर्माण में इसकी महत्वपूर्ण भूमिका के कारण, इसकी कमी से लाल (रेड) ब्लड सैल्स का निर्माण धीमा हो जाता है, जिसके परिणामस्वरूप कम हीमोग्लोबिन की स्थिति होती है जिसे ‹मेगालोब्लास्टिक› एनीमिया कहा जाता है।

दिलचस्प बात यह है कि यह विटामिन मुख्य रूप से आंत (गट) के बैक्टीरिया द्वारा निर्मित होता है। यह भी उतना ही दिलचस्प है कि, बी और सी समूह के अधिकांश अन्य विटामिनों के विपरीत जो ताज़े फलों और हरी सब्जियों में प्रचुर मात्रा (अबनडन्स) में मौजूद होते हैं, यह विटामिन केवल मांस, मछली, दूध और पनीर जैसे पशु प्रोटीन में मौजूद होता है। यही कारण है कि वीगन लोग, जो कि शाकाहारियों का वो संप्रदाय है जो किसी भी रूप में पशु उत्पादों का सेवन नहीं करते हैं, अक्सर बी12 की कमी से पीड़ित पाए जाते हैं, जबकि शरीर को प्रतिदिन केवल 2-3 एमसीजी (2-3 mcg) की आवश्यकता होती है।

विटामिन बी12 की कमी के लक्षण आमतौर पर अस्पष्ट (वेग) और अविशेष (नॉन-स्पेसिफ़िक) होते हैं, जो अक्सर हाइपोथायरायडिज्म, डायबिटीज़ और अल्ज़ाइमर रोग जैसे अन्य डिसऑर्डरों के साथ ओवरलैप होते हैं, जिससे डॉक्टरों के लिए अकेले क्लिनिकल आधार पर डायग्नोसिस करना असंभव हो जाता है। इसलिए, प्रमुख अस्पतालों और डॉक्टरों ने कई तरह के लक्षणों वाले रोगियों और यहां तक कि स्वास्थ्य जांच के लिए आने वाले सामान्य व्यक्तियों में भी सीरम विटामिन बी12 के स्तर के लिए टैस्ट निर्धारित करना शुरू कर दिया है।

कुछ दवाएँ विटामिन बी12 के अवशोषण में बाधा डाल सकती हैं; एक आम दवा है मधुमेह विरोधी दवा मेटफॉर्मिन। दूसरा एसिड-सप्रेसेंट दवाओं का समूह है जिसे प्रोटॉन पंप इनहिबिटर कहा जाता है, जिनके नाम -ज़ोल्स से समाप्त होते हैं, जैसे कि ओमेप्राज़ोल, पैंटाप्राज़ोल, रेबेप्राज़ोल आदि... इन दवाओं के साथ लंबे समय तक उपचार लेने वाले मरीज़ों को समय-समय पर अपने विटामिन बी12 के स्तर की जाँच करानी चाहिए।

एक बार निदान स्थापित हो जाने के बाद, उपचार आसान है। विटामिन की पूर्ति हर 6 से 12 महीने में 100 से 1,000 एमसीजी के इंजेक्शन द्वारा सबसे अच्छी तरह से की जाती है। कमज़ोर और कन्फ्यूज्ड मरीज़ ऐसे चमक उठते हैं, जैसे ताज़ा पानी मिलने पर लिली के फूल खिल उठते हैं।

और जैसा कि मैं इन दिनों काम करने के लिए खुद को खींचता हूं, इस किताब को लिखते समय शब्दों को टटोलता हूं, और एक बार परिचित नामों के लिए अपना सिर खरोंचता हूं, मुझे पता है कि यह मेरे लिए बी 12 परीक्षण लेने का समय है।

# ऑस्टियोपोरोसिस (कमज़ोर हड्डियाँ)

ऑस्टियोपोरोसिस उम्र बढ़ने का एक अपरिहार्य (इनएविटेबल) हिस्सा नहीं है;
इसे रोका जा सकता है।

इसलिए हम सभी के लिए, सभी उम्र के लोगों के लिए,
अपनी हड्डियों की देखभाल अभी से शुरू करना ज़रूरी है,

इससे पहले कि बहुत देर हो जाए।

- कैमिला पार्कर बाउल्स

कूल्हे की हड्डी (हिप बोन) का फ्रैक्चर किसी बुज़ुर्ग व्यक्ति के लिए आखिरी दुख की बात हो सकती है। हमने एक दोस्त की माँ को इन सब से गुज़रते देखा है। वह पहले बहुत दुबली-पतली और कमज़ोर थीं और उनकी रीढ़ की हड्डी में हम्प था, यानि की वो थोड़ी झुकी हुई थी। एक दिन वो बाथरूम में गिर गईं, और उनका कूल्हा (हिप) टूट गया और वो बिस्तर पर पड़ गईं। आर्थोपेडिक सर्जन और उनके बच्चे, जिनमें से दो डॉक्टर थे, 75 वर्षीय महिला की सर्जरी करवाने से डर गए। इसलिए, वो सात साल तक बिस्तर पर पड़ी रहीं, उन्हें घरेलू नौकरों ने खाना खिलाया और नहलाया। उन्हें बिस्तर पर सोने के लिए उन नौकरों पर निर्भर रहने के कारण बहुत ज़्यादा दुख और अपमान सहना पड़ा क्योंकि वो खुद शौचालय तक नहीं जा सकती थीं। परिवार द्वारा की जाने वाली हर संभव देखभाल के बावजूद, उन्हें बिस्तर के घाव (बेड सोर्स) हो गए। हाल ही में उनकी मृत्यु को कई लोगों ने उनकी दर्दनाक, निराशाजनक स्थिति से मुक्ति के रूप में देखा।

हर साल, अनुमानतः 500,000 रीढ़ की हड्डी के फ्रैक्चर, 300,000 कूल्हे के फ्रैक्चर, 200,000 टूटी हुई कलाई और 300,000 अन्य हड्डियों के फ्रैक्चर होते हैं। इनमें से लगभग 80 प्रतिशत फ्रैक्चर छोटे मोटे गिरने या दुर्घटनाओं से और ऑस्टियोपोरोसिस के कारण होते हैं। भारत में आंकड़े डरावने हैं: 45 वर्ष से अधिक उम्र की तीन में से एक महिला की हड्डियाँ कमज़ोर हैं; अनुमान है कि 30 मिलियन लोग इस स्थिति से पीड़ित हैं।

ऑस्टियोपोरोसिस के आम तौर पर कोई लक्षण नहीं होते और इसका पता तब तक नहीं चलता जब तक कि कोई हड्डी, आम तौर पर कूल्हे या रीढ़ की हड्डी, बहुत मामूली चोट या गिरने से टूट या चटक न जाए। "हर बड़े ऑस्टियोपोरोसिस फ्रैक्चर के साथ, मौत का जोखिम दोगुना हो

जाता है। फिर भी इसे दुनिया भर में गंभीरता से नहीं लिया जाता है," गारवन इंस्टीट्यूट ऑफ मेडिकल रिसर्च के बोन एंड मिनरल रिसर्च प्रोग्राम के निदेशक और सिडनी के न्यू साउथ वेल्स विश्वविद्यालय में मेडिसिन के प्रोफेसर प्रोफेसर जॉन एलन आइसमैन कहते हैं।

हड्डियों को मज़बूत और स्वस्थ रखने के लिए तीन फ़ैक्टर्स महत्वपूर्ण हैं: पर्याप्त मात्रा में कैल्शियम, विटामिन डी और नियमित व्यायाम।

जैसा कि हम सभी जानते हैं, कैल्शियम मछली, दूध और डेयरी उत्पादों में मौजूद होता है। कैल्शियम को गट से एब्सॉर्ब करने और हड्डियों में जमा करने के लिए, विटामिन डी की आवश्यकता होती है। जबकि इस विटामिन की प्रभूत (अबन्डंट) आपूर्ति सुनिश्चित करने के लिए धूप का पर्याप्त संपर्क आवश्यक माना जाता है, विडंबना यह है कि अधिकांश महीनों में सिर पर तेज धूप के बावजूद 70 प्रतिशत भारतीयों में इस विटामिन की कमी पाई जाती है।

हाल के अध्ययनों से पता चला है कि अमीर भारतीय, जो सूरज की रोशनी से बच सकते हैं और आमतौर पर बचते भी हैं, उनमें विटामिन डी की कमी अधिक होती है, जबकि शारीरिक श्रम करने वाले, जो सूरज की रोशनी में रहते हैं और जोरदार व्यायाम करते हैं, उनमें शायद ही कभी विटामिन डी की कमी होती है।

तीसरा फ़ैक्टर, और शायद सबसे महत्वपूर्ण, व्यायाम है। जो लोग नियमित रूप से व्यायाम करते हैं उनकी हड्डियाँ मज़बूत रहती हैं। यदि हड्डियों का पर्याप्त उपयोग न किया जाए, तो वे एक महीने में ही अपना कैल्शियम खो देती हैं। यह खोज बताती है कि जो लोग नियमित रूप से नहीं चलते हैं, उनके कूल्हे और पैर कमज़ोर और फ्रैक्चर-प्रोन क्यों हो जाते हैं, जो महिलाएँ कारों में ज़्यादा यात्रा करती हैं और कम चलती हैं, वे ऑस्टियोपोरोसिस से ज़्यादा पीड़ित क्यों होती हैं, और क्यों पश्चिम में बुजुर्गों के उपचार के लिए नृत्य या खेल के नियमित सत्रों पर ध्यान पर केंद्रित हो गया है।

तो फिर चलो सोने से पहले एक मील चलें।

# नए ज़माने के इम्युनिटी बूस्टर - सनशाइन विटामिन

धूप का सेवन करें और अपना विटामिन डी बढ़ाएं

विटामिन डी, जिसे सनशाइन विटामिन भी कहा जाता है और दशकों से इसे सिर्फ़ हमारी हड्डियों के स्वास्थ्य के लिए ज़रूरी माना जाता रहा है, हमारे शरीर के इम्यून सिस्टम को बढ़ाने वाले एक ज़रूरी तत्व के रूप में उभर रहा है। हाल ही में हुए रिसर्चों से पता चला है ये विटामिन इम्युनिटी बढ़ाने में अहम भूमिका निभाने वाला है।

वैज्ञानिकों को यह जानकर आश्चर्य हुआ कि टीबी के मरीज़ जिनका इलाज एंटी-ट्यूबरकुलर दवाओं से चल रहा था, विटामिन डी दिए जाने पे उनका इन्फेक्शन और भी तेज़ी से ख़त्म हो गया और वे ज़्यादा जल्दी ठीक हो गए।

इंग्लैंड में किए गए रिसर्च से पता चला कि विटामिन डी दिए जाने पर रिकवरी लगभग दो सप्ताह तेज़ थी, और इन्फेक्शन औसतन 23 दिनों में ठीक हो गया, जबकि केवल एंटीबायोटिक दिए जाने पर यह 36 दिनों में ठीक हुआ।

लंदन के क्वीन मैरी विश्वविद्यालय के डॉ. एड्रियन मार्टिन्यू ने कहा, «यह एंटीबायोटिक दवाओं की जगह नहीं लेगा, लेकिन यह एक उपयोगी अतिरिक्त हथियार हो सकता है, और रोग की रोकथाम में इसकी भूमिका और भी बड़ी हो सकती है।»

तीन में से एक व्यक्ति के फेफड़ों (लंग्स) में टीबी का लेवल कम होता है, लेकिन कोई लक्षण नहीं होता, जिसे सुप्त ट्यूबरक्लोसिस कहा जाता है। हालाँकि, उनमें से लगभग 10 प्रतिशत में यह पूर्ण विकसित टीबी में बदल जाता है। प्रो. डेविस का विचार है कि विटामिन डी की खुराक, उदाहरण के लिए, दूध में देने से सुप्त टीबी को विकसित होने से रोका जा सकता है।

तपेदिक (टीबी) के इलाज के लिए विटामिन डी का उपयोग करने का विचार प्राचीन काल से चला आ रहा है। एंटीबायोटिक दवाओं की खोज से पहले, टीबी के रोगियों को धूप सेंकने की सलाह दी जाती थी जिससे विटामिन डी का उत्पादन बढ़ जाता था, इसे हीलिओथेरेपी कहा जाता है।

पहाड़ियों में कुछ महीनों तक धूप सेंकने के बाद कई लोग ठीक होकर वापस लौट आए। हालाँकि, जब एंटीबायोटिक्स बीमारी के इलाज में सफल साबित हुए तो यह उपचार गायब हो गया।

विटामिन डी एक फ़ैट में घुलने वाला विटामिन है जो दो में से एक तरीकों से शरीर की ज़रूरतों को पूरा कर सकता है: त्वचा पर सूर्य के प्रकाश की क्रिया के माध्यम से या खाने की चीज़ों के माध्यम से जैसे कॉड लिवर ऑयल, ठंडे पानी की मछली, मक्खन और अंडे की ज़र्दी। जब सूरज त्वचा पर चमकता है, तो अल्ट्रावायलेट किरणें त्वचा में मौजूद कोलेस्ट्रॉल के एक रूप को सक्रिय करती हैं और उसे विटामिन डी में बदल देती हैं। क्योंकि शरीर अपनी ज़रूरतों को पूरा करने के लिए केवल सूर्य के प्रकाश के संपर्क में आने से पर्याप्त विटामिन डी प्राप्त कर सकता है, इसलिए इसे सनशाइन विटामिन कहा जाता है।

कैल्शियम के एब्सॉर्प्शन को बढ़ाने के लिए विटामिन डी की आवश्यकता होती है। विटामिन डी की कमी से बच्चों में रिकेट्स और बड़े लोगों में ऑस्टियोमैलेशिया होता है।

अब यह साबित हो गया है कि विटामिन डी इम्यून सिस्टम को बढ़ावा देने में एक बड़ी भूमिका निभाता है। सर्दी, फ्लू, कैंसर या किसी भी पुरानी बीमारी को रोकने के सर्वोत्तम तरीकों में से एक विटामिन डी है। ज़्यादातर लोगों में होने वाली कमी की स्थिति को ठीक करने के लिए, लेकिन उन्हें पता नहीं होता कि उन्हें इसकी जानकारी है, प्रतिदिन 5,000 IU की आवश्यकता होती है। लगभग एक महीने तक इतनी मात्रा लेने के बाद, आप सामान्य दैनिक आवश्यकताओं के लिए विटामिन डी की अपनी आवश्यकता को पूरा कर लेंगे।

बहुत से लोग, खास तौर पर वे लोग जो नियमित या साप्ताहिक सप्लीमेंट लेना भूल जाते हैं, इंजेक्शन के रूप में विटामिन डी लेना पसंद करते हैं: 600,000 यूनिट का एक ही शॉट। यह आमतौर पर 3 से 6 महीने के लिए पर्याप्त होता है।

यह दुख की बात है कि हम अपने आप को स्वस्थ, फिट और उत्साहित रखने के लिए इतनी मात्रा में मिलती धूप का पर्याप्त उपयोग नहीं करते हैं!

# 05

# तम्बाकू और स्वास्थ्य

मनुष्यों द्वारा तम्बाकू के उपयोग का एक लंबा और दिलचस्प इतिहास रहा है जो पढ़ने लायक है। यहाँ एक सारांश दिया है।

ऐसा माना जाता है कि यह प्रथा दक्षिण अमेरिका में 5,000 साल से भी ज्यादा पुरानी है। 16वीं शताब्दी में क्रिस्टोफर कोलंबस द्वारा नई दुनिया की खोज के बाद उसके स्काउट्स इसे यूरोप में लाए। लिस्बन में फ्रांसीसी राजदूत ज़ों निकोट ने पहले फ्रांस के शाही परिवार को और उसके बाद यूरोप के बाकी हिस्सों में इसका सैंपल भेजा। यह जल्द ही दुनिया में सबसे ज्यादा कारोबार वाली वस्तु बन गई और इसने स्लेव ट्रेड को बढ़ावा दिया। कोलोनाइज़ेशन के दौरान इसे दुनिया के सामने लाया गया और पुर्तगालियों के साथ भारत में इसका प्रवेश हुआ।

तम्बाकू में निकोटीन होता है, जिसका नाम जीन निकोट से लिया गया है, और उसके साथ और पदार्थ भी होते हैं जो नर्व एंडिंग्स में केमिकल रिएक्शन को ट्रिगर करते हैं, और ब्रेन में डोपामाइन और एंडोर्फिन्स को रिलीज़ कर के सतर्कता बढ़ाते हैं और आनंद प्रदान करते हैं।

यह हल्की-फुल्की खुशी जल्द ही एक आदत बन जाती है जो लत में बदल जाती है। लंबे समय से चला आ रहा तंबाकू का सेवन अब दुनिया भर में रोकी जा सकने वाली मौतों का सबसे बड़ा कारण बन गया है। तंबाकू कई तरह की बीमारियों, जैसे हृदय रोग, स्ट्रोक, फेफड़ों (लंग्स) की बीमारियों (क्रोनिक ब्रोंकाइटिस, सीओपीडी) और कई तरह के कैंसर - फेफड़े (लंग्स), मुंह, फूड-पाइप, ब्लैडर, और पैंक्रियास, के जरिए लोगों की जान ले लेता है।

सिगरेट के धुएं में लगभग 5,000 केमिकल्स होते हैं जो संभावित रूप से शरीर के लिए हानिकारक होते हैं। इसके जीनोटॉक्सिक (जीन पर विषाक्त प्रभाव पड़ता है जो फिर कैंसर का कारण बनता है) प्रभाव कई एजेंटों जैसे एक्रोलिन, फॉर्मेल्डिहाइड, एथिलीन ऑक्साइड, नाइट्राइट्स, आइसोप्रीन और एक्रिलोनिट्राइल के कारण होते हैं। वे सैल्स के डीएनए में छोटे-छोटे बदलाव लाते हैं और उन्हें कैंसरग्रस्त होने के लिए ट्रिगर करते हैं।

आंकड़ों के अनुसार, दुनिया भर में 1.1 बिलियन लोग तंबाकू का सेवन करते हैं और हर 6 सेकंड में एक व्यक्ति तंबाकू के सेवन के कारण मरता है। WHO का अनुमान है कि 2004 में तंबाकू

के कारण 5.4 मिलियन लोगों की मौत हुई और संदेह है कि 20वीं सदी में इससे 100 मिलियन से ज़्यादा लोग मारे गए होंगे।

दिलचस्प बात यह है कि तम्बाकू के हानिकारक प्रभावों की पहली रिपोर्ट 1920 के दशक में जर्मनी से आई थी, लेकिन वह आवाज़ दूसरे विश्व युद्ध के शोर में दब गई। यू.के. के वैज्ञानिकों ने 1950 के दशक में धूम्रपान के खतरों की ओर ध्यान आकर्षित किया, लेकिन तम्बाकू के खतरों की वैश्विक मान्यता और इसके उपयोग को हतोत्साहित (डिस्करेज) करने के ठोस प्रयास 1970 के दशक में ही गंभीरता से शुरू हुए।

इस समय तक, तम्बाकू उद्योग बहुत बड़ा हो गया था, कई देशों में फैल गया था और उन सरकारों के प्रयासों का सामना करने के लिए एक मज़बूत लॉबी के रूप में संगठित हो गया था जो इसे कम करने का प्रयास कर रही थीं।

GATS 2017 (ग्लोबल एडल्ट टोबैको सर्वे) रिपोर्ट में बताई गई वैश्विक और भारतीय कहानियाँ उम्मीद की किरण लेकर आती हैं। उन्होंने पाया कि तंबाकू का सेवन करने वालों में 17 प्रतिशत की मामूली कमी आई है और पाया कि 9 प्रतिशत अधिक लोग सेकेंड हैंड स्मोकिंग के हानिकारक प्रभावों के बारे में जागरूक हो गए हैं।

इस उपलब्धि का श्रेय हमें किसको देना चाहिए? बेहतर कानून, सिगरेट के पैकेटों पर बड़ी-बड़ी चेतावनियाँ, कई राज्यों में गुटखा पर प्रतिबंध और सार्वजनिक स्थानों पर धूम्रपान पर रोक, इन सभी ने इसमें योगदान दिया है। दूसरा फ़ैक्टर अभियानों और कार्यक्रमों के माध्यम से बढ़ी हुई जानकारी या जागरूकता है।

हालाँकि, सिडनी विश्वविद्यालय में पब्लिक हैल्थ फेलोशिप के दौरान मैंने जो सीखा था, वह आज भी मेरे दिमाग में है। हर धूम्रपान करने वाला जानता है कि यह आदत हानिकारक है। फिर भी वे धूम्रपान क्यों करते हैं या तम्बाकू क्यों चबाते हैं, यह एक दिलचस्प सवाल है।

इसका उत्तर पहली ट्रिओलॉजी KAB में है, जैसा कि उपसंहार में बताया गया है, जहाँ K का अर्थ है ज्ञान (Knowledge), A का अर्थ है नज़रिया (Attitude), और B का अर्थ है व्यवहार (Behaviour)। धूम्रपान करने वालों में आमतौर पर K होता है, लेकिन A और B की कमी होती है, जो उनके कठोर रवैये और खुद को उस आदत से रोकने में उनकी असमर्थता को को बताता है, जिसके बारे में वे जानते हैं कि यह उनके स्वास्थ्य के लिए हानिकारक है।

तर्कसंगत (रेशनल) दिमाग से इसे रोकने के लिए आग्रह करने वाले इनपुट के बावजूद तंबाकू की आदत को जारी रखने के दिल के ज़िद्दी, दृढ़ संकल्प का आंतरिक विरोधाभास मानव व्यवहार का एक चौंकाने वाला अध्याय बना हुआ है।

यह अब जागरूकता की कमी नहीं है, क्योंकि अनपढ़ मजदूर से लेकर कारोबारी व्यापारी तक हर धूम्रपान करने वाला या गुटखा चबाने वाला जानता है कि तंबाकू की आदत शरीर को नुकसान पहुंचाती है और जीवन को छोटा कर देती है। सिगरेट के पैकेटों पर, विशेष रूप से विदेशी निर्मित पैकेटों पर, चेतावनी इससे ज़्यादा ज़ोरदार और स्पष्ट नहीं हो सकती थी। और यह जानने के बावजूद, लाखों लोग खुद को इस आदत को छोड़ने में असमर्थ या अपर्याप्त रूप से प्रेरित पाते हैं, जिससे उनकी और उनके आस-पास के लोगों की जान जोखिम में पड़ जाती है।

भारत में 250 मिलियन लोग तंबाकू का सेवन करते हैं, जिनमें से 2,000 लोग हर दिन मरते हैं, और 900,000 लोग हर साल तंबाकू से जुड़ी बीमारियों के कारण दम तोड़ देते हैं। लगभग पूरी तरह से तंबाकू के सेवन के कारण होने वाले मुंह के कैंसर के विकसित (डेवेलप) होने और मरने वाले मरीज़ों की सबसे बड़ी संख्या के साथ हम दुनिया में पहले स्थान पर हैं। हमारे वरिष्ठ राजनीतिक नेताओं में से एक को उनकी गुटखा खाने की आदत के कारण गाल के कैंसर के लिए अमेरिका में ऑपरेशन करना पड़ा। इसने एक विकृत (डिस्टॉर्टेड) चेहरे और अस्पष्ट (अनक्लियर) आवाज़ के रूप में अपनी छाप छोड़ी है जिसे हम हर दूसरे दिन टेलीविज़न पर एक कठोर अनुस्मारक के रूप में देखते हैं।

सिगरेट के एक ही कश के धुएँ में 43 कैंसर पैदा करने वाले पदार्थ, 15 हानिकारक केमिकल्स और 400 तरह के ज़हर होते हैं। तम्बाकू में निकोटीन होता है, जो उपयोगकर्ताओं को वह 'किक' देता है जिसका वे आनंद लेते हैं। हालाँकि, यह नशे की लत और आदत बनाने वाला है और इसका कोई पोषण (न्यूट्रिशनल) या स्वास्थ्य लाभ नहीं है।

धूम्रपान के हानिकारक प्रभाव धूम्रपान करने वालों को भी अच्छी तरह से पता हैं: स्टैमिना की कमी, स्थायी (क्रोनिक) खांसी, और हृदय रोग, स्ट्रोक और पेट के अल्सर का जोखिम बढ़ जाता है। धूम्रपान करने वालों को न केवल फेफड़ों के बल्कि मुंह, पैंक्रियास और ब्लैडर के कैंसर का भी हाई रिस्क होता है। तम्बाकू उद्योग द्वारा पेश की जाने वाली लोकप्रिय 'मर्दाना' छवि के विपरीत, धूम्रपान पुरुषों में शक्ति (पोटेंसी) को कम करता है। और धूम्रपान करने वाली महिलाओं के मामले में बांझपन (इनफर्टिलिटी) का कारण बनता है और बच्चों में जन्म दोषों का जोखिम बढ़ाता है।

यह आदत छोटी उम्र में ही शुरू हो जाती है, आमतौर पर साथियों के दबाव में स्कूल या कॉलेज में, अक्सर किशोरावस्था में प्रयोग (एक्सपेरिमेंट) या विद्रोह (रिबेलियन) की भावना में, और एडल्ट होने का एहसास दिलाती है। कभी-कभार सिगरेट पीना फिर जीवन का एक तरीका, एक फैशन या पर्सनेलिटी स्टेटमेंट बन जाता है, और फिर एक ऐसी आदत बन जाती है जिसे छोड़ना मुश्किल होता जाता है। भारत में धूम्रपान करने वालों की संख्या हर साल 7 प्रतिशत की खतरनाक दर से बढ़ रही है।

निष्क्रिय धूम्रपान (पैसिव स्मोकिंग) के संपर्क में आने वाले मासूम बच्चों और स्मोकर्स के जीवनसाथियों को भी नुकसान उठाना पड़ता है। उन्हें अक्सर अस्थमा या ब्रोंकाइटिस हो जाता है। जिन घरों में कोई धूम्रपान करता है, वहां शिशुओं की अचानक मृत्यु अधिक होती है। धूम्रपान करने वालों के जीवनसाथियों में समय से पहले हृदय रोग और कैंसर होने का खतरा बढ़ जाता है। इसके अलावा, ‹धूम्रपान करने वाले घर› में पले-बढ़े बच्चों के भी धूम्रपान करने की संभावना अधिक होती है।

दिल का दौरा या कैंसर जैसी बड़ी बीमारी होने के बाद तम्बाकू के उपयोगकर्ता अक्सर इसे छोड़ने के लिए मजबूर हो जाता है। लेकिन फिर, कोई केवल पछतावे के साथ पीछे मुड़कर देख सकता है कि कुछ साल पहले थोड़ी सी इच्छाशक्ति से अपूरणीय क्षति को रोका जा सकता था।

तम्बाकू के बारे में कुछ रोचक फ़ैक्ट्स:

* वर्तमान में, प्रति वर्ष वैश्विक स्तर पर 5.5 ट्रिलियन से अधिक सिगरेट का उत्पादन किया जाता है। सिगरेट सरकारी रेवेन्यू का एक आकर्षक और निरंतर स्रोत है क्योंकि बहुत से लोग इसे पीते हैं और इसके आदी हैं।

* तम्बाकू धूम्रपान की शुरुआत अमेरिका में धार्मिक अनुष्ठानों से हुई थी और संभवतः शुरू में यह केवल ओझाओं (शामन्स), पुजारियों (प्रीस्ट्स) और वैद्यों (मेडिसिन मैन) तक ही सीमित था।

* क्रिस्टोफर कोलंबस के साथ अमेरिका गए मॉन्क रेमन पेन, यूरोप में तम्बाकू लाने वाले पहले व्यक्ति थे।

* निकोटीन का नाम पुर्तगाल में फ्रांसीसी राजदूत ज़ों निकोट के नाम पर रखा गया है, जिन्होंने सोलहवीं शताब्दी के मध्य में फ्रांसीसी दरबार में तम्बाकू और धूम्रपान को औषधि के रूप में लाया था।

* सिगरेट विरोधी कार्यकर्ता और ऑटोमेकर हेनरी फोर्ड ने बीसवीं सदी की शुरुआत में सिगरेट के लिए ‘द लिटिल व्हाइट स्लेवर’ शब्द को लोकप्रिय बनाया। हेनरी फोर्ड और थॉमस ए. एडिसन दोनों ने सिगरेट का विरोध किया और नौकरी पर या उसके बाहर धूम्रपान करने वाले किसी भी व्यक्ति को काम पर रखने से मना कर दिया।

* रेनिसों लेखक बेन जॉन्सन ने तर्क दिया कि धूम्रपान ‘डेविल फार्ट’ है।

* भारत मुंह के कैंसर के मामले में विश्व में सबसे ऊपर है, जो मुख्य रूप से तंबाकू चबाने के कारण होता है।

* काफ़ी लोकप्रिय 'मार्लबोरो मैन' विज्ञापन में दिखाई देने वाले दो व्यक्तियों की फेफड़ों के कैंसर से मृत्यु हो गई, जिसके कारण मार्लबोरो सिगरेट को 'काउबॉय किलर' उपनाम दिया गया।

* प्रत्येक सिगरेट पीने से औसतन जीवन के कम से कम पांच मिनट कम हो जाते हैं, जो लगभग एक सिगरेट पीने में लगने वाले समय के बराबर है।

* धूम्रपान छोड़ने के 20 मिनट के भीतर व्यक्ति का ब्लड प्रेशर सामान्य हो जाता है। एक साल के अंदर दिल का दौरा पड़ने की संभावना आधी हो जाती है।

* 1920 के दशक में संयुक्त राज्य अमेरिका में महिलाओं ने सार्वजनिक रूप से धूम्रपान करना शुरू कर दिया, जब विज्ञापनदाताओं ने सिगरेट को समानता, विद्रोह और महिलाओं की स्वतंत्रता के प्रतीक के रूप में अपनाया। वर्तमान में, सिगरेट पीने से संयुक्त राज्य अमेरिका में हर साल अनुमानित 178,030 महिलाओं की मौत होती है।

* धूम्रपान करने वाली गर्भवती महिलाओं में न केवल कम वज़न वाले शिशुओं को जन्म देने की संभावना अधिक होती है, बल्कि अत्यधिक आक्रामक (एग्रेसिव) बच्चे पैदा करने की भी संभावना अधिक होती है।

* एक ब्रिटिश सर्वेक्षण में पाया गया कि लगभग 99 प्रतिशत महिलाओं को धूम्रपान और सर्वाइकल कैंसर के बीच संबंध के बारे में नहीं जानतीं।

* सिगरेट और सिगार को लिंग के प्रतीक के रूप में पहचाना जाता है, और कई इंटरनेट साइटें धूम्रपान के प्रति आकर्षण को समर्पित हैं। विडंबना यह है कि धूम्रपान को सीधे यौन नपुंसकता (सेक्सुअल इम्पोटेंस) से जोड़ा गया है।

हर साल 31 मई को 'नो टोबैको डे' मनाया जाता है, जिसके तहत जागरूकता अभियान चलाकर इस आदत की ओर ध्यान आकर्षित किया जाता है और लोगों से इस आदत को छोड़ने का आग्रह किया जाता है, न केवल अपने लिए बल्कि अपने परिवार और अपने आस-पास के लोगों के लिए भी।

# 06

# शराब और स्वास्थ्य

शराब ने कभी किसी व्यक्ति को बेहतर नहीं बनाया, लेकिन इसने कई लोगों को यह सोचने पर मजबूर कर दिया कि वे बेहतर हैं।

सदियों से शराब के सेवन ने लोगों के सामाजिक जीवन में एक केंद्रीय भूमिका निभाई है। भारतीयों के जीवन में इसका प्रवेश हाल ही में हुआ है और इसने अपने साथ कुछ चिंताएँ भी ला दी हैं।

* इसका प्रभाव एक व्यक्ति से दूसरे व्यक्ति में काफी भिन्न होता है; मन या व्यवहार पर इसका प्रभाव शिथिलता (रिलैक्सेशन) से लेकर उनींदापन (स्लीपिनेस्स), उत्साह (यूफ़ोरिया), उद्दामता (बॉइसटेरज़नेस्स), आक्रामकता (एग्ग्रेशन) से लेकर हिंसा (वायलेंस) तक हो सकता है। इसलिए, यह ध्यान में रखने योग्य है कि सभाओं और पार्टियों में, लोग अप्रत्याशित (अनप्रेडिक्टेबल) तरीके से व्यवहार कर सकते हैं, कभी-कभी दुर्घटनाओं (एक्सीडेंट्स), हिंसा (वायलेंस) या आक्रामकता (एग्ग्रेशन) से शाम को बर्बाद कर सकते हैं।

* यह हमारी सजगता (रिफ्लेक्सेस) को धीमा कर देता है, जैसे कि ड्राइविंग में, लेकिन हमारे आत्मविश्वास को बढ़ाता है; इसलिए शराब पीने के बाद लोगों के दुर्घटनाग्रस्त होने की संभावना अधिक होती है।

* स्टैटिन नामक कोलेस्ट्रॉल कम करने वाली दवा लेने वाले व्यक्ति अक्सर शराब पीने पर गंभीर थकान, मांसपेशियों में दर्द और शरीर में दर्द का अनुभव करते हैं। यह प्रभाव दोनों (शराब और स्टैटिन) के कारण होता है जो लिवर में एक ही मेटाबॉलिक मार्ग के लिए प्रतिस्पर्धा (कॉम्पीटीशन) करते हैं। ट्राइग्लिसराइड्स (फाइब्रेट्स) को कम करने वाली दवाएं कभी-कभी मांसपेशियों में गंभीर दर्द पैदा कर सकती हैं, खासकर शराब पीने के बाद।

* कुछ दवाइयाँ, जिनमें एंटी-अमीबिक दवा मेट्रोनिडाजोल और कई अन्य शामिल हैं, शराब के मेटाबॉलिज़्म में बाधा डाल सकती हैं और फ्लशिंग, घबराहट, सीने में दर्द या बेचैनी जैसे गंभीर दुष्प्रभाव पैदा कर सकती हैं, जिसे एंटाब्यूज़ जैसी प्रतिक्रिया के रूप में वर्णित किया जाता है। यह दवा के एलकोहॉल मेटाबॉलिज़्म में बाधा डालने के कारण होता है, जिससे शरीर में टॉक्सिक मेटाबोलाइट एसीटैल्डिहाइड जमा हो जाता है। यदि

आप कोई दवा ले रहे हैं, तो अपने डॉक्टर से जाँच लें कि क्या वे शराब के साथ लेने के लिए सुरक्षित हैं।

* लम्बे समय तक अत्यधिक शराब पीने से लिवर सबसे अधिक क्षतिग्रस्त होने वाला अंग है।

* अग्नाशयशोथ (पैंक्रीआटाईटिस) शराब के सेवन से होने वाली एक संभावित गंभीर और खतरनाक कम्प्लिकेशन है। ज़्यादातर लोग जिनमें यह डेवेलप होता है, उनका काफ़ी लम्बे समय से शराब के सेवन का इतिहास होता है। इसमें एक अनूठी (यूनीक) व्यक्तिगत भिन्नता (वेरिएशन) होती है - कुछ लोगों को केवल एक ड्रिंक पीने से ही पेट में गंभीर दर्द होने लगता है।

* हॉलिडे हार्ट सिंड्रोम - त्यौहार के दिनों में शराब का अत्यधिक सेवन करने से हृदय में परिवर्तन हो सकता है, बढ़ी हुई धड़कन, बढ़े हुए ब्लड प्रेशर से लेकर हृदय की लय में गड़बड़ी तक। सबसे आम स्थिति एट्रियल फाइब्रिलेशन कहलाती है, जिसमें हृदय तेज़ी से और अनियमित रूप से धड़कता है। इसके लिए अस्पताल में भर्ती होने, दवाइयों और कभी-कभी हृदय की लय को फिर से स्थापित करने के लिए बिजली के झटके (इलेक्ट्रिक शॉक) की आवश्यकता हो सकती है। यह कभी-कभी स्ट्रोक और दिल के दौरे के बढ़ते जोखिम से जुड़ा होता है।

* अत्यधिक शराब पीना, कम समय में अत्यधिक मात्रा में शराब का सेवन, आमतौर पर दो घंटे में चार पैग, इन कॉम्प्लीकेशन्स के हाई रिस्क से जुड़े हुए हैं।

* अगर आपको सीने में जलन या गैस्ट्रो-असोफ़जीअल रिफ्लेक्स डिसऑर्डर की समस्या है, तो शराब पीने से यह समस्या और भी बद्तर हो सकती है।

शराब से पूरी तरह परहेज़ करना ही बेहतर है, लेकिन यदि आपको पीना ही है, तो महिलाओं को एक ड्रिंक और पुरुषों को दो ड्रिंक्स पर सीमित रहना चाहिए।

**क्या आप शराब पर निर्भर हो गए हैं: CAGE प्रश्नावली का जवाब दें**

आजकल शराब पीने के बढ़ते चलन के कारण कभी-कभी यह पता लगाना मुश्किल हो जाता है कि कोई व्यक्ति शराब का 'आदी' है या उस पर 'निर्भर' है। निर्भरता के शुरुआती लक्षणों की समय पर पहचान जीवन की दिशा बदलने में मदद कर सकती है।

एलकोहॉल यूज़ डिसऑर्डर (AUD), जैसा कि इसे वर्तमान में कहा जाता है, व्यापक (ब्रॉड), सर्वव्यापी (ऑल-इनकम्पासिंग) शब्द है जिसमें निर्भरता, लत और लत से वापसी (विथड्रॉल) शामिल है। इसकी बड़ी सीमा और धुंधले मार्जिन के कारण, यह अधिक स्वीकार्य भी लगता है।

मेडिकल और मन के वैज्ञानिकों ने AUD की पहचान करने के लिए व्यवहार (बिहेवियर) और उपभोग (कंसम्पशन) के पैटर्न को पहचानने पर भरोसा किया है और कई स्कोरिंग विधियाँ बनाई हैं।

CAGE प्रश्नावली, एक संक्षिप्त नाम, ऐसा ही एक टूल है और यह सबसे आसान, सरल और सबसे व्यापक रूप से इस्तेमाल किया जाने वाला जांच का टूल है। इसमें चार सीधे प्रश्न होते हैं जिनका उत्तर 'हाँ' या 'नहीं' में देना होता है।

ये हैं:

* क्या आपको कभी ऐसा लगा है कि आपको शराब पीना कम कर देना चाहिए?

* क्या लोगों ने आपकी शराब पीने की आदत की आलोचना करके आपको परेशान किया है?

* क्या आपको कभी अपनी शराब पीने की आदत के बारे में बुरा या दोषी महसूस हुआ है?

* क्या आपने कभी सुबह उठते ही अपनी नसों को शांत करने या हैंगओवर से छुटकारा पाने के लिए शराब पी है (आँखें खोलने वाली बात)?

ये बताने की ज़रूरत नहीं है कि उपभोक्ता को इन सवालों का ईमानदारी से जवाब देना चाहिए। जीवनसाथी या किसी रिश्तेदार की मौजूदगी सवाल 2 और 4 के सटीक जवाब सुनिश्चित करने में मदद कर सकती है।

अगर इनमें से कोई भी जवाब हाँ है, तो ध्यान देने का समय आ गया है। किसी विशेषज्ञ से मिलना और इसे कम करने या रोकने के लिए मदद लेना अच्छा रहेगा।

शराब पीने के बाद, यह रक्तप्रवाह के ज़रिए शरीर के विभिन्न अंगों तक पहुँचती है। शराब मस्तिष्क में ही विभिन्न मूड जैसे कि खुशी, इच्छा, आराम, नींद या गुस्सा पैदा करती है। शराब के हानिकारक प्रभावों का सबसे ज़्यादा असर मुख्य रूप से लिवर, अग्न्याशय (पैंक्रियास), हृदय और मांसपेशियों (मसल्स) पर पड़ता है।

मस्तिष्क पर शराब के प्रभाव के साथ-साथ शरीर के मेटाबॉलिस्म और शरीर से इसके निष्कासन को बड़ी संख्या में एन्ज़ाइमों द्वारा नियंत्रित किया जाता है। इन अल्कोहल डिहाइड्रोजनेज एन्ज़ाइमों के तरीके और क्रियाएं बहुरूपता (पोलीमॉरफिस्म) या आनुवंशिक विविधताओं (जेनेटिक वेरिएशन) की एक विस्तृत श्रृंखला (वाइड रेंज) के कारण अलग-अलग व्यक्तियों के बीच भिन्न होती हैं।

इसलिए, हम ऐसे लोगों की कहानियाँ सुनते हैं जिन्होंने दशकों तक हर दिन व्हिस्की की एक पूरी बोतल पी और उन्हें लिवर की बीमारी नहीं हुई, जबकि कुछ लोगों को बहुत कम और अनियमित पीने से लिवर की क्षति या अग्नाशयशोथ (पैंक्रियाटाईटिस) हो गया; यह विसंगति हमारे जेनेटिक मेकअप और वो हमारे लिए शराब को कैसे संभालती है, के कारण है।

# अनुभाग 'ई'

---

# सामान्य और गैर-सामान्य बीमारियाँ

जब आप किसी चीज़ से डरते हैं, तो उसके बारे में जितना हो सके उतना सीखें।

ज्ञान भय पर विजय प्राप्त करता है।

- एडमंड बर्क

# सीने में जलन, एसिडिटी, जीवनशैली

एसिड रिफ्लक्स - जब आपका रात का खाना आपके सीने में
आग की ज्वाला भड़काने का फैसला करता है।

क्या आपको अपनी छाती की हड्डी के पीछे जलन महसूस होती है, या खट्टा खाना आपके मुंह में आ जाता है? क्या आप रात में सीने में जलन या एसिडिटी के कारण जागते हैं और राहत के लिए पानी पीने या एंटासिड लेने की ज़रूरत होती है? अगर ऐसा हफ़्ते में एक से ज़्यादा बार होता है, तो आप GERD से पीड़ित हैं, जो हमारी आधुनिक बीमारियों में से एक है।

GERD एसिड के रिफ्लक्स के कारण होता है जो आम तौर पर पेट-फ़ूड पाइप जंक्शन (जीई वाल्व) पर स्थित एक-तरफ़ा वाल्व की खराबी के कारण पेट द्वारा फ़ूड पाइप या अन्नप्रणाली (एसोफेगस) में बनता है। इंडियन सोसाइटी ऑफ गैस्ट्रोएंटरोलॉजी द्वारा हाल ही में 25 केंद्रों पर किए गए एक राष्ट्रव्यापी सर्वेक्षण में पाया गया कि 8.4 प्रतिशत भारतीय इस डिसऑर्डर से पीड़ित हैं। यदि आप भी पीड़ित हैं, तो भारत में आपके साथ 80 मिलियन लोग हैं!

GERD एक जीवनशैली (लाइफस्टाइल) संबंधी डिसऑर्डर है और इसलिए, यह हमारे समय की एक घटना है। जो लोग अधिक वज़न वाले या मोटे होते हैं, उनके जीई वाल्व ढीले होते हैं और उन्हें रिफ्लक्स होने का खतरा होता है। शराब, निकोटीन (तंबाकू में), कैफ़ीन (कॉफ़ी और चाय में), फ़ैटी भोजन (पेस्ट्री, तला हुआ भोजन, पनीर और क्रीम), चॉकलेट और तीखे मसाले जीई वाल्व को शिथिल (रिलैक्स) कर देते हैं और GERD के लिए कुख्यात हैं, जो अक्सर देर रात की पार्टी के बाद सुबह-सुबह होने वाली सीने में जलन (हार्टबर्न) का कारण बनते हैं। सिरदर्द को दूर करने के लिए एस्प्रिन या दर्द निवारक दवा निगलने से रिफ्लक्स और भी खराब हो सकता है।

सौभाग्य से, GERD का निदान (डायग्नोसिस) मुश्किल नहीं है, क्योंकि इस डिसऑर्डर के लक्षण काफी विशिष्ट (स्पेसिफिक) हैं। सबसे आम परीक्षण एंडोस्कोपिक जांच है, जिसके दौरान डॉक्टर यह आकलन करता है कि रिफ्लक्सिंग एसिड काइम से भोजन नली (एसोफैगिटिस) में अल्सर तो नहीं बन गया है। गंभीर लक्षणों वाले कई रोगियों में, एंडोस्कोपी पर परिवर्तन आश्चर्यजनक रूप से हल्के होते हैं, जिससे विशेषज्ञों को ENRD (एंडोस्कोपी नेगेटिव रिफ्लक्स डिज़ीज़) शब्द

गढ़ने के लिए प्रेरित किया जाता है। हालाँकि, कुछ में, भोजन नली में अल्सर बन जाता है, जिससे अक्सर निशान बनते हैं या फिर फ़ूड पाइप सिकुड़ जाती है और कभी-कभी कैंसर भी हो सकता है। GERD की बढ़ती आवृत्ति (फ्रीक्वेंसी) के कारण दुनिया के अधिकांश हिस्सों में निचले एसोफैगल कैंसर में वृद्धि हो रही है।

जीवनशैली में बदलाव निश्चित रूप से मददगार होते हैं; आज समस्या यह है कि उनका पालन करना व्यावहारिक रूप से संभव है या नहीं। नियमित व्यायाम, आदर्श शारीरिक वज़न बनाए रखना, सभी हानिकारक खाद्य पदार्थों और पेय पदार्थों से परहेज़, सूखी रोटी और उबली हुई सब्जियों का एक छोटा सा अर्ली डिनर, और बिस्तर के सिर के सिरे को ऊंचा रखना आमतौर पर कारगर होता है। जो लोग अपने तरीके नहीं बदल सकते, वे पेट में एसिड के उत्पादन को कम करने वाली गोलियाँ (प्रोटॉन पंप अवरोधक या पीपीआई) लेना पसंद करते हैं या जीई वाल्व को कसते हैं। वे अच्छी तरह से काम करते हैं, लेकिन केवल तब तक जब तक आप उन्हें लेते रहें। दवा कंपनियों का दावा है कि 15-20 साल तक लेने पर भी वे सुरक्षित हैं। लेकिन इसके लिए लंबे अध्ययनों की आवश्यकता है, क्योंकि कई युवा अपनी किशोरावस्था में इन दवाओं को लेना शुरू करते हैं और उनके आगे 50 साल होते हैं।

हाल ही में की गई रिसर्च में ऐसे लोगों में रिबाउंड हाइपरएसिडिटी सिंड्रोम नामक एक घटना की पहचान की गई है जो लंबे समय से पीपीआई ले रहे हैं। जब वे इसे लेना बंद कर देते हैं, तो उनके पेट में रिबाउंड पर बड़ी मात्रा में हाइड्रोक्लोरिक एसिड बनता है, जिससे वे अपनी गोलियों के लिए वापस भागते हैं, जिससे एक तरह की निर्भरता पैदा होती है। रिफ्लक्सर्स को अक्सर ‹आनंद और गोलियों› या ‹मितव्ययी कंगाल› (फ्रूगल पॉपर) के जीवन का सामना करना पड़ता है। ये आसान नहीं है!

# यदि आप एसिड रिफ्लक्स से पीड़ित हैं तो क्या खाने से बचें

जीवन में वे आपको नींबू नहीं, बल्कि नींबू पानी परोसेंगे; मुझे नींबू पानी बिल्कुल पसंद नहीं है क्योंकि मुझे बहुत ज़्यादा एसिड रिफ्लक्स है।

- फ़ेलिशिया डे

**फ़ूड ट्रिगर्स:**

* सबसे आम दोषी तेल और फ़ैट हैं। रात के खाने में पूरी और परांठा खाने से आपकी रात की नींद उड़ सकती है। इसके अलावा, चीज़ बॉल और पिज्जा भी आपकी नींद हराम कर सकते हैं। मसाले, खासकर तीखे मसाले, दूर रखने की जरूरत है। मलाई कोफ़्ता या बटर चिकन खाने से मुश्किल हो सकती है।

* खट्टे फल या खट्टे जूस भी एक आम कारण हैं। मैंने देखा है कि कई रिफ्लक्सर नाश्ते के साथ संतरे या नींबू का जूस पीते हैं और फिर एसिड-सप्रेसेंट की गोलियाँ खाते हैं। पपीता या खीरा जैसे गैर-खट्टे फल आमतौर पर ठीक होते हैं।

* चॉकलेट, कॉफ़ी और चाय अक्सर ट्रिगर के रूप में काम करते हैं। कैफ़ीन गैस्ट्रो-एसोफैगल वाल्व को ढीला कर देता है, जिससे एसिड भोजन-नली (फ़ूड-पाइप) में चढ़ जाता है। मैं अक्सर रात के खाने के बाद चॉकलेट के लालच में आ जाता हूँ और रात भर दुखी महसूस करता हूँ।

* फ़िज़ी (वातयुक्त) पेय पदार्थ जैसे सोडा या कोका कोला को एसिडिक प्रवृति का कारण माना जाता है। इसके बजाय तरबूज़ का जूस पिएँ।

* शराब एक और आम अपराधी है। रिफ्लक्सर ये जान गए हैं कि कैसे अल्कोहलिक ड्रिंक्स, विशेष रूप से बीयर और रेड वाइन, रात में बाद में स्थिति को बदतर बनाते हैं।

* तम्बाकू एक बुरा दोषी है: यह पेट को अधिक एसिड बनाने के लिए उत्तेजित करता है, निचले एसोफैगल वाल्व को कमजोर करता है ताकि एसिड ऊपर जा सके, और एसिड-सप्रेसेंट दवाओं की प्रभावकारिता को और कम कर देता है। धूम्रपान करने वालों

या तंबाकू चबाने वालों को एसिड-ब्लॉकिंग दवाओं की सामान्य खुराक से राहत नहीं मिलना काफी आम है।

**लाइफ स्टाइल:**

* सबसे महत्वपूर्ण मनाही है देर रात भोजन करना और अधिक खाना। यह पार्टी करने वालों और खाने के शौकीनों के लिए एक निराशा की बात है। मेरे पास उनके लिए कोई आसान उपाय नहीं है। अगर सोने से पहले एक चम्मच गैविस्कॉन (कैल्शियम एल्गिनेट) सिरप लिया जाए तो यह बहुत कारगर साबित होता है।

* मोटापा, या मैं इसे हल्के से कहूं, GER (गैस्ट्रो-ओसोफेगल रिफ्लक्स) का एक प्रमुख अपराधी बना हुआ है। यह सच है कि आप इसे जल्दी से ठीक नहीं कर सकते, लेकिन आपको इस पर काम करने की ज़रूरत है। मुझे एक वरिष्ठ रक्षा अधिकारी याद हैं जो देर रात तक पार्टी करते थे, अपनी पसंद की सारी चीज़ें खाते थे और आधी रात के बाद सोते थे, फिर भी अपने GER को नियंत्रित रखने में कामयाब थे। उनकी सफलता का रहस्य यह था कि वह हर सुबह 5 किलोमीटर की जॉगिंग करते थे, चाहे मौसम कैसा भी हो या सोने का समय कोई भी हो।

  मैं उनकी ओर आदर से भर गया, लेकिन उनकी बराबरी नहीं कर सका और रात के खाने में कम और विवेकपूर्ण तरीके से खाना पसंद करने लगा।

# 03

# सीने में परेशानी: एसिडिटी या दिल का दौरा?

अपना विश्वास बहाल करने के लिए सीने में मामूली दर्द से बेहतर कुछ नहीं।

- रे रोमानो

2021 में 40 साल की कम उम्र में लोकप्रिय भारतीय अभिनेता सिद्धार्थ शुक्ला की अचानक, असामयिक मृत्यु ने कई प्रशंसकों और जनता को झकझोर कर रख दिया है और वे जवाब के लिए बेताब हैं।

वह युवा और फिट थे और एक शाम पहले तक 'ठीक' और 'सामान्य' लग रहे थे।

सुबह तीन बजे उन्हें सीने में दर्द महसूस हुआ, जिसका कारण उन्होंने 'एसिड' या 'गैस' बताया। उन्होंने थोड़ा पानी पिया और फिर से सोने की कोशिश की। दर्द सुबह तक बना रहा, जिसके लिए उनके डॉक्टर ने उन्हें अस्पताल जाने की सलाह दी, लेकिन जब तक वे अस्पताल गए, तब तक उनकी मौत हो चुकी थी।

अधिकांश ‹हृदय संबंधी› सीने में दर्द अब वैसा नहीं रह गया है जैसा कि आमतौर पर पाठ्यपुस्तकों (टेक्स्ट बुक्स) में वर्णित होता है: छाती के बीच में कुचलने जैसा दर्द, जो बाएं कंधे या बांह तक फैल जाता है, जो पसीने या सांस फूलने के साथ जुड़ा होता है।

अधिकतर, शुरुआती लक्षण गैस बनना, सीने में जलन या उल्टी होना होते हैं, और अक्सर अपच (इनडाईजेशन) या GER (गैस्ट्रो-एसोफेगल रिफ्लक्स) के कारण होते हैं। कई रोगी अपनी भोजन नलियों (फूड पाइप) को आराम देने के लिए एंटासिड की गोलियाँ खाते हैं या ठंडा पानी पीते हैं। इसके अलावा, दोनों के लक्षण काफी हद तक ओवरलैप हो सकते हैं!

डॉक्टरों के लिए भी, “चिंता मत करो, कुछ एंटासिड ले लो” या “तुरंत अस्पताल जाओ” जैसी सलाह के बीच की रेखा धुंधली होती जा रही है। उम्र, लिंग और फिटनेस के पारंपरिक विभेदक (डिफरेंशियेटर्स) अब इतने पूर्वानुमानित (प्रेडिक्टेबल) नहीं रह गए हैं।

हृदय संबंधी मौतें हमें अपने दिशा-निर्देशों को फिर से बनाने पर मजबूर कर रही हैं। ये युवा लोगों में बढ़ती फ्रीक्वेंसी के साथ हो रहे हैं, यहां तक कि महिलाओं में भी, और कई लोगों में जो ‹सही

खान-पान> करते हैं, नियमित रूप से जिम जाते हैं और शरीर का सामान्य वज़न बनाए रखते हैं। बेशक, तनाव एक अमापनीय कारक बना हुआ है।

'हृदय रोग' का डर पहले ही फैल चुका है। एक अध्ययन से पता चला है कि रात में सीने में तकलीफ के साथ आपातकालीन कक्ष में आने वाले 50 प्रतिशत से अधिक लोगों में हाल ही में किए गए हृदय परीक्षणों में कोई असामान्यता नहीं पाई गई।

लेकिन बाकी 50 प्रतिशत का क्या? मेरे 35 वर्षीय सहकर्मी रात 9 बजे अस्पताल गए थे, जब दिन भर सीने में दर्द बना रहा; चार घंटे और दो अस्पताल बाद, उन्हें दिल का दौरा पड़ने का पता चला। सौभाग्य से, वे समय पर अस्पताल पहुँच गए, उनकी आपातकालीन कोरोनरी एंजियोप्लास्टी की गई, और प्रक्रिया के छह साल बाद वे स्वस्थ और तंदुरुस्त हैं।

यह याद रखना अच्छा है कि 'एसिडिटी' और 'गैस' जानलेवा नहीं होते, लेकिन दिल का दौरा जानलेवा हो सकता है। आपके सामने विकल्प है कि आप रात में दूसरों को जगाने और आपातकालीन कक्ष में जाने और यह बताने में शर्मिंदा होने के बीच है कि ईसीजी सामान्य है, या फिर सुबह तक इंतजार करें।

कभी-कभी दिल के मामलों में समय का अत्यधिक महत्व हो सकता है।

# 04

# गेहूँ से एलर्जी

सीलिएक होने से मेरी ज़िंदगी बेहतर हो गई। मैं इस बात का ध्यान रखता हूँ कि मैं क्या खाता हूँ,

मैं फिट हूँ, और मेरा शरीर अब तक के सबसे अच्छे आकार में है।

अजीब बात है कि सीलिएक ने मेरी आँखें खोल दीं।

बहुत से लोगों को यह कल्पना करना मुश्किल लगता है कि उनकी आंतें, गेहूं जैसे हानिरहित और मूल (स्टेपल) भोजन के खिलाफ विद्रोह कर सकती हैं और यह एक ऐसी बीमारी का कारण बन सकती है जो जान भी ले सकती है। सीलिएक रोग, एक ऐसी स्थिति है जिसमें शरीर गेहूं में मौजूद प्रोटीन ग्लूटेन के प्रति रिएक्ट करता है। पश्चिमी दुनिया में अच्छी तरह से जाना जाता है और भारत में भी तेज़ी से बढ़ रहा है।

दिल्ली की एक कॉलेज छात्रा नेहा (बदला हुआ नाम) चार साल से हर दिन दो से तीन बार दस्त की समस्या के लिए मेरे पास आती थी। उसने कई डॉक्टरों से कंसल्ट किया था, जिन्होंने उसकी स्थिति को IBS (इरिटेबल बाउल सिंड्रोम) बताया था और या तो इन्फेक्शन के लिए या उसकी 'अति सक्रिय' आंतों को धीमा करने के लिए दवाएँ दी थीं। उसकी राहत, जैसा कि अनुमान था, स्थायी नहीं थी।

मुझे सबसे पहले उसका 'पतलापन' देखकर आश्चर्य हुआ। हालाँकि उसने अच्छा खाने का दावा किया था, लेकिन उसका BMI 17 था (सामान्य सीमा 20-23.5 है)। वह एनीमिया से भी पीड़ित दिख रही थी (उसका हीमोग्लोबिन 9 था)। पेट और बड़ी आंत की एंडोस्कोपिक जांच भी सामान्य थी।

मेरे सुझाव पर, उसने TTG (टिशू ट्रांसग्लूटामिनेज) और एंटी-एंडोमाइसियल एंटीबॉडी के लिए अपने ख़ून की जांच करवाई, जो गेहूं की एलर्जी का पता लगाता है, और दो सप्ताह बाद रिपोर्ट के साथ लौटी, जिसमें सीलिएक रोग का स्पष्ट संकेत था। एक और परीक्षण, एंडोस्कोपी, जिसके माध्यम से छोटी आंत से एक नमूना लिया गया, ने डायग्नोसिस की पुष्टि की।

कॉलेज की इस युवा छात्रा को गेहूँ खाना बंद करवाना एक चुनौती थी, जो एक मूल भोजन है और कई चीज़ों में एक आम घटक (इंग्रीडिएंट) है जिसे हम आम तौर पर खाते हैं। रोटी, चपाती,

पराँठा, पूरी और बिस्किट खाना जीवन भर के लिए बंद करना अविश्वसनीय रूप से कठिन हो सकता है, खासकर गेहूँ खाने वाले क्षेत्रों के लोगों के लिए।

नेहा के लिए बिस्किट, गेहूं के नूडल्स, स्नैक्स और कुकीज़ को मना करना और भी मुश्किल था क्योंकि वह हॉस्टल में रहती थी और उसके पास खाने के ज़्यादा विकल्प नहीं थे। सौभाग्य से, उसकी बड़ी बहन, जो एक डायटीशियन है, ने डाइट व्यवस्था के महत्व को समझा और नेहा के लिए चावल और चावल के नूडल्स पकाने की पेशकश की।

अगले दो महीनों में नेहा का वज़न तीन किलो बढ़ गया, जिसके बारे में उसने चार साल तक सोचा भी नहीं था के ये भी संभव हो सकता है। और उसकी एनर्जी का स्तर तीन गुना बढ़ गया!

संजय गांधी पोस्टग्रेजुएट इंस्टीट्यूट ऑफ मेडिकल साइंसेज़, लखनऊ के बाल (पेडियेट्रिक) गैस्ट्रोएंटेरोलॉजिस्ट डॉ. उज्जल पोद्दार कहते हैं, «सीलिएक रोग पहले से ही बच्चों में दस्त और कमज़ोरी का सबसे आम कारण बनकर उभरा है।» उन्होंने 15 वर्षों से अधिक समय तक इस स्थिति पर काम किया है। एडल्ट्स, जिनमें से 0.8% हल्के लक्षणों से प्रभावित हो सकते हैं, उनमें इसका डायग्नोसिस करना एक चुनौती बनी हुई है।

पश्चिमी दुनिया में यह काफ़ी आम बात है। इस बीमारी से पीड़ित लोग नेटवर्क के ज़रिए एक साथ आते हैं और शहरों और क्षेत्रों में अपने स्वयं के सोशल ग्रुप्स बनाते हैं। डिपार्टमेंटल स्टोर और किराने की दुकानों में उनकी विशेष ज़रूरतों को पूरा करने के लिए ग्लूटेन-मुक्त खाद्य पदार्थों की एक श्रृंखला आसानी से उपलब्ध है।

सीलिएक रोग के बारे में सबसे बड़ी बात यह है कि इसमें जीवन भर ग्लूटेन-युक्त भोजन से दूर रहना पड़ता है, लेकिन उत्साहजनक तथ्य यह है कि बिना किसी महंगी दवा की आवश्यकता के जीवन और विकास सामान्य हो जाता है।

नेहा ने पिछले दो महीनों में दो किलो वज़न और बढ़ा लिया है।

# 05

# लैक्टोज़ इनटॉलेरेंस या दूध से एलर्जी

मेरा पूरा परिवार लैक्टोज़ इन्टॉलरेंट है,
और जब हम तस्वीरें लेते हैं, तो हम चीज़ नहीं कह सकते!

- जे लंदन

प्रिया (बदला हुआ नाम), एक 30 वर्षीय ऑफिस जाने वाली महिला, कई महीनों से पेट फूलने, गैस बनने, पेट में गड़गड़ाहट और लूज़ मोशंस के लिए मुझसे परामर्श करने आई थी। उसका वज़न सामान्य था। उसने कई परीक्षण करवाए थे, जैसे अल्ट्रासाउंड, स्टूल टेस्ट, ब्लड टेस्ट और सीलिएक स्क्रीनिंग, जो नेगेटिव थे।

जब मैंने उससे पूछा कि क्या वह दूध पीती है, क्यूँकि मुझे संदेह था कि लैक्टोज़ इसका कारण हो सकता है, उसने इनकार कर दिया, और कहा कि दूध से उसे असहजता होती है और उसने कुछ साल पहले डेयरी उत्पाद खाना बंद कर दिया था। इतिहास में गहराई से जाने पर पता चला कि उसके लक्षण उन दिनों में होते थे जब वह ऑफिस जाती थी, जबकि वह अपने होम टाउन में अपने माता-पिता से मिलने के दौरान स्वस्थ रहती थी। हमारी चर्चा में ऑफिस के तनाव के बारे में विचार आया, लेकिन उसने इससे इनकार किया।

इसलिए, हमने फैसला किया कि वह लैक्टोज़ हाइड्रोजन ब्रेथ टेस्ट नामक एक सरल श्वास परीक्षण करवाए क्योंकि हम यह स्पष्ट नहीं कर पाए थे कि उसके लक्षणों का कारण क्या था। एक सप्ताह बाद, वह एक रिपोर्ट लेकर वापस आई जिसने संकेत दिया कि वह लैक्टोज़ इनटॉलेरेंस के लिए पूरी तरह से सकारात्मक थी।

हमने उसके इतिहास को देखा और पाया कि उसे अपने दोस्तों के साथ दफ़्तर में दूध के साथ एक बड़ा कप कॉफ़ी (कैपुचीनो) पीने की आदत थी। जिन दिनों वह घर पर होती थी और दूध के साथ कॉफ़ी नहीं पीती थी, उसका पेट ठीक रहता था।

दूध में मौजूद लैक्टोज़ नामक शर्करा को पचाने में असमर्थता - पेट फूलने, गैस, पेट दर्द और लूज़ मोशंस - के प्रमुख कारण के रूप में उभर रही है, जो लगभग 40-60 प्रतिशत एडल्ट्स को प्रभावित करती है। डेयरी में लैक्टोज़, दूध में मौजूद शर्करा होती है, जिसे लैक्टेज़ नामक एंज़ाइम द्वारा तोड़ा और पचाया जाना चाहिए, जिसे हमारी आंतों के सैल्स बनाते हैं।

यदि हमारी आंतों द्वारा उत्पादित लैक्टेज़ की मात्रा कम हो जाती है, तो अपचित (अनडाइजेस्टिड) लैक्टोज़ निचली आंत में चला जाता है, जहां यह आंत में मौजूद बैक्टीरिया द्वारा विघटित (ब्रेक डाउन) हो जाता है, जिससे गैस और जलन पैदा करने वाले उत्पाद निकलते हैं, जो लैक्टोज़ इनटॉलेरेंस के लक्षण पैदा करते हैं।

लैक्टेज़ की कमी, जो मुख्य रूप से दूध पर जीवित रहने वाले शिशुओं में दुर्लभ है, उम्र बढ़ने के साथ आम होती जाती है। लैक्टोज़ डेयरी उत्पादों, विशेष रूप से दूध, पनीर, खोया और उनसे बनी कई मिठाइयों में मौजूद होता है। दही या योगर्ट में बहुत कम लैक्टोज़ होता है, इसलिए लैक्टोज़ इनटॉलेरेंस वाले लोग इसे बिना किसी परेशानी के ले सकते हैं।

लैक्टोज़ से परहेज़ करने से स्थिति को बेहतर ढंग से प्रबंधित करने में मदद मिलती है, लेकिन कुछ लोग जो अपनी कॉफी या आइसक्रीम छोड़ना नहीं चाहते हैं, एंज़ाइम लैक्टेज़ लेना पसंद करते हैं, जो अब टैबलेट या ड्रॉप्स के रूप में आता है।

# 06

# कब्ज़ को समझना

अपने मल (पूप या पॉट्टी) को अपनी पहचान मत बनने दीजिए,
लेकिन जब वे सफल होते हैं तो उन्हें अच्छा महसूस होता है।

लंबे समय से चली आ रही कब्ज़ की समस्या अक्सर गंभीर नहीं होती, लेकिन यह एक दिन बिगाड़ने वाली समस्या के रूप में काम करती है, जो दैनिक जीवन की ताज़गी, मस्ती और जोश को कम कर देती है। यह अक्सर इतनी परेशान करने वाली होती है कि पीड़ित व्यक्ति सुबह की सही दिनचर्या की तलाश में कई तरह के आहार, व्यायाम, घरेलू उपचार और जुलाब जैसे नुस्खे आज़माने पर मजबूर हो जाता है।

इस शिकायत वाले रोगी का आकलन करने और उसके लक्षणों को समझने का पहला कदम कुछ बुनियादी प्रश्नों से शुरू होता है, क्योंकि कब्ज़ का मतलब अलग-अलग लोगों के लिए अलग-अलग होता है:

* आप कितनी बार शौच करते हैं? क्या वे ठोस (हार्ड) हैं?

वास्तविक कब्ज़ को प्रति सप्ताह 2 (भारतीयों के लिए, 3) से कम पॉट्टी या बहुत ठोस पॉट्टी के रूप में परिभाषित किया जाता है। इस सख्त परिभाषा के अनुसार, अधिकांश भारतीय जो कब्ज़ की शिकायत करते हैं, वे वास्तव में कब्ज़ से पीड़ित नहीं हो सकते हैं। उनके लक्षणों का मतलब कुछ और हो सकता है।

* क्या आपको शौच जाने के बाद ऐसा लगता है के आपका पेट ठीक से साफ़ नहीं हुआ है?

ज़्यादातर भारतीयों के लिए, यह वास्तव में एक लक्षण है। बिंगो! अगर उनसे विस्तार से पूछा जाए, तो वे अपनी समस्या का वर्णन इस तरह करेंगे, "मैं हर दिन शौच जाता हूँ, पर मुझे ऐसा लगता है जैसे पेट ठीक से साफ़ नहीं हुआ है।" उन्हें अक्सर एक से ज़्यादा बार (कभी-कभी दिन में कई बार) पॉट्टी करने की इच्छा होती है, खासकर सुबह के समय, या संतोषजनक पेट साफ़ होने के लिए काफ़ी समय तक इंतज़ार करना पड़ता है।

यदि इन लक्षणों के साथ पेट में दर्द भी हो और ये लक्षण लम्बे समय से (6 महीने से अधिक) बने हुए हों, तो संभवतः ये आईबीएस (IBS) नामक स्थिति से संबंधित हैं, जो मल त्याग का एक सामान्य डिसऑर्डर है, जिससे हर दस में से एक व्यक्ति ग्रस्त होता है।

* क्या आपको ऐसा महसूस होता है कि मल काफी नीचे आ गया है, लेकिन सबसे निचले सिरे के पास अटक गया है, और उसे निकालने के लिए शायद उंगली या पानी के जेट का उपयोग करना पड़ रहा है?

अगर यह लक्षण कई महीनों या सालों से चल रहा है, तो यह 'फेकल इवैक्यूएशन डिसऑर्डर' नामक डिसऑर्डर का संकेत देता है, जो कि पुराने IBS का ही एक प्रकार है। दोनों में अंतर करने से इस पर विशेष ध्यान देने और उपचार करने में मदद मिल सकती है।

* क्या आपने अपने अपनी पॉट्टी में खून देखा है?

आपकी पॉट्टी में ब्लड आना हमेशा विशेष जांच की आवश्यकता की ओर इशारा करती है क्योंकि यह बीमारी की निशानी है: बवासीर (पाइल्स) या रक्तस्राव (हेमोर्रॉइड्स), जो अक्सर उन लोगों में होता है जो वर्षों से ढंग से पेट साफ़ करने में परेशानी महसूस कर रहे हैं, या एनल फ़िशर या एनस वाली जगह में ठोस पॉट्टी को ज़बरदस्ती बहार निकालने की वजह से क्रैक या अन्य कारणों जैसे कि रेक्टल पॉलीप्स या अल्सर के कारण होती है।

40 वर्ष से अधिक आयु के व्यक्ति में, विशेष रूप से लक्षणों की हाल ही में शुरुआत के साथ, जिन कारणों की तलाश की जानी चाहिए और जिन्हें बाहर रखा जाना चाहिए, उनमें सबसे खतरनाक कारण है 'रेक्टल' या कोलन कैंसर।

डाइटरी फाइबर यानि खाने में फाइबर या 'स्टूल सॉफ्टनर्स' कब्ज़ को नियंत्रित करने का एक अच्छा तरीका है। अगर इन्हें लंबे समय तक लिया जाए तो ये कोलन कैंसर के होने के जोख़िम को भी कम करते हैं।

लेकिन कई नई दवाएँ बॉवेल डिसऑर्डर के विभिन्न लक्षणों को बेहतर बनाने में मदद कर रही हैं, सुबह के इस काम में आराम और सहजता का तड़का लगा रही हैं और अनुभव को सुखद नहीं तो सहनीय बना रही हैं।

# 07

# कब्ज़ को मैनेज करना

जब आप अच्छे से शौच करने के लिए उत्साहित होते हैं,
तो आपको पता चलता है कि आप बड़े हो गए हैं।

खुशहाल जीवन का रहस्य है अच्छी तरह पेट साफ़ होना!

कब्ज़, आईबीएस (IBS) या शौच डिसऑर्डर के लक्षण कई चिंताएँ पैदा करते हैं: मेरे गट में क्या समस्या है? क्या मेरी बड़ी आंत पतली या संकरी हो गई है या मेरी बड़ी आंत में कोई रुकावट है जो मल के मार्ग में बाधा डाल रही है? क्या यह कोलन कैंसर हो सकता है? या शायद वहाँ कहीं कोई इन्फेक्शन, अल्सर या सूजन है?

एक विस्तृत इतिहास आमतौर पर मदद करता है। कोई व्यक्ति देर से खाना खाने, भारी भोजन करने, अत्यधिक चॉकलेट, कैफ़ीन युक्त पेय पदार्थों का सेवन करने और तनाव (छुट्टियों के दौरान या होम टाउन की यात्रा के दौरान लक्षणों का चमत्कारिक रूप से गायब हो जाना, जबकि ऑफिस में वापिस आने पर लक्षण फिर से दिखने लगते हैं) के साथ एक अस्थायी पैटर्न को पहचानने में सक्षम हो सकता है। दूसरी ओर, वज़न कम होना, कमज़ोरी, जोड़ों में दर्द, लाल आँखें, पॉट्टी में खून आना और थकान खतरनाक लक्षण हो सकते हैं।

एक अच्छा स्टार्टिंग पॉइंट कि आपको कोई स्ट्रक्चरल या गंभीर अंडरलाइंग कारण नहीं हैं यह सुनिश्चित करना है कि आप पूरी शारीरिक जांच और कुछ सरल परीक्षण जैसे मल परीक्षण (स्टूल टेस्ट), विशेष रूप से गुप्त रक्तस्राव (ओकल्ट ब्लीडिंग) के लिए, पूर्ण रक्त गणना (कम्पलीट ब्लड काउंट), और कभी-कभी कोलोनोस्कोपी द्वारा बड़ी आंत की प्रत्यक्ष, गहन जांच करवाएं।

यदि अन्य कारणों, जैसे खराब पाचन या कुछ खास खाद्य पदार्थों के प्रति इनटॉलेरेंस के कारण लूज़ मोशंस और पेट फूलने की आशंका हो, तो उचित टेस्ट कराने की सलाह दी जाती है, विशेष रूप से ग्लूटेन संवेदनशीलता और लैक्टोज़ इनटॉलेरेंस के लिए।

कब्ज़ से राहत या इलाज तीन पहलुओं पर निर्भर करता है:

* मल का चरित्र 'बिल्कुल सही' होना, यानी न तो बहुत ठोस और न ही बहुत ढीला, लेकिन थोड़ा भारी और आकार वाला होना। इसके लिए पर्याप्त मात्रा में फ़ाइबर, जैसे

कि फल, हरी सब्ज़ियां और दालें, साथ ही पर्याप्त मात्रा में पानी पीना मदद करता है क्योंकि फ़ाइबर पानी को ट्रैप करता है, जिससे वो फूलता है, और मल को फॉर्म और शेप देता है, और नरम रखता है।

* दूसरा पहलू यह सुनिश्चित करना है कि शौच सुचारू, संतोषजनक और एक ही बार में हो, जिससे पूरी तरह से पेट साफ़ होने का एहसास हो। यह कोलन की मांसपेशियों के समन्वित संकुचन (कोऑर्डिनेटेड कॉन्ट्रैक्शंस) पर निर्भर करता है। और हमारे मूड और व्यवहार की तरह ही, हमारी आंतों की मांसपेशियां शिथिल (रिलैक्स्ड), समन्वित और नर्म (कोऑर्डिनेटेड और यील्डिंग), तंग और कठिन, या कभी-कभी नींद में और अनुत्तरदायी (अनरेस्पॉन्सिव) होना चुन सकती हैं।

* तीसरा चिंताजनक पहलू यह सुनिश्चित करना है कि वहां सब कुछ ठीक है।

इस बीमारी के लिए डॉक्टर के पास जाने वाले अधिकांश रोगियों में एक सामान्य विशेषता यह होती है कि जब वे कंसल्टेशन के लिए जाते हैं तो वे जो अपने साथ मेडिकल फाइलें ले जाते हैं वे भारी होती हैं, जो कई टेस्ट रिपोर्टों और वर्षों से एकत्र किए गए डॉक्टरों की पर्चियों से भरी होती हैं।

पिछले चार दशकों में इस कॉमन डिसऑर्डर के मैकेनिज़्म और कारणों को समझने और बोवेल मूवमेंट्स को मॉडिफाई करने के लिए दवाइयों और विधियों को विकसित करने के प्रयास में बायोमेडिकल रिसर्च की रुचि में भारी वृद्धि देखी गई है।

अब सुरक्षित गैर-शोषक (नॉन-अब्सोर्बेबल) एजेंट जैसे पॉलीइथिलीन ग्लाइकॉल, विभिन्न प्रकार के फ़ाइबर, और ऑस्मोटिक एजेंट जैसे लैक्टुलोज़, तरल पैराफिन आदि उपलब्ध हैं, जो मल को नरम करने और उसे भारी बनाने में मदद करते हैं।

अब ऐसी सुरक्षित दवाइयाँ उपलब्ध हैं जो कोलन के बड़े हिस्से को आराम पहुँचाती हैं और साथ ही मल को बाहर निकालने के लिए रेक्टम को सिकोड़कर उसे स्टिमुलेट करती हैं। कोलन की गतिशीलता का अध्ययन करने के लिए नए उपकरण और साधन उपलब्ध हैं, साथ ही कम्प्यूटरीकृत सॉफ्टवेयर भी उपलब्ध हैं जो रोगी को यह सिखाते हैं कि संतोषजनक गति प्राप्त करने के लिए सही स्थानों पर सही दबाव कैसे डाला जाए।

# 08

# चिड़चिड़ा आंत्र – चिड़चिड़ा मन (इर्रिटेबल बाउल सिंड्रोम)

जीवन अच्छे कार्ड रखने में नहीं बल्कि उन कार्डों को अच्छे से खेलने में है जो आपके पास हैं।

- जॉश बिलिंग्स

अगर आज समाज में सबसे गलत समझा जाने वाला शब्द 'प्यार' है, तो कब्ज़ भी उससे बहुत पीछे नहीं है। हाल ही में हुए एक अध्ययन से पता चला है कि दुनिया भर में 5-22 प्रतिशत आबादी अपने शौच जाने के तरीके से नाखुश है, और वे कई तरह के लक्षणों का वर्णन करने के लिए इसी शब्द का इस्तेमाल करते हैं।

कब्ज़ का मतलब अलग-अलग लोगों के लिए अलग-अलग होता है, जैसे कि पूरा पेट न साफ़ होने की भावना (45 प्रतिशत), पॉट्टी करते समय ज़ोर लगाना (30 प्रतिशत), ठोस मल (10 प्रतिशत), पेट फूलना और पेट बढ़ना (20 प्रतिशत), और कई अन्य। इनमें से कोई भी कब्ज़ की पश्चिमी मेडिकल परिभाषा को पूरा नहीं करता है, जिसे प्रति सप्ताह तीन से कम बार शौच जाने के रूप में बताया गया है।

कुआलालंपुर में एशिया पैसिफ़िक डाइजेस्टिव कॉनफेरेन्स के दौरान अलग-अलग क्षेत्रों और लोगों के बीच शौच जाने की आदतों में किस प्रकार अंतर का होता है, तथा शब्दों को फिर से परिभाषित करने की तत्काल आवश्यकता पर प्रकाश डाला गया, जिसमें एशियाई डॉक्टरों ने बताया कि कब्ज़ की पश्चिमी परिभाषा एशियाई लोगों के लिए अनुपयुक्त है, क्योंकि शायद ही कोई उस परिभाषा को क्वालीफाई करता हो, जबकि कई लोगों को शौच जाते समय ही महसूस होता है कि उन्हें कब्ज़ हो गया है।

शौच जाने की आदतें वास्तव में, न केवल क्षेत्रों और लोगों के बीच बल्कि अलग-अलग व्यक्तियों के बीच भी, व्यापक रूप से भिन्न होती हैं । जबकि कई भारतीय मानते हैं कि सुबह में प्रतिदिन कम से कम एक बार शौच जाना स्वास्थ्य के लिए महत्वपूर्ण है, लेकिन यह दिन में तीन बार, अक्सर भोजन के बाद, या हर दो दिन में एक बार भी हो सकता है। समय इतना महत्वपूर्ण नहीं है क्योंकि हमारी आधुनिक जीवनशैली हमें स्कूल या काम पर जाने से पहले लंबे समय तक पॉट

पर बैठने की अनुमति नहीं देती है, जबकि शाम को तनावग्रस्त आंतों को आराम देने और शौच जाने की अनुमति देने के लिए अधिक समय मिलता है।

बॉवेल मूवमेंट्स की आदतों पर बहस में भोजन और व्यायाम को एक बार फिर केंद्र में रखा जा रहा है। दाल-रोटी-सब्ज़ी के हमारे भारतीय आहार में पर्याप्त मात्रा में फ़ाइबर होता है जो पानी और टॉक्सिन्स को अब्सॉर्ब करता है, मल को वॉल्यूम देता है, और नियमित रूप से बड़ी आंत को स्टिमुलेट करता है, जिससे हमारा कब्ज़ और कोलन कैंसर का खतरा दूर रहता है। अमेरिका में, बॉवेल कैंसर सबसे आम कैंसर बन गया है, जिसकी वजह से डॉक्टर 45 वर्ष से अधिक उम्र के सभी लोगों के लिए कोलोनोस्कोपिक जांच की वकालत कर रहे हैं। अगर हम अपनी खाने की आदतों को बर्गर, सॉसेज, हैम और पनीर में बदल देते हैं, तो हम भी जोखिम उठाएंगे, जैसा कि पश्चिमी देशों में भारतीय प्रवासियों ने करना शुरू कर दिया है।

कुछ सरल सुझाव उपयोगी हो सकते हैं: यदि मल ठोस हो या कम बार आता है, तो हरी सब्ज़ियाँ और फल जैसे पपीता, सेब, नाशपाती या बेल (वुड एप्पल) खाने से मदद मिल सकती है। यदि आपका मल ढीला रहता है और बार-बार आता है, तो केले और दही का सेवन करें और दूध और पनीर का सेवन कम करें। यदि गैस और सूजन आपके मुख्य लक्षण हैं, तो अंकुरित अनाज (स्प्राउट्स), दाल, मटर, मूली या दूध जैसे गैस बनाने वाले खाद्य पदार्थों का अधिक सेवन इसके लिए ज़िम्मेदार हो सकता है; इनका सेवन कम करने की कोशिश करें और देखें कि क्या इससे कोई फर्क पड़ता है।

हालाँकि, असंतोषजनक शौच, जीवनसाथी, बॉस, बच्चों और ऑफिस के साथ साथ नाखुशी का एक महत्वपूर्ण कारण है। इसका समाधान ठीक उसी तरह है, जैसा ट्रीटमेंट आप भौंकने वाले गली के कुत्तों के साथ करते हैं: अगर आप उन पर ध्यान देते हैं, तो वे अधिक भौंकते हैं; और अगर आप उन्हें अनदेखा करते हैं, तो वे अक्सर भौंकना बंद कर देते हैं।

# 09

# बहुत अधिक फ़ाइबर, ब्लोटिंग और गैस का कारण बन सकता है

यही गैस का कारण है, यही ब्लोटिंग का कारण है और यही फ़ैट स्टोरेज का कारण है।

- सुज़ैन सोमर्स

सिंगापुर के वरिष्ठ कंसल्टैंट गैस्ट्रोएंटेरोलॉजिस्ट और एशियाई न्यूरोगैस्ट्रोएंटेरोलॉजी और मोटिलिटी एसोसिएशन के अध्यक्ष डॉ. कोक-एन्न ग्वी ने कहा, «पेट की क्षमता से अधिक फ़ाइबर का सेवन करना अतिरिक्त गैस और सूजन (ब्लोटिंग) का एक मुख्य कारण है।" उन्होंने अपने ऑब्ज़र्वेशन साझा किए कि कैसे चावल खाने वाले सिंगापुर के 86 प्रतिशत लोग इन लक्षणों से परेशान थे, जब उन्हें दो चम्मच चोकर खाने के लिए कहा गया, जिसे पश्चिम में एक स्वस्थ आहार पूरक (डाइटरी सप्लीमेंट) माना जाता है।

वास्तव में, बहुत से लोग जो स्वास्थ्य के प्रति सजग हो जाते हैं और अंकुरित अनाज (स्प्राउट्स) खाना शुरू कर देते हैं, वे अक्सर पेट फूलने और डकार आने के लक्षणों के लिए गैस्ट्रोएंटेरोलॉजिस्ट से परामर्श करते हैं।

दूध अक्सर लैक्टोज़ इनटॉलेरेंस वाले लोगों की आंतों में वही लक्षण पैदा करता है जो बिना पचे भोजन से होता है, जो उपनिवेशित (कोलोनाइसिंग) बैक्टीरिया द्वारा टूटने को प्रोत्साहित करता है और बड़ी मात्रा में $CO_2$, हाइड्रोजन और मीथेन गैसों को छोड़ता है, जो आंतों में खिंचाव पैदा करती हैं।

यह कहते हुए कि जो पश्चिमी आँतों के लिए उपयुक्त है, वह एशियाई आँतों के लिए बिल्कुल भी उपयुक्त नहीं हो सकता है, डॉ. ग्वी ने इस बात का प्रमाण प्रस्तुत किया कि किस प्रकार एशियाई लोगों की बड़ी आँत फ्रांसीसी या इतालवी लोगों की तुलना में दो गुना अधिक तीव्र गति से कार्य करती है और किस प्रकार IBS से पीड़ित एशियाई लोग ‹रोम क्राइटेरिया› के अनुसार बीमारी के पश्चिमी विवरण में फिट नहीं होते हैं, वे दर्द की तुलना में अपनी आँतों के अधूरे निष्कासन से ज़्यादा परेशान होते हैं।

एशियाई देशों के रिसर्चर्स ने यहां होने वाले फंक्शनल बॉवेल डिसऑर्डर्स की अनूठी विशेषताओं का अध्ययन और पहचान करने के लिए एक अलग समूह बनाया है। संजय गांधी पोस्टग्रेजुएट इंस्टिट्यूट ऑफ़ मेडिकल साइंसेज़ के प्रोफेसर उदय सी. घोषाल के नेतृत्व में, भारतीय डॉक्टरों ने हाल ही में देश भर के 3,000 रोगियों के अपने ऑब्ज़र्वेशन्स प्रकाशित किए। दुनिया के अन्य हिस्सों में जहाँ महिलाएं अधिक प्रभावित होती हैं, वहीं भारत में इससे पुरुष अधिक पीड़ित हैं, या कम से कम पीड़ित होने की शिकायत तो करते ही हैं। इसके अलावा, पश्चिमी देशों में जो कब्ज़ और दर्द के रोगियों के लक्षण होते हैं, उसकी तुलना में भारत में मिक्स्ड लक्षण (सिम्पटम्स) ज़्यादा देखे जाते हैं।

आहार की भूमिका महत्वपूर्ण हो सकती है, लेकिन यह केवल बॉवेल डिसऑर्डर से संबंधित नहीं है। बांग्लादेश के एक प्रख्यात रिसर्चर डॉ. महमूद हसन ने मुख्य रूप से चावल खाने वाली आबादी में IBS के रोगियों में अपच संबंधी लक्षणों के ओवरलैप पर प्रकाश डाला। उन्होंने मसालों, विशेष रूप से मिर्च की संभावित भूमिका पर भी ध्यान आकर्षित किया, जो पेट ख़राब होने के लक्षणों को बढ़ाने के साथ-साथ मलाशय की संवेदनशीलता (रेक्टल सेंसिटिविटी) को भी बढ़ाता है, जो ठीक से पेट न साफ़ होने की परिचित भावना पैदा करता है।

IBS का इलाज करना उतना ही जटिल हो सकता है जितना कि इसके असंख्य कारणों और पैटर्न को समझना। डॉ. ग्वी द्वारा वर्णित एक अध्ययन में, अच्छी आहार संबंधी सलाह से केवल एक तिहाई रोगियों को राहत मिली, जबकि अधिकांश परेशान रोगियों को अतिरिक्त दवाओं की आवश्यकता थी। पीड़ितों को जुलाब (लैक्सेटिव्ज़) और ऐंठनरोधी (एंटीस्पास्मोडिक्स) दवाओं के संयोजन से आधे मामलों में राहत मिली। 80 प्रतिशत तक के सर्वोत्तम परिणाम तब प्राप्त हुए जब अक्सर कॉकटेल में एसिड सप्रेसर्स और तनाव कम करने वाले तत्वों को शामिल कर के सिंड्रोम के सभी कम्पोनेंट्स से निपटा गया।

फंक्शनल बॉवेल डिसऑर्डर्स (FBD) डिसऑर्डरों का एक समूह है, जिसमें आंतें दिखने में सामान्य दिखती हैं और किसी अन्य गंभीर बीमारी जैसे संक्रमण का कोई संकेत नहीं देती हैं। परीक्षण रिपोर्ट में नकारात्मक परिणाम दिखाने के बावजूद, रोगी के लक्षण आसानी से दूर होने से इनकार करते हैं, जो फंक्शन के डिसऑर्डर (संकुचन [कॉन्ट्रैक्शन], एसिड उत्पादन, इत्यादि) की ओर इशारा करते हैं। वे आबादी के लगभग 10 प्रतिशत लोगों को प्रभावित करते हैं और डिसऑर्डरों के एक गलत समझे गए और खराब तरीके से प्रबंधित समूह का गठन करते हैं जो कई लोगों को वर्षों तक पीड़ित करते हैं। बेहतर समझ और प्रबंधन रणनीतियाँ (मैनेजमेंट स्ट्रेटेजीज़) आखिरकार इन लंबे समय से पीड़ित लोगों के चेहरों पर मुस्कान वापस लाने में मदद कर रही हैं।

FBD को समझने में हाल ही में हुई प्रगति से पता चलता है कि आंत के सूक्ष्मजीवों (गट माइक्रोब्स) के साथ-साथ गट-ब्रेन ऐक्सिस का डिसऑर्डर इन डिसऑर्डरों का आधार हो सकता है; इसलिए उन्हें DGBI या डिसऑर्डर ऑफ़ गट-ब्रेन इंटरैक्शन का नाम दिया गया है।

# 10

# सूजन आंत्र रोग - आईबीडी (क्रोहन रोग और अल्सरेटिव कोलाइटिस)

आपकी बीमारी आपको परिभाषित नहीं करती है। आपकी ताकत और साहस ऐसा करते हैं।

स्मार्ट, युवा, 35 वर्षीय, करियर-उन्मुख दिव्या (बदला हुआ नाम) की समस्याएं दो साल पहले एक सामान्य आंत संक्रमण के साथ शुरू हुईं: पेट में ऐंठन, दस्त और बुखार। उसने नियमित एंटीबायोटिक्स लीं, और हालाँकि लक्षणों में थोड़ा सुधार हुआ, लेकिन वे लंबे समय तक बने रहे।

अगले छह महीनों में, उसे चार बार गंभीर बीमारी हुई, उसका वज़न 6 किलो कम हो गया, वह एनीमिया से पीड़ित और कमज़ोर हो गई, और कई बार उसके मल में खून भी आया। आखिरकार उसने एक गैस्ट्रोएंटेरोलॉजिस्ट से सलाह ली, जिसने कोलोनोस्कोपी की, एक ऐसा परीक्षण जिसमें एक फ्लेक्सिबल ट्यूब डाल के उससे बड़ी आंत को देखा जा सकता है और उसे क्रोहन रोग से पीड़ित पाया गया।

अपनी उम्र के ज़्यादातर लोगों की तरह, उसने कभी क्रोहन रोग के बारे में नहीं सुना था। यह एक ऑटोइम्यून कंडीशन है जिसमें शरीर की प्रतिरक्षा कोशिकाएँ (इम्यून सैल्स), जो आम तौर पर आक्रमणकारी कीटाणुओं को लक्षित करके उन्हें मारने के लिए तैयार होती हैं, गलत दिशा में चली जाती हैं और अपने ही शरीर की आंतों की कोशिकाओं पर हमला करना शुरू कर देती हैं।

उनके पति, जो एक टीवी चैनल के मैनेजर हैं, वे भी हैरान थे। उनके दिमाग में अंतहीन सवाल उमड़ रहे थे: यह कैसे हुआ? ऐसा क्यों हुआ? इसका इलाज क्या है? इसमें कितना समय लगेगा? क्या इससे उनके करियर पर असर पड़ेगा? बच्चे के लिए उनकी जो योजनाएँ हैं, उनका क्या?

क्रोहन रोग और अल्सरेटिव कोलाइटिस जिसे इंफ्लेमेटरी बॉवेल डिज़ीज़ (IBD) भी कहते हैं, उसकी दुनिया में अचानक से जागना, स्पष्ट रूप से सुखद नहीं हो सकता है।

अधिकांश उत्तर शुरू में नकारात्मक प्रतीत होते हैं: सटीक कारण अभी भी ज्ञात नहीं है, बीमारी का कोई इलाज नहीं है, और कभी-कभी सर्जरी की आवश्यकता होती है।

मुझे दवाएँ कितने समय तक लेनी चाहिए? आजीवन!

क्या आप सीरियस हैं? और क्या यह कैंसर में बदल सकता है? हाँ (या कई वर्षों के बाद हो सकता है)?

हे भगवान।

दिव्या, जो अब ठीक हो चुकी हैं और अपनी नौकरी पर वापस आ चुकी हैं, को नियमित रूप से कुछ गोलियाँ लेने की ज़रूरत है। वह आपको बताएगी कि यह कितना बुरा हो सकता है। शुरुआती अविश्वास ने गुस्से और फिर निराशा को जन्म दिया। कई महीनों बाद, कई परामर्शों, राय और नेट पर पढ़ने के बाद, उसने और उसके पति ने आखिरकार वास्तविकता को स्वीकार कर लिया और लड़ने का फैसला किया।

'बायोलॉजिकल्स' नामक दवाओं के एक नए समूह की बदौलत, वह जल्दी ठीक हो गई, उसका वज़न बढ़ा और वह फिर से सामान्य महसूस करने लगी।

स्टेरॉयड, जो कभी चिकित्सा का मुख्य आधार हुआ करते थे, अब उनके दीर्घकालिक दुष्प्रभावों के कारण अनिच्छा से निर्धारित किए जाते हैं। बीमारी का घटाव अब आसान है, और व्यक्ति लगभग सामान्य जीवन जीने की उम्मीद कर सकता है।

आईबीडी या इंफ्लेमेटरी बॉवेल डिज़ीज़ जैसा कि उन्हें कहा जाता है, दो प्रकार के होते हैं: अल्सरेटिव कोलाइटिस, जो कि ज़्यादा आम है, जहां कोलन या बड़ी आंत में अल्सर विकसित होते हैं, ध्यान में तब आता है जब लगातार और आमतौर पर अक्सर खून वाले लूज़ मोशन होते हैं। और दूसरा जिसे क्रोहन रोग कहा जाता है, जो दिव्या को था।

उपचार के छह लेवल हैं। चुनाव मुख्य रूप से बीमारी की गंभीरता और सीमा के साथ-साथ डॉक्टर और मरीज़ की प्राथमिकताओं पर निर्भर करता है।

बायोलॉजिकल्स महंगी दवा हैं। सौभाग्य से, दिव्या के पास कुछ समय के लिए लागतों को कवर करने के लिए स्वास्थ्य बीमा था।

सबसे हल्की थेरेपी अमीनो-सैलिसिलेट्स नामक समूह है, जो स्टेरॉयड, इम्यून-मॉड्यूलेटर, बायोलॉजिकल्स आदि तक आगे बढ़ती है। 'स्मॉल मॉलिक्यूल्स' (जैसे टोफैसिटिनिब, एट्रासोमॉड, इत्यादि) नामक अधिक किफायती विकल्प अब बाजार में आ रहे हैं, जिनमें से कुछ बायोलॉजिकल्स जितने ही प्रभावी साबित हो रहे हैं। वे आईबीडी से पीड़ित रोगियों में सुधार की संभावनाओं को उज्ज्वल कर रहे हैं और आने वाले समय में सबसे आशाजनक हैं।

हर संगठन में कुछ कर्मचारी ऐसे होते हैं जो इस तरह की बीमारियों से पीड़ित होते हैं। अब समय आ गया है कि हम एकजुट होकर इस बीमारी के बारे में जागरूकता फैलाएँ ताकि पीड़ित व्यक्ति को अकेलेपन या शर्मिंदगी का सामना न करना पड़े। और हम उनके घर तक मदद और जानकारी पहुँचा सकें।

# पित्ताशय (गॉलब्लैडर) की पथरी

मूर्खों के स्वर्ग में खुश रहने की तुलना में दुखी रहना और
सबसे खराब चीजों को जानना बेहतर है।

- फ्योदोर दोस्तोयेव्स्की

"आलसी, निकम्मा, पथरीला! RIP गॉल ब्लैडर!"

एक बार, हमारे अस्पताल में आने वाले युवा लोगों के समूह में से एक युवती ने मुझे अल्ट्रासाउंड मशीन कैसे काम करती है यह दिखाने के लिए काउच पर लेटने के लिए स्वेच्छा से कहा। जब मैंने उनके पेट पर जांच के लिए मशीन लगाई, ताकि उन्हें दिखा सकूं कि पेट में सामान्य अंग कैसे दिखते हैं, तो मुझे यह देखकर आश्चर्य हुआ कि उसके गॉल ब्लैडर में कई पत्थर भरे हुए थे। बार-बार पूछने पर भी उसने कभी दर्द होने से इनकार कर दिया।

गॉल ब्लैडर में पथरी बनना बहुत आम बात है। उत्तर भारत में सड़कों पर चलने वाले हर सौ लोगों में से, अगर उन सभी का अल्ट्रासाउंड परीक्षण किया जाए, तो उनमें से कम से कम पाँच के गॉल ब्लैडर में पथरी दिखाई देगी। पश्चिमी यूरोप और अमेरिका में यह आँकड़ा लगभग 15 तक पहुँच जाता है। गॉल ब्लैडर की पथरी का सबसे ज़्यादा प्रचलन पिमा इंडियंस (मूल अमेरिकी) की एक जनजाति में बताया गया है, जिनमें 35 वर्ष की आयु पहुँचने तक 75 प्रतिशत लोग प्रभावित होते हैं।

कुछ व्यक्तियों के गॉल ब्लैडर में पथरी क्यों बनती है, यह अभी भी स्पष्ट नहीं है। मेडिकल छात्रों को अक्सर छह (एफ़) के जोख़िमों के बारे में पढ़ाया जाता है: फ़ैट (मोटा), फ़ीमेल (महिला), फ़ॉर्टी (चालीस), फ़ेयर (गोरा), फ़र्टाइल (उर्वर), और फ़ैमिली हिस्ट्री (जिनके परिवार में पहले से ही पथरी है)। हालाँकि पुरुषों की तुलना में महिलाएँ अधिक बार पीड़ित होती हैं, और मोटे लोगों में वास्तव में पथरी होने की अधिक संभावना होती है, लेकिन अब उन्हें पथरी होने के लिए गोरा होना ज़रूरी नहीं है।

पित्त की पथरी (गॉलस्टोन्स) आमतौर पर पीले या सफेद रंग की दिखाई देती है और कोलेस्ट्रॉल से बनी होती है। वे इस गाढ़े पदार्थ की अधिक मात्रा के कारण बनते हैं जिसे लिवर बाइल में

निकालता है। हालाँकि, लगभग 15 प्रतिशत पथरी बिलीरुबिन के टूटने से बनने वाले काले पिग्मेंट से बनी होती है और काले रंग की होती है।

मेडिकल वैज्ञानिक दो तरह के पत्थरों में अंतर करते हैं: शरारती पत्थर जो बहुत दर्द देकर ध्यान आकर्षित करते हैं और चुपचाप पकड़े जाने वाले पत्थर जो संयोग से निकल आते हैं। दर्दनाक पत्थर बार-बार दर्द पैदा करते हैं और उन्हें सर्जरी से निकालना सबसे अच्छा होता है।

साइलेंट गॉलस्टोन्स से कैसे निपटा जाए, इस बारे में डॉक्टर अपनी राय में बंटे हुए लगते हैं। 1980 के दशक में, डॉ. ग्रेसी ने कई वर्षों तक साइलेंट पथरी से पीड़ित 200 अमेरिकियों के समूह का अध्ययन किया और पाया कि केवल 18 प्रतिशत लोगों को अपने जीवनकाल में दर्द हुआ। दूसरे शब्दों में, 82 प्रतिशत लोगों ने बिना किसी समस्या के जीवन भर पथरी को झेला। इसलिए, कन्सेर्वेटिव समूह का मानना है कि साइलेंट पथरी को तब तक अकेला छोड़ देना चाहिए जब तक कि वे परेशानी न देने लगें।

दूसरी ओर, एग्रेसिव समूह में मुख्य रूप से ऐसे सर्जन शामिल हैं जिनके हाथों में सर्जरी करने की खुजली होती है, जो सलाह देते हैं कि पत्थरों को समस्या पैदा करने से पहले ही निकाल देना सबसे अच्छा है। वे संभावित गंभीर कॉम्प्लीकेशन्स जैसे कि पैंक्रिआटाईटिस (1 प्रतिशत) और कैंसर (0.6 प्रतिशत) की दरों की ओर इशारा करते हैं और तर्क देते हैं कि आधुनिक समय में लेप्रोस्कोपिक सर्जरी के लाभ इसके जोख़िमों से कहीं अधिक हैं। इस निरंतर चिंता के साथ क्यों जीना है कि एक दिन पथरी खिसक सकती है या गॉल ब्लैडर में कैंसर हो सकता है?

एक वरिष्ठ महिला डॉक्टर, जिन्होंने कुछ साल पहले साइलेंट गॉलस्टोन्स के लिए मुझसे परामर्श लिया था, ने आखिरकार सर्जरी करवाई और अपने गॉलब्लेडर से पथरी को निकाल दिया। «मुझे अब हर दिन उनके बारे में चिंता करने की ज़रूरत नहीं है,» उन्होंने मुझे एक पार्टी में मिलने पर बताया।

# सीने में दर्द

मेरा दिल दर्द से भरा है, सिर तनाव से भरा है, मुट्ठी भर गुस्सा है, जो मेरे सीने में दबा हुआ है।

- लिंकिन पार्क

भारतीय समुदाय में सीने में दर्द होना आम बात है, लगभग चार में से एक व्यक्ति अपने जीवन में किसी न किसी समय इससे पीड़ित होता है। शरीर के इस हिस्से में दर्द का एक अजीब, भयावह स्वर होता है, जिससे पता चलता है कि यह हृदय से उत्पन्न हो सकता है और ख़तरा पैदा कर सकता है और यह जानलेवा भी हो सकता है।

दरअसल, हृदय से उठने वाले सीने के दर्द के लिए मेडिकल शब्द, ‹एनजाइना›, का शाब्दिक अर्थ है ‹मृत्यु की आसन्न अनुभूति›। अपने क्लासिकल रूप में, इसे छाती के केंद्र में भारीपन या कुचलने वाले दर्द की भावना के रूप में वर्णित किया जाता है जो कभी-कभी बाएं कंधे, पीठ या गर्दन तक फैल जाता है। आम तौर पर, यह परिश्रम के कारण होता है, जैसे तेज़ चलने के दौरान, और अक्सर रुकने के कुछ मिनटों के भीतर कम हो जाता है।

अपने करियर के अधिकांश समय में, मैं यही सोचता रहा कि हृदय संबंधी सीने का दर्द केवल 40 वर्ष से अधिक आयु के पुरुषों को ही होता है, विशेषकर यदि वे धूम्रपान करते हों या उनमें मोटापा, डायबिटीज़, हाई ब्लड प्रेशर, ख़ून में कोलेस्ट्रॉल का स्तर बढ़ना, या पारिवारिक इतिहास (फ़ैमिली हिस्ट्री) जैसी समस्याएं हों।

यह प्रोफाइलिंग आजकल बहुत विश्वसनीय नहीं लगती, क्योंकि मैं कई मौकों पर गलत साबित हुआ हूँ। सबसे चौंकाने वाला मामला मेरे दफ़्तर के टाइपिस्ट की युवा पत्नी का था, जो एक सुबह मुस्कुराते हुए मेरे दफ़्तर में आई और सीने में बार-बार होने वाले दर्द के लिए दवा लेने लगी, मुझे संदेह था कि यह एसिडिटी के कारण हो रहा है।

अगली सुबह, मैंने कॉरिडोर में ऊंची आवाज़ में बातचीत होते सुनी। चूंकि उस लड़की के सीने में दर्द बना रहा, इसलिए उसे रात में आपातकालीन कक्ष (इमरजेंसी) में लाया गया, जहां असामान्य ईसीजी के कारण इमरजेंसी एंजियोग्राफी की गई। उसकी एक कोरोनरी धमनी (आर्टरी) ब्लॉक्ड

पाई गई, और उसके दर्द से पीड़ित हृदय की मांसपेशियों में रक्त प्रवाह को बहाल करने के लिए उसी सत्र में एंजियोप्लास्टी करनी पड़ी। वह अगले दिन सीने में दर्द से मुक्त होकर बाहर निकली।

सौभाग्य से, सीने में दर्द की शिकायत लेकर इमरजेंसी में आने वाले दो-तिहाई मरीज़ सामान्य हृदय परीक्षण करवाते हैं। इससे एनसीसीपी (नॉन-कार्डियक चेस्ट पेन) नामक एक नया शब्द सामने आया है।

ज़्यादातर मामलों में, दर्द भोजन नली या अन्नप्रणाली से उत्पन्न होता है। जब पेट से एसिड इसमें लौटता है तो यह मांसपेशीय नली अक्सर ऐंठन में चली जाती है। गैस्ट्रो-ओसोफेगल रिफ्लक्स रोग, या जैसा कि इसे कहा जाता है, जीईआरडी, वास्तव में इतना आम है कि डॉक्टर कुछ हफ़्तों तक एसिड सप्रेसेंट की दोहरी खुराक के साथ एक सरल ‹एसिड सप्रेशन टेस्ट› की सलाह देते हैं ताकि यह देखा जा सके कि दर्द उससे जुड़ी चिंताएँ ठीक हो रही हैं या नहीं।

सीने में होने वाला लगातार दर्द अन्य अंगों जैसे फेफड़े, मांसपेशियों, नसों और हड्डियों में भी हो सकता है। पसलियों की सूजन और जलन, जिसे कॉस्टोकॉन्ड्राइटिस कहा जाता है, विशेष रूप से दर्दनाक और अक्षम (डिसएबल) करने वाली हो सकती है।

इस मुद्दे के केंद्र की बात है यह है कि दर्द के कारण के रूप में हृदय को बाहर रखा जाए। और आजकल डेमोग्राफिक्स और लाइफस्टाइल में बदलाव के कारण युवा लोगों में हृदय रोग अधिक आम है, इसलिए हृदय संबंधी सीने के दर्द से गैर-हृदय संबंधी दर्द में अंतर करना दिन-प्रतिदिन अधिक चुनौतीपूर्ण होता जा रहा है।

# 02

# युवा हृदय और रोग

जीवन हमें कभी भी वह नहीं देता जो हम चाहते हैं, उस समय जिसे हम उचित समझते हैं। रोमांच होते हैं, लेकिन समय पर नहीं।

- ईएम फोस्टर।

हाल के वर्षों में हृदय रोग विशेषज्ञों के बीच जिस बात ने काफ़ी चिंता पैदा की है, वह यह है कि 30 और 40 की उम्र के युवा, दिखने में स्वस्थ पुरुष हृदय रोग के शिकार हो रहे हैं। कभी इसे बुजुर्गों की बीमारी माना जाता था, लेकिन अब यह युवा भारतीयों के बीच एक बड़ी स्वास्थ्य समस्या के रूप में उभर रहा है।

जब हमारे विभाग के एक हंसमुख 41 वर्षीय क्लर्क शैलेंद्र ने दो साल पहले एक सुबह पेट के ऊपरी हिस्से में गैस और भारीपन की शिकायत की, तो उन्हें पारंपरिक डाइजीन की गोलियां दी गईं। जब उन्होंने कार्डियोलॉजिस्ट को दिखाने पर जोर दिया तो उनके सहकर्मियों ने उन्हें हाइपोकॉन्ड्रिअक कहा। एक दिन बाद, हम यह सुनकर चौंक गए कि उन्हें एक्यूट मायोकार्डियल इंफार्क्शन के लिए पिछली शाम आपातकालीन एंजियोग्राफी और स्टेंटिंग से गुज़रना पड़ा था।

हृदय रोग के लिए नौ पारंपरिक रिस्क फ़ैक्टर्स हैं जिनके बारे में हृदय रोग विशेषज्ञ (कार्डियोलॉजिस्ट) बात करते हैं - मोटापा, डायबिटीज़, धूम्रपान (स्मोकिंग), हाई ब्लड प्रेशर, शराब, शारीरिक व्यायाम की कमी, असामान्य रक्त लिपिड, हृदय रोग की प्रबल फ़ैमिली हिस्ट्री और तनाव। दिलचस्प फ़ैक्ट यह है कि एक रिस्क फ़ैक्टर के लिए जोख़िम दो गुना से बढ़कर सभी नौ के लिए 300 गुना हो जाता है, यानि कि जैसे-जैसे रिस्क फ़ैक्टर्स जुड़ते जाते हैं, वास्तविक जोख़िम सचमुच कई गुना बढ़ जाता है। हालाँकि, आशावादी लोगों को यह एहसास होगा कि पारिवारिक इतिहास (फ़ैमिली हिस्ट्री) को छोड़कर, अन्य सभी जोख़िमों को लाइफस्टाइल में बदलाव या दवाओं से नियंत्रित किया जा सकता है।

हालाँकि, शैलेन्द्र के मामले में कोई स्पष्ट जोख़िम नहीं था। वह सामान्य दिखता था और उसका वज़न भी सामान्य था (उसका बीएमआई 23 था), उसका ब्लड प्रेशर भी सामान्य था, वह शाकाहारी था और उसे डायबिटीज़ भी नहीं था। कई लोगों की तरह, वह पाँच साल से धूम्रपान

कर रहा था, लेकिन शादी के बाद से उसने धूम्रपान छोड़ दिया था। उसके रक्त लिपिड सामान्य थे। फिर, उसे हृदय की समस्या क्यों हुई?

इन दिनों युवा लोगों में हृदय रोग की घटना आम बात है, लेकिन उनमें कोई पारंपरिक जोख़िम नहीं है, जो 40 साल के इस सटीक सिद्धांत (थ्योरी) को चुनौती दे रहा है। कुछ समय पहले मुंबई में 42 साल की उम्र में सबसे युवा सीईओ और स्वास्थ्य के प्रति जागरूक श्री रंजन दास की अचानक मौत से पूरा देश स्तब्ध रह गया था। वे सही खाना खाते थे, मैराथन धावक थे, नियमित रूप से स्वास्थ्य जांच करवाते थे और कॉर्पोरेट जगत में उन्हें उत्तम स्वास्थ्य का आदर्श माना जाता था।

इन दिनों युवा लोगों में हृदय रोग की घटना आम बात है, लेकिन उनमें कोई पारंपरिक जोख़िम नहीं है, जो 40 साल के इस सटीक सिद्धांत (थ्योरी) को चुनौती दे रहा है। कुछ समय पहले मुंबई में 42 साल की उम्र में सबसे युवा सीईओ (SAP-इंडिया) और स्वास्थ्य के प्रति जागरूक श्री रंजन दास की अचानक मौत से पूरा देश स्तब्ध रह गया था। वे सही खाना खाते थे, मैराथन धावक थे, नियमित रूप से स्वास्थ्य जांच करवाते थे और कॉर्पोरेट जगत में उन्हें उत्तम स्वास्थ्य का आदर्श माना जाता था।

भारतीय हृदय रोग विशेषज्ञ मानते हैं कि भारत में हृदय रोग की आवृत्ति विश्व में सबसे अधिक है; इसके अलावा, यह लगभग 10 वर्ष पहले होता है, प्रायः प्रथम लक्षण में घातक होता है, और फिर अधिक गंभीर हो जाता है (जिसमें सभी तीन कोरोनरी धमनियां [आर्टरीज़] प्रभावित होती हैं)।

तीन सिद्धांत (थ्योरियाँ) चर्चा में हैं। कुछ पंडित लिपिड की ऊपरी सीमा (अप्पर लिमिट्स) को कम करके आंक रहे हैं, उनका दावा है कि कोलेस्ट्रॉल और ट्राइग्लिसराइड का स्तर 150 और 160 से अधिक होने पर भारतीय हृदय को नुकसान हो सकता है। इसके अलावा, 70 से अधिक का एलडीएल-कोलेस्ट्रॉल स्तर, 40 से कम का एचडीएल-कोलेस्ट्रॉल स्तर या एपोलिपोप्रोटीन ए में वृद्धि हानिकारक हो सकती है।

जो चिकित्सक ज़्यादा व्यावहारिक (प्रैगमैटिक) हैं, उन्होंने इससे आगे देखना शुरू कर दिया है। तनाव और नींद की कमी प्रमुख योगदानकर्ता के रूप में उभर रहे हैं। उनकी मात्रा निर्धारित करने के लिए विश्वसनीय तरीकों की कमी वैज्ञानिक रिसर्चों में बड़ी बाधाएँ पैदा करती है। हर रात सात घंटे की नींद तनाव से संबंधित शरीर को सामान्य स्थिति में लाने और हमारे दिल की रक्षा करने में मदद कर सकती है। अब समय आ गया है कि हम खुद को अधिक नींद दें।

# 03

# क्या तनाव से दिल का दौरा पड़ सकता है?

हमें ज़रूरत से ज़्यादा काम को ग्लैमराइज़ करना बंद करना होगा।

बहुत से लोग अपने बर्नआउट को सम्मान के बैज के रूप में पहनते हैं।

- कैटी लीसन

53 वर्षीय भारतीय गायक केके की एक भीड़ भरे हॉल में शाम को एक थकावट भरे प्रदर्शन के बाद दिल का दौरा पड़ने से अचानक हुई मौत ने न केवल लोगों को बल्कि चिकित्सा वैज्ञानिकों को भी चौंका दिया है।

परिस्थितियों में संदेह की कोई गुंजाइश नहीं दिखती। वह धूम्रपान नहीं करते थे और उन्हें डायबिटीज़, हाई ब्लड प्रेशर, मोटापा, हाई कोलेस्ट्रॉल या पहले से ज्ञात हृदय संबंधी बीमारियों जैसे सामान्य रिस्क फैक्टर्स से पीड़ित होने के बारे में नहीं जाना जाता था। जो लोग उन्हें व्यक्तिगत रूप से जानते थे, उन्होंने टेलीविज़न पर गवाही दी कि वह स्वास्थ्य के प्रति काफी सजग थे और उनकी कोई बुरी आदत नहीं थी।

तो फिर, अचानक आए इस जानलेवा दिल के दौरे का कारण क्या हो सकता है? परिस्थितियों से स्पष्ट रूप से तनाव का संकेत मिलता है, वह अस्पष्ट फ़ैक्टर जिसे वैज्ञानिक अभी तक परिभाषित करना और मापना नहीं सीख पाए हैं। 2,500 लोगों के लिए बने ऑडिटोरियम में 7,000 लोग उमड़ पड़े थे; पर्याप्त एयर-कंडीशनिंग की कमी के कारण वहां असामान्य रूप से गर्मी थी। शो के लिए उन्हें लगातार 20 गाने गाने थे, शायद कॉन्ट्रैक्ट के एक हिस्से के रूप में। और सबसे बढ़कर, उन्हें असहज और पसीने से तर होने के बावजूद दर्शकों का मनोरंजन करने के लिए एक दोस्ताना, हाई-एनर्जी वाला रूप धारण करना था।

मेडिकल विज्ञान अक्सर 'तनाव' के अस्तित्व को नकारता है, जिसे साबित करना या मापना मुश्किल होता है, हालाँकि आम लोगों को यह काफी हद तक स्पष्ट लग सकता है। इसलिए, मैं हाल ही के दिनों का एक और किस्सा साझा करना चाहता हूँ।

अमेरिका में टेक्सास के उवाल्डे शहर में हुए विनाशकारी स्कूल शूटआउट में 19 बच्चों के साथ मारे गए दो शिक्षकों में से एक के 47 वर्षीय पति, जो गार्सिया, की अगली सुबह दिल का दौरा

पड़ने से मृत्यु हो गई। परिस्थितियाँ हमें उस अस्पष्ट ट्रिगर को फिर से याद करने के लिए मजबूर करती हैं: यह केवल 24 साल से अधिक समय से अपनी पत्नी को खोने का मामला नहीं था, बल्कि यह सब जिस पीड़ा और अप्रत्याशित तरीके से हुआ, उस वजह से हुआ।

अपनी पत्नी की स्मारक सेवा (मेमोरियल सर्विस) में भाग लेने के तुरंत बाद, उनकी अचानक मृत्यु हो गई, जिसे प्रेस ने ‹टूटा हुआ दिल› के रूप में वर्णित किया।

कई ऑब्ज़र्वेशनों से यह स्पष्ट संकेत मिलते हैं कि असामान्य तनाव, चाहे वह शारीरिक, मानसिक या भावनात्मक हो, दिल के दौरे से पहले हो सकते हैं या उनकी वजह से दिल का दौरा पड़ भी सकता है, और हृदय संबंधी घटनाएँ दुनिया भर में, विशेष रूप से शहरी भारत में मृत्यु का सबसे आम कारण हैं।

तनाव को मैनेज करना सीखना वैज्ञानिक रूप से बहुत ज्ञानवर्धक नहीं लग सकता है, लेकिन इससे निपटने और डील करने के लिए के लिए जागरूकता (अवेयरनेस), अंतर्दृष्टि (इनसाइट) और निवारक रणनीतियाँ (प्रिवेंटिव स्ट्रेटेजीज़) हमारे अस्तित्व की कुंजी हो सकती हैं, ख़ासकर जब पारंपरिक चिकित्सा ज्ञान अभी तक हमारे पास नहीं आया है।

# हृदया घात - फुटबॉल मैदान से सबक

दिल कुछ समय के लिए धड़कना बंद कर सकता है, फिर भी जीवित रह सकता है।

- सुज़ैन फ़िनमोर

'हार्ट अटैक' शब्द का अर्थ है कि हृदय की मांसपेशियों तक ख़ून को ले जाने वाली आर्टरीज़ संकुचित (नैरो) या ब्लॉक हो जाती हैं, जिससे छाती में दर्द होता है और मांसपेशियों को नुकसान होता है।

डेनमार्क की टीम के 31 वर्षीय मिडफील्डर, क्रिश्चियन एरिकसन, के साथ 2021 में फुटबॉल के मैदान पर जो हुआ, वह कुछ अलग ही था। एक मैच के दौरान वह अचानक बेहोश हो गए, जब उनके साथियों ने महसूस किया कि उनका दिल धड़कना बंद हो गया है। वे उनकी नब्ज़ महसूस नहीं कर पा रहे थे। उन्हें कार्डियक अरेस्ट हुआ था, एक ऐसी स्थिति जिसमें हृदय की विद्युत गतिविधि (इलेक्ट्रिकल एक्टिविटीज़), जो मांसपेशियों को सिकोड़ने का कारण बनती है, बंद हो गई थी।

यह घटना, जिसे पूरी दुनिया में टेलीविज़न पर व्यापक रूप से देखा गया, अधिकांश लोगों के लिए एक बहुत बड़ी सीख बन कर आई है। एरिक्सन के साथी, जो अपने गिरे हुए सहकर्मी की देखभाल करने वाले पहले व्यक्ति थे, ने शुरुआती सदमे से जल्दी ही उबरकर, उसकी सांस की नली को साफ किया, उसे उचित पोज़िशन में रखा, हृदय की मालिश शुरू की और पैरामेडिक्स को बुलाया।

एरिक्सन को बाहरी हृदय मालिश (कार्डियो-पल्मोनरी रिससिटेशन के लिए सीपीआर) दी गई, जो रुके हुए दिल को फिर से चालू करने के लिए छाती को थपथपाने और दबाने का एक विशेष तरीका है। फिर एक डिफ़िब्रिलेटर (AED: ऑटोमेटेड एक्सटर्नल डिफ़िब्रिलेटर) का उपयोग करके दिल पर बिजली का झटका (इलेक्ट्रिक शॉक) दिया गया। जब तक उन्हें मैदान से बाहर ले जाया गया, तब तक उनका दिल फिर से धड़कने लगा था, और उन्हें होश आ गया था।

एरिक्सन को दो दिनों तक अस्पताल में निगरानी में रखा गया और फिर छुट्टी दे दी गई। चूंकि उनके दिल के फिर से रुकने का खतरा है, इसलिए उन्हें भविष्य में आईसीडी (इंट्रा-कार्डियक डिफ़िब्रिलेटर डिवाइस) लगवाने की सलाह दी गई।

आम धारणा के विपरीत, युवा और स्वस्थ लोगों में भी हृदयाघात होता है। यह हममें से किसी को भी हो सकता है।

अगर घर पर कोई इसी तरह बेहोश हो जाए तो आप क्या करेंगे? डॉक्टर को बुलाएँगे? या एम्बुलेंस को? अगर मस्तिष्क या हृदय की मांसपेशियों में रक्त की आपूर्ति (सप्लाई) पाँच मिनट से ज़्यादा समय तक रुकी रहती है, तो अंगों को इतनी क्षति पहुँचती है कि उन्हें ठीक नहीं किया जा सकता।

रुके हुए दिल को फिर से चालू करने और लोगों को फिर से ज़िंदा करने की एकमात्र उम्मीद वहाँ या आस-पास मौजूद कोई व्यक्ति है जो कार्डियो-पल्मोनरी रिससिटेशन या सीपीआर करना जानता हो, और अगर एम्बुलेंस आने तक वे ऑटोमेटेड एक्सटर्नल डिफ़िब्रिलेटर (AED) पर स्विच कर सकते हैं।

ये सभी सुझाव और विधियाँ BCLS (बेसिक कार्डियक लाइफ़ सपोर्ट) नामक एक आवश्यक पाठ्यक्रम में समाहित हैं; हर मेडिक, नर्स, एम्बुलेंस चालक, शिक्षक, फ़िज़िकल ट्रेनर, स्कूल प्रिंसिपल और, इस मामले में, हर किसी को उन्हें जानना चाहिए। समय पर हस्तक्षेप के माध्यम से आप किसी की जान बचा सकते हैं।

यूरोप और इंग्लैंड में, BCLS में प्रशिक्षण के लिए वेबसाइटों और आवेदनों पर जाने वालों की संख्या में 2,000 प्रतिशत की वृद्धि हुई है। अब समय आ गया है कि आप जागें और आपातकालीन स्थिति में क्या करना है, इसके बुनियादी चरणों को सीखें।

# फ़ैटी लिवर रोग: उभरते उपचार

क्या जीवन जीने लायक है? ये सब लिवर पर निर्भर करता है.

- विलियम जेम्स

फ़ैटी लिवर केवल शराब पीने वालों में ही नहीं होता। नॉन अल्कोहलिक फ़ैटी लिवर डिज़ीज़ (NAFLD), जिसे हाल ही में MASLD (मेटाबोलिक डिसफंक्शन एसोसिएटेड स्टेटोटिक लिवर डिज़ीज़) नाम दिया गया है - एक आकस्मिक, महत्वहीन डिसऑर्डर से बढ़ कर अब समय से पहले होने वाली मौतों का एक प्रमुख कारण बन गया है, जो न केवल लिवर की विफलता और कैंसर से बल्कि अक्सर हृदय संबंधी बीमारियों से भी हो सकता है।

ऐसा लगता है कि इंसुलिन रेसिस्टेंस वो अंडरलाइंग मैकेनिस्म है जो इस स्थिति की डैमेज सीक्वेंस (क्षति क्रम) को गति प्रदान करता है। इसलिए, MASLD का उपचार मुख्य रूप से वज़न घटाने की रणनीतियों के इर्द-गिर्द घूमता है, चाहे वह लाइफस्टाइल में बदलाव जैसे कि वज़न कम करने वाले आहार और व्यायाम, या बैरिएट्रिक प्रक्रियाओं जैसे कि गैस्ट्रिक बैलून इंसर्शन या बैरिएट्रिक सर्जरी के माध्यम से हो।

मॉलिक्यूलर स्तर पर MASLD को समझने से नए कंपाउंड्स का विकास हुआ है जो इस स्थिति के रोगजनक (पैथोजेनिक) या क्षति-अनुक्रम मार्गों (डैमेज-सीक्वेंस पाथवेज़) में विशिष्ट चरणों (स्पेसिफिक स्टेप्स) को टार्गेट करते हैं। इनमें सरोग्लिटाज़र जैसे PPAR (पेरोक्सिसोम प्रोलिफ़रेटर-एक्टिवेटेड रिसेप्टर्स) के एगोनिस्ट या स्टिमुलैंट्स शामिल हैं।

यह मॉलिक्यूल एक भारतीय फार्मास्युटिकल द्वारा विकसित किया गया है और अपनी सुरक्षा और प्रभावशीलता के कारण अधिकांश लिवर विशेषज्ञों का पसंदीदा उपचार बन गया है।

टाइप 2 डायबिटीज़ के इलाज के लिए डिज़ाइन की गई कई अन्य दवाएं तेज़ी से लोकप्रिय हो रही हैं। केवल SGL2 इनहिबिटर्स नामक समूह और मौखिक रूप से ली जाने वाली (एम्पाग्लिफ़्लोज़िन और डेपाग्लिफ़्लोज़िन आम नाम हैं) फ़ैटी लिवर वाले डायबिटीज़ के मोटे रोगियों के लिए

डायबिटीज़ के विशेषज्ञों (डाईबिटोलॉजिस्ट) द्वारा पसंद की जा रही हैं। वे लिवर से अतिरिक्त फ़ैट को निचोड़ते हैं और साथ ही शुगर को भी कम करते हैं।

दवाओं का एक और समूह जो सुर्खियों में है, उसे GLP1 एगोनिस्ट (कॉमन नाम: सेमाग्लूटाइड, लिराग्लूटाइड) कहा जाता है; वे तीनों - डायबिटीज़, फ़ैटी लिवर और वज़न कम करने - के लिए प्रभावी हैं। पहले साप्ताहिक इंजेक्शन के रूप में उपलब्ध सेमाग्लूटाइड अब टैबलेट के रूप में भी उपलब्ध है। इसके ब्रांड नाम (ओज़ेम्पिक) का हाल ही में ऑस्कर में उल्लेख किया गया था, क्योंकि यह वज़न घटाने के लिए प्रभावी है जिसकी तलाश मशहूर हस्तियां (सेलेब्स) अक्सर करते हैं।

# फ़ैटी लिवर और हृदय

चर्बी से भरा लिवर दिल से बदला लेता है।

- गौरदास चौधरी

फ़ैटी लिवर, जिसका उल्लेख आमतौर पर अल्ट्रासाउंड जांच रिपोर्ट में किया जाता है और जिसे अक्सर एक आकस्मिक खोज के रूप में छोड़ दिया जाता है, आखिरकार ऐसा नहीं हो सकता है जिससे नुक्सान या हानि न हो। जापानी और यूरोपीय वैज्ञानिकों ने देखा है कि दुबले ‹सामान्य› लिवर वाले समान उम्र और लिंग के मरीज़ों की तुलना में फ़ैटी लिवर वाले रोगियों में हृदय रोग का खतरा चार गुना बढ़ जाता है।

डॉक्टरों ने परिष्कृत (सॉफिस्टिकेटेड) तकनीकों का उपयोग करके पाया है कि फ़ैटी लिवर वाले रोगियों में आर्टरीज़ की दीवारें मोटी हो जाती हैं और उनका लुमेन संकरा (नैरो) हो जाता है, जिसके परिणामस्वरूप हृदय की मांसपेशियों में रक्त का प्रवाह कम हो जाता है। उनके निष्कर्ष बताते हैं कि जिन लोगों के लिवर में अतिरिक्त फ़ैट होता है, उनके हृदय की समस्याओं से मरने की संभावना अधिक क्यों होती है।

अल्ट्रासाउंड जांच में ‘चमकते हुए’ और सूजे हुए लिवर का दिखना, जो अतिरिक्त फ़ैट का संकेत है, एक आम बात है। पहले यह आमतौर पर बहुत ज़्यादा शराब पीने वालों में देखा जाता था, लेकिन आजकल यह अक्सर शराब न पीने वालों में भी देखा जाता है। इसलिए इसका नया नाम नॉन-अल्कोहलिक फ़ैटी लिवर रोग या MASLD है। हालाँकि इस फ़ैट के कारण लिवर को नुकसान पहुँचने का जोख़िम मामूली है और 20 साल से ज़्यादा समय तक मौजूद रहने पर यह केवल 20 प्रतिशत लोगों में होता है, लेकिन इससे दिल के दौरे की संभावना बहुत ज़्यादा बढ़ जाती है।

MASLD आमतौर पर उन व्यक्तियों में देखा जाता है जो मोटे होते हैं, डायबिटीज़ या हाई ब्लड प्रेशर से पीड़ित होते हैं, या रक्त में फ़ैट की उच्च मात्रा से पीड़ित होते हैं। इस समूह को ‘जीवनशैली विकार’ (लाइफस्टाइल डिसऑर्डर) कहा जाता है और वे चिकित्सकीय रूप से मेटाबोलिक सिंड्रोम कहलाते हैं। पर्याप्त व्यायाम की कमी और अत्यधिक कैलोरी का सेवन अक्सर दो मुख्य अपराधी होते हैं जो मोटापे और फ़ैट के अत्यधिक जमाव का कारण बनते हैं।

इस डिसऑर्डर के पीछे की क्रियाविधि (मैकेनिज़म), जिसे इंसुलिन रेसिस्टेंस कहा जाता है, टाइप 2 किस्म के डायबिटीज़ रोगियों या कॉमन एडल्ट टाइप के डायबिटीज़ रोगियों में होने वाली क्रियाविधि के समान है, जिसमें रोगियों में इंसुलिन का स्तर बढ़ा होता है जो कोशिकाओं (सैल्स) में शुगर को पहुंचाने में अप्रभावी साबित होता है। इंसुलिन रेसिस्टेंस लिवर सैल्स में फ़ैट के अत्यधिक संचय के साथ-साथ आर्टरीज़ के मोटे होने का कारण भी बनता है जो हृदय या मस्तिष्क रोग का कारण बनता है।

नियमित व्यायाम और वज़न कम करना इस डिसऑर्डर के उपचार का आधार है। वज़न कम करने में मदद करने के अलावा, एरोबिक व्यायाम एक प्रोटीन (ग्लूट-4) को सक्रिय करता है जो इंसुलिन के संचार के प्रति सैल्स की संवेदनशीलता को बहाल करता है। इसलिए, इंसुलिन और शुगर का स्तर दोनों कम हो जाते हैं, लिवर, नितंबों (बटॉक्स) और पेट से फ़ैट निकल जाते हैं, और हृदय रोग के जोख़िम का स्तर वापिस से सामान्य हो जाता है।

भारत डायबिटीज़ और हृदय रोग जैसी वैश्विक महामारियों का केंद्र है। हालाँकि हमारे जीन हमारे दुर्भाग्य के लिए आंशिक रूप से ज़िम्मेदार हो सकते हैं, लेकिन इसका बड़ा दोष नियमित रूप से व्यायाम करने की हमारी अनिच्छा है। मौसम की अनिश्चितताओं और असुरक्षित सड़कों के बहाने के होते हुए भी, हमें, किसी भी अन्य जाति से ज़्यादा, अपने आलस्य को दूर करने और वर्तमान में हम जो कर रहे हैं, उससे कहीं ज़्यादा नियमित व्यायाम करने की ज़रूरत है। और अगर हम लंबा और स्वस्थ जीवन जीना चाहते हैं, तो हमें तुरंत इसकी शुरुआत करनी होगी।

# लिवर विकार (डिसऑर्डर) में खाने योग्य भोजन

मेरा सबसे बड़ा अफ़सोस अपने शरीर को फ़ैड (सनक भरे) डाइटों पर डालने का है।

- जेनी गर्थ

अपने प्रियजनों के लिए अच्छा करने की कोशिश में, पति-पत्नी या माता-पिता लिवर की बीमारियों से पीड़ित मरीज़ों को ऐसी डाइट देते हैं जो अक्सर हानिकारक साबित होती है।

आमतौर पर, हेपेटाइटिस से पीड़ित मतली (नॉज़िआ) के रोगियों को हल्का भोजन और बेस्वाद उबली हुई पत्ता-गोभी दी जाती है, जिससे उन्हें और भी अधिक उल्टी आती है।

एक तरह से, लिवर एक गतिशील विनिर्माण इकाई (मैन्युफैक्चरिंग यूनिट) है जिसे अपने कई कार्यों को जारी रखने के लिए बहुत सारी ऊर्जा (एनर्जी) की आवश्यकता होती है। और यह हमारे द्वारा खाए जाने वाले भोजन से प्राप्त होती है।

पीलिया (जॉन्डिस) के हमले के दौरान, जब लिवर की कई कोशिकाएँ (सैल्स) घायल हो जाती हैं या मर जाती हैं, तो लिवर अपनी कोशिकाओं को जल्दी से पुनर्जीवित करके ठीक होने का प्रयास करता है। ऐसा होने के लिए, उसे कार्बोहाइड्रेट और प्रोटीन से भरपूर एनर्जी की आवश्यकता होती है, जो ऊतकों (टिशूज़) के निर्माण खंड (बिल्डिंग ब्लॉक्स) हैं।

दुर्भाग्य से उबली हुई हरी सब्ज़ियों में इनमें से कुछ भी नहीं होता। इसलिए, अक्सर स्थिति ऐसी हो जाती है कि भूखा लिवर भोजन की सप्लाई में कटौती के कारण ठीक नहीं हो पाता।

हाल के अध्ययनों से पता चलने लगा है कि इस महत्वपूर्ण चरण के दौरान पौष्टिक भोजन के माध्यम से एनर्जी और प्रोटीन की पर्याप्त सप्लाई कैसे क्षतिग्रस्त लिवर को पुनर्जीवित करती है। कार्बोहाइड्रेट (स्टार्च और चीनी), जो कि एनर्जी के सबसे महत्वपूर्ण स्रोत हैं - चावल, चीनी, इडली, इडियप्पम, सूजी और नूडल्स के साथ ही साथ, फलों के जूस और रसगुल्ले जैसी मिठाइयों से भी प्राप्त होते हैं, जिन्हें उदारतापूर्वक दिया जाना चाहिए।

दिलचस्प बात यह है कि लिवर के लिए ज़हरीली समझे जाने वाले फ़ैट को अगर संयमित मात्रा (मॉडरेशन) में लिया जाए तो उसे प्रतिबंधित नहीं किया जाता है। फ़ैट का प्रत्येक ग्राम नौ किलो-

कैलोरी प्रदान करता है, जबकि कार्बोहाइड्रेट से केवल चार किलो-कैलोरी मिलती हैं। यह अलग बात है कि मरीज़ अपनी बीमारी के इस चरण में तले हुए भोजन का आनंद नहीं ले पाते हैं।

प्रोटीन को पर्याप्त महत्व नहीं दिया गया है, जो कि हमारे लिवर के लिए सबसे ज़रूरी एक और तत्व है। अंतर्राष्ट्रीय दिशा-निर्देश लिवर की बढ़ती ज़रूरतों को पूरा करने के लिए प्रतिदिन शरीर के वज़न के हिसाब से 1 से 1.5 ग्राम प्रोटीन-डाइट की सलाह देते हैं। यहाँ भी, ध्यान पारंपरिक पशु स्रोतों (सोर्सेज़), जैसे कि मांस, चिकन, मछली, अंडे, दूध, दही और पनीर, इत्यादि से हटकर दाल, राजमा और सोया जैसे शाकाहारी स्रोतों पर चला गया है।

सोया शायद सबसे उपयोगी और फिर भी सबसे ज़्यादा उपेक्षित चीज़ है। यह न केवल प्रोटीन (40 प्रतिशत) से भरपूर है, बल्कि इसमें ब्रांच्ड-चेन एमिनो एसिड (BCAA) का एक बड़ा हिस्सा भी है जो विशेष रूप से लिवर की बीमारी में फायदेमंद है। दोपहर या रात के खाने के साथ कम से कम एक बार सोया चंक्स खाने से लिवर को बहुत फ़ायदा हो सकता है।

आखिरी लेकिन सबसे महत्वपूर्ण बात, हल्दी को पकाने से रोकना एक अनुचित प्रथा है। यह इसके पीले रंग को बिलीरुबिन, जो कि पीलिया को उसका पीला रंग देने वाला कम्पाउंड है, उसके साथ जोड़ने की वजह से उपजा है। यह लिंक उतना ही मूर्खतापूर्ण है जितना कम हीमोग्लोबिन स्तर वाले एनीमिक रोगियों को टमाटर खिलाना, जिसका लाल रंग एंथोसायनिन नामक पिग्मेंट से प्राप्त होता है। हमें रंग से परे देखने की जरूरत है।

मरीज़ों के रिश्तेदार अक्सर डॉक्टरों से उम्मीद करते हैं कि वे उनके नुस्खों में सिर्फ़ दवाएँ लिखें और बीमार रिश्तेदारों को क्या खिलाना है, इसका फ़ैसला वे खुद लें। इसमें कोई बुराई नहीं है, अगर हम खुद को अपडेट रखते हैं और अपने दिमाग़ से बेतुकी सनकें निकाल देते हैं।

# 04

# हेपेटाइटिस

ईर्ष्या (जलन) आत्मा का पीलिया (जॉन्डिस) है।

- जॉन ड्राइडन

**प्रश्न 1: 'हेपेटाइटिस' शब्द का क्या अर्थ है? आप इसका डायग्नोज़ कब करते हैं?**

उत्तर: हेपेटाइटिस का अर्थ है लिवर में फैली हुई चोट ('हेपर' का अर्थ है लिवर, 'आइटिस' का अर्थ है सूजन) जिसमें हेपेटोसाइट्स या लिवर के सैल्स तेज़ी से मर जाते हैं। जब ऐसा होता है, तो सैल्स रक्तप्रवाह (ब्लडस्ट्रीम) में SGOT (AST) और SGPT (ALT) जैसे एंज़ाइम छोड़ते हैं, जो लिवर फ़ंक्शन टेस्ट में देखी गई असामान्यता के लिए जिम्मेदार हैं।

**प्रश्न 2: हेपेटाइटिस के प्रकार क्या हैं?**

उत्तर: इसके दो मुख्य प्रकार हैं: एक्यूट हेपेटाइटिस एक ऐसी बीमारी को संदर्भित करता है जो थोड़े समय में हुई है। यह लिवर एंज़ाइम के स्तर में अचानक हुई वृद्धि से पता चलता है, जो कि हज़ारों के स्तर (सामान्य स्तर आमतौर पर 40 IU/L के आसपास होते हैं) पे आ जाते हैं। दूसरा क्रोनिक हेपेटाइटिस है, जिसमें लिवर की क्षति छह महीने से अधिक समय तक धीरे-धीरे होती है। इस रूप में लिवर एंज़ाइम हल्के से बढ़ सकते हैं, या कभी-कभी सामान्य भी हो सकते हैं।

**प्रश्न 3: एक्यूट हेपेटाइटिस के कॉमन कारण क्या हैं? इससे क्या खतरा है?**

उत्तर: सबसे आम कारण वायरस ए, ई, बी और सी (हेपेटाइटिस ए, हेपेटाइटिस ई, हेपेटाइटिस बी और हेपेटाइटिस सी) के कारण लिवर में संक्रमण (इन्फेक्शन) है। कभी-कभी, लिवर कुछ दवाओं या रसायनों (केमिकल्स) के प्रति प्रतिक्रिया कर सकता है। यह अक्सर मतली (नॉज़ीआ), भूख न लगना, पेट में दर्द, पीलिया (जॉन्डिस) और पीले मूत्र से जुड़ा होता है।

हेपेटाइटिस ए और ई से पीड़ित अधिकांश रोगी (95 प्रतिशत से अधिक) आमतौर पर चार से छह सप्ताह में ठीक हो जाते हैं, क्योंकि शरीर वायरस से लड़ता है और उससे छुटकारा पाता है और लिवर को पुनर्जीवित करता है। शायद ही कभी, लिवर फ़ेल हो भी हो सकता है जिससे व्यक्ति लिवर कोमा में चला जाता है।

**प्रश्न 4: क्रोनिक हेपेटाइटिस का क्या कारण है, और इसके क्या परिणाम हो सकते हैं?**

उत्तर: लिवर को धीरे-धीरे होने वाली क्षति कुछ संक्रमणों जैसे हेपेटाइटिस बी या हेपेटाइटिस सी, नियमित रूप से अधिक शराब पीने और लिवर में फ़ैट के अत्यधिक जमाव (फ़ैटी लिवर) के कारण हो सकती है। दुर्लभ कारणों में ऑटोइम्यून हेपेटाइटिस और मेटाबॉलिक डिसऑर्डर जैसे विल्सन रोग और हेमोक्रोमैटोसिस शामिल हैं।

हालाँकि इस रूप में लिवर के कार्य में असामान्यता की डिग्री इतनी नाटकीय नहीं है, लेकिन क्रोनिक हेपेटाइटिस अक्सर लिवर सिरोसिस से घाव और कमज़ोरी की स्थिति पैदा करता है। क्रोनिक लिवर रोग वाले रोगियों में लिवर के कैंसर होने का जोख़िम भी बढ़ जाता है।

**प्रश्न 5: कोई व्यक्ति कैसे जान सकता है कि उसका लिवर कमज़ोर है?**

उत्तर: एक्यूट हेपेटाइटिस का डायग्नोज़ क्लीनिकल लक्षणों, रक्त परीक्षणों (ब्लड टेस्ट्स) में बढ़े हुए लिवर एंज़ाइम और, इसके अलावा, यह पता लगाने के लिए परीक्षणों द्वारा किया जाता है कि कौन सा वायरस (ए, ई या बी) इसका कारण बन रहा है। प्रोथ्रोम्बिन टाइम नामक एक अन्य रक्त परीक्षण (ब्लड टेस्ट) हमें बताता है कि लिवर के खराब होने का खतरा है या नहीं।

क्रोनिक हेपेटाइटिस का क्लीनिकल रूप से पता नहीं लगाया जा सकता है और डायग्नोज़ के लिए परीक्षणों की आवश्यकता होती है। लिवर के कार्यों (लिवर फंक्शन टेस्ट या LFT), हेपेटाइटिस बी (HBsAg), हेपेटाइटिस सी (एंटी-HCV) और फ़ाइब्रोस्कैन परीक्षण के लिए रक्त परीक्षण यह बताने में मदद करते हैं कि क्या चिंता की कोई बात है। यदि तीनों सामान्य हैं, तो आपका लिवर स्वस्थ है।

**प्रश्न 6: क्या ये सभी परीक्षण ऐसे व्यक्ति पर करना आवश्यक है जो बिल्कुल सामान्य महसूस करता हो?**

उत्तर: यह निश्चित रूप से वांछनीय (डिज़ायरेबल) है, क्योंकि शुरुआती चरण (अर्ली स्टेज) में लिवर की बीमारी का पता लगाना और उसका उपचार करना लिवर सिरोसिस के विकास को रोकता है। हेपेटाइटिस बी और हेपेटाइटिस सी के लिए अब बहुत प्रभावी उपचार उपलब्ध है और क्रोनिक हेपेटाइटिस के शुरुआती चरणों को पूरी तरह से उलट दिया जा सकता है।

जब लिवर सिरोसिस के लक्षण जैसे पैरों में सूजन, पेट में पानी, आंतों में रक्तस्राव (ब्लीडिंग) और कमज़ोरी विकसित होती है, तो लिवर को सामान्य स्थिति में लाना मुश्किल हो जाता है। फिर स्वस्थ लिवर को बहाल करने के लिए लिवर ट्रांसप्लांट के ऑपरेशन से गुजरना पड़ सकता है।

अब लिवर फ़ाइब्रोस्कैन नामक एक सरल, दर्द रहित परीक्षण से लिवर की क्षति का शुरुआती पता लगाने में केवल पाँच मिनट लगते हैं। शुरुआती पहचान यह सुनिश्चित करके बहुत लाभ देती है कि आपका लिवर ठीक हो जाए और आप जीवन भर स्वस्थ रहें।

## हेपेटाइटिस बी

जब 22 वर्षीय सिद्धार्थ (बदला हुआ नाम) अपनी मां के इलाज के लिए रक्तदान करने गया, तो उसे यह सुनकर झटका लगा कि उसे हेपेटाइटिस बी का संक्रमण है। वो फ़िट था, अपने कॉलेज की क्रिकेट टीम के लिए खेलता था, और उसे कभी पीलिया (जॉन्डिस) नहीं हुआ था, जिस वजह से उसे अपनी बीमारी पर विश्वास ही नहीं हुआ।

हेपेटाइटिस बी आमतौर पर एक मूक (साइलेंट) संक्रमण है। वैश्विक जागरूकता अभियानों में से एक, क्या मैं नंबर 12 हूं?, का उद्देश्य इस आवृत्ति (फ्रीक्वेंसी) की ओर ध्यान आकर्षित करना था। भारत में, यह दर कुछ कम है; शहर में एक निःशुल्क जांच शिविर के दौरान 2,500 स्वस्थ लोगों में से 43 का परीक्षण सकारात्मक आया। भारत में लगभग 20-40 मिलियन लोग हेपेटाइटिस से संक्रमित हैं, जो एचआईवी से छह से दस गुना अधिक है। यह पुन: उपयोग की गई संक्रमित सुइयों, खराब तरीके से जांचे गए रक्त, शेविंग ब्लेड या कान छिदवाने वाली सुइयों जैसे उपकरणों को साझा (शेयर) करने, प्रसव (चाइल्डबर्थ) के दौरान गर्भवती माँ से, या संक्रमित व्यक्ति के साथ असुरक्षित यौन संबंध के माध्यम से फैलता है।

हेपेटाइटिस बी के बारे में चिंता की बात ये है कि यह कई सालों तक शांत रहता है, जिसके दौरान वायरस लिवर के सैल्स को नष्ट कर देता है, जिससे अंततः लिवर फ़ेलियर (सिरोसिस) या लिवर कैंसर हो जाता है। ये लोग सालों तक बिल्कुल सामान्य महसूस करते हैं। जब लक्षण दिखाई देते हैं, तो उनका लिवर पहले से ही बुरी तरह क्षतिग्रस्त हो चुका होता है।

सिद्धार्थ भाग्यशाली थे कि उनके लिवर को गंभीर क्षति पहुंचने से पहले ही उनका डायग्नोज़ हो गया; उन्हें दवाइयां दी गईं, जिससे संक्रमण अच्छी तरह से दब गया। उनकी मां, जिन्हें खून की उल्टी होती थी, को वायरस के साथ लंबे समय तक संक्रमण से सिरोसिस का डायग्नोज़ किया गया था। उनके छोटे भाई का भी परीक्षण सकारात्मक आया, दोनों बच्चों को संभवतः प्रसव के दौरान उनकी मां से यह संक्रमण हुआ था।

हेपेटाइटिस बी के लिए स्क्रीनिंग टेस्ट प्रसवपूर्व जांच के दौरान एक मानक संस्तुति (स्टैंडर्ड रेकमेंडेशन) बन गई है ताकि गर्भवती मां के नवजात शिशु को जन्म के तुरंत बाद तत्काल टीकाकरण और हेपेटाइटिस बी इम्युनोग्लोबुलिन इंजेक्शन से बचाया जा सके। इसका शायद ही कभी पालन किया जाता है, क्योंकि अधिकांश सरकारी अस्पतालों, सामुदायिक केंद्रों (कम्युनिटी सेंटर्स) और प्राथमिक स्वास्थ्य केंद्रों (प्राइमरी हैल्थ सेंटर्स) में परीक्षण की सुविधाएं उपलब्ध नहीं हैं। भारत के अधिकांश हिस्सों में नवजात शिशुओं के नियमित टीकाकरण (प्रत्येक बाल चिकित्सा

(पेडियेट्रिक) शॉट की कीमत 8 रुपये है; पूर्ण सुरक्षा के लिए तीन शॉट की आवश्यकता होती है, पहले शॉट के एक महीने और छह महीने बाद) को अभी भी सरकारी टीकाकरण कार्यक्रम में शामिल नहीं किया गया है। 150 से अधिक देशों, जिनमें से कुछ आर्थिक रूप से हमसे कम विकसित हैं, ने भी इसे अपनाया है और संक्रमण दर में भारी कमी लाई है।

यह टीका पहले काफी महंगा हुआ करता था, तीन एडल्ट डोज़ के लिए इसकी कीमत 1,500 रुपये थी। लेकिन अब कई कंपनियों द्वारा इसे बनाने के कारण, तीन खुराक की कीमत जीवन भर की सुरक्षा के लिए लगभग 50 रुपये हो गई है। इसके बावजूद, हमने पाया कि लखनऊ में केवल एक तिहाई स्कूली छात्रों को ही टीके लगे हैं। ग्रामीण स्कूलों में यह दर शून्य प्रतिशत से लेकर छह प्रतिशत तक थी। मुद्दा लागत का कम और जागरूकता का अधिक है। जबकि गेट्स और अन्य फाउंडेशन ने एचआईवी संक्रमण के बारे में जागरूकता फैलाने में मदद की है, हेपेटाइटिस बी, जो एचआईवी से दस गुना अधिक लोगों को संक्रमित करता है और मारता है, बड़े पैमाने पर फैला हुआ है।

## हेपेटाइटिस सी

हेपेटाइटिस सी, एक छोटा आरएनए (RNA) वायरस है जो लिवर में संक्रमण और क्षति का कारण बनता है, को सार्वजनिक रूप से तब पहचाना गया जब ‹बेवाच› नामक प्रसिद्ध अंग्रेज़ी टीवी शो की सेलिब्रिटी हिरोइन पामेला एंडरसन को इसका पता चला। जिस तरह से वे इससे संक्रमित हुई वह भी उतना ही सनसनीखेज था: उसने अपने बॉयफ्रैंड टॉमी ली, जो कि संक्रमण से पीड़ित था, त्वचा पर टैटू बनवाने के लिए के साथ सुई साझा की थी।अफवाहों की कहानी और बढ़ी तो पामेला ने इस जानकारी को छिपाने के लिए टॉमी ली के खिलाफ मुकदमा भी दायर किया। लेकिन जैसा कि अक्सर हॉलीवुड में होता है, वे आखिरकार शादी के बंधन में बंध गए।

हेपेटाइटिस सी संक्रमण वास्तव में हममें से ज़्यादातर लोगों की जानकारी से कहीं ज़्यादा आम है। हममें से जो खुद को पूरी तरह स्वस्थ मानते हैं और स्वेच्छा से रक्तदान करते हैं, उनमें से एक प्रतिशत में यह संक्रमण होता है। दूसरे शब्दों में, भारत में लगभग दस मिलियन लोग इस संक्रमण से पीड़ित हैं और उन्हें इसके बारे में पता ही नहीं है।

हेपेटाइटिस सी वायरस एक ऐसा वायरस है जो शायद ही कभी पीलिया (जॉन्डिस) पैदा करता है, जो कि लिवर की बीमारी का आम लक्षण है। यह वायरस लिवर में रहता है और सालों तक इसके सैल्स को कुतरता रहता है। 10-20 साल के इस फेज़ के दौरान, होस्ट में शायद ही कोई लक्षण दिखाई देता है और इसलिए वह मेडिकल सहायता नहीं लेता है। जब लिवर को काफी नुकसान पहुँचता है, तो लिवर सिरोसिस हो जाता है (20 प्रतिशत लोगों में यह विकसित होता है), लक्षण दिखाई देने लगते हैं: सुस्ती, थकान, पैरों में सूजन, पेट फूलना या खून की उल्टी, जो

इस अंतर्निहित (अंडरलाइंग) कारण की ओर ध्यान आकर्षित करते हैं। यह लिवर कैंसर के विकास के जोख़िम को भी बढ़ाता है।

दो सामान्य परिदृश्य (सीनारिओ) हैं: एक चालीस वर्ष की आयु के व्यक्ति का है, जो वीज़ा आवेदन या कार्यकारी जांच के लिए ब्लड टेस्ट करवाते समय अपने लिवर परीक्षण (एसजीपीटी) को असामान्य पाता है, या फिर रक्तदान के लिए स्क्रीनिंग के दौरान किया गया टेस्ट सकारात्मक (पॉज़िटिव) आता है, और आगे के परीक्षणों से पता चलता है कि इसका कारण हेपेटाइटिस सी है। लगभग हमेशा, जब पूछा जाता है, तो वे रक्त आधान (ब्लड ट्रॉसफ्यूज़न), सर्जरी या गैर-डिस्पोजेबल सुइयों के साथ इंजेक्शन के बारे में बताते हैं। ये लोग भाग्यशाली होते हैं, क्योंकि उनका लिवर रोग आमतौर पर उन्नत (एडवांस्ड) नहीं होता है और एंटी-वायरल उपचार से उनके ठीक होने की अच्छी संभावना होती है। दूसरा परिदृश्य (सीनारिओ) एक ऐसे व्यक्ति का है जो लिवर सिरोसिस के लक्षणों के साथ आता है, जिसने 20 या उससे अधिक साल पहले एक कमर्शियल ब्लड बैंक से रक्त आधान (ब्लड ट्रॉसफ्यूज़न) करवाया था। वे उपचार को अच्छी तरह से सहन नहीं कर पाते हैं, उनकी बीमारी लगातार बढ़ती रहती है, और उन्हें लिवर ट्रांसप्लांट की ज़रूरत होती है।

20-30 प्रतिशत मामलों में, हेपेटाइटिस सी लिवर सिरोसिस का कारण होता है, शराब और हेपेटाइटिस बी इसके अगले सामान्य कारण हैं। जिस किसी व्यक्ति ने रक्त आधान (ब्लड ट्रॉसफ्यूज़न) या सर्जरी करवाई है, उसे इस संक्रमण के लिए खुद की जाँच करवानी चाहिए, साथ ही जिस किसी का भी लिवर फंक्शन टेस्ट गड़बड़ दिखाता है, उसे भी यह जाँच करवानी चाहिए। हाल ही में सोफोसबुविर नामक नई मौखिक (ओरल) दवा के लॉन्च होने से अब इसका इलाज आसान हो गया है, जिसे तीन से छह महीने तक रिबाविरिन या पेगीलेटेड इंटरफेरॉन इंजेक्शन के साथ लेना होता है।

दुर्भाग्य से, हेपेटाइटिस बी के विपरीत हेपेटाइटिस सी को रोकने के लिए अभी तक कोई टीका नहीं है। इसलिए, इसकी रोकथाम और समय पर पता लगाना अधिक महत्वपूर्ण हो जाता है। यदि आपको कभी रक्त आधान (ब्लड ट्रॉसफ्यूज़न) या सर्जरी हुई है, तो ये सुनिश्चित करें कि आपने हेपेटाइटिस सी के लिए अपना परीक्षण करवा लिया है।

**हेपेटाइटिस बी की कहानियां**

हेपेटाइटिस बी, लिवर का एक वायरल संक्रमण है, जिसकी कई कहानियाँ हैं - उनमें से कुछ अच्छी हैं, जबकि अन्य दुखद हैं। यहाँ एक ही परिवार से कुछ सबक दिए गए हैं।

**सुखद कहानी 1:** अगर समय पर इसका डायग्नोज़ हो जाए, तो आप अपने लिवर को स्वस्थ रख सकते हैं और इसे नुकसान से बचा सकते हैं।

अनूप (बदला हुआ नाम), एक 36 वर्षीय सॉफ्टवेयर इंजीनियर जो एक बहुराष्ट्रीय कंपनी में काम करता है, और जिसे छह साल पहले रक्त जांच अभियान के दौरान इस संक्रमण का पता चला था, हाल ही में मुझसे मिलने आया था। उसकी ब्लड रिपोर्ट एकदम सही थी: लिवर का काम बिल्कुल सामान्य था, और उसके फाइब्रोस्कैन से पता चला कि उसका लिवर किसी भी स्वस्थ व्यक्ति की तरह नरम और कोमल था। वह इन सभी वर्षों में मात्र 800 रुपये प्रति माह की लागत वाली एक गोली प्रतिदिन पानी के साथ ले रहा था, और उसके खून में किसी भी जीवित वायरस का कोई निशान नहीं था। जब उसने मुझसे पूछा कि वह कितने समय तक जीवित रहेगा, तो मैंने कहा, "जितना भारत में बुजुर्ग लोग जीते हैं।"

**सुखद कहानी 2:** आप एक बहुत ही प्रभावी और किफ़ायती वैक्सीन से संक्रमित होने से बच सकते हैं।

उनकी पत्नी और बच्चे के ब्लड स्क्रीनिंग टेस्ट्स में हेपेटाइटिस बी के लिए नकारात्मक (नेगेटिव) रिज़ल्ट आया था क्यूंकि अनूप ने डॉक्टर की सिफारिश पर उन्हें हेपेटाइटिस बी वैक्सीन के तीन शॉट लगवाए थे। उनके हाल के रक्त परीक्षणों में सुरक्षात्मक एंटीबॉडी के हाई लेवल दिखाई दिए थे। जब मैंने उन्हें बताया कि वे कम से कम एक संभावित गंभीर बीमारी, यानी हेपेटाइटिस बी, से अपने बाकी जीवन के लिए अच्छी तरह से सुरक्षित हैं, तो उनका चेहरा चमक उठा। और क्या वह इस आश्वासन के साथ एक और बच्चा पैदा करने की योजना बना सकते हैं कि संक्रमण नवजात शिशु में नहीं फैलेगा? इस सवाल पर उन्हें हरी झंडी मिल गई थी।

पहले उच्च लागत (हाई कॉस्ट) के बारे में चिंता अब इतिहास बन गई है। जो प्रत्येक शॉट के लिए 500 रुपये खर्च होते थे, अब उसकी कीमत 50 रुपये या उससे कम है। इसका मतलब है कि आप 150 रुपये से भी कम में तीन खुराक के साथ जीवन भर की सुरक्षा पा सकते हैं।

**दुखद कहानी:** हालाँकि अनूप अपनी और अपनी पत्नी और बच्चे की रिपोर्ट से खुश थे, लेकिन उन्हें अपने पिता की बीमारी और मृत्यु की यादों को मिटाना अभी भी असंभव लगता है। वे उन्हें पैरों में सूजन, दर्द और पेट में सूजन के लिए अस्पताल ले गए थे, जहाँ उनके ब्लड टेस्ट और अल्ट्रासाउंड में एक सिकुड़ा हुआ सिरोसिस लिवर और उसमें एक बड़ा कैंसर दिखाया गया था। डॉक्टर ने बताया कि इसका कारण हेपेटाइटिस बी संक्रमण था जो सालों से चल रहा था लेकिन समय पर इसका पता नहीं चल पाया था।

उनका अंत दर्दनाक था। वे बिस्तर पर पड़े रहे, ज़्यादातर समय दर्द से कराहते रहे। पेट से तरल पदार्थ निकालने और महंगी दवाइयाँ देने के लिए उन्हें बार-बार अस्पताल में भर्ती होना पड़ा। अंत में, वे बीच-बीच में कोमा में चले जाते थे। और आखिर में, उन्होंने बहुत ज़्यादा खून की उल्टी की, एक ऐसा नज़ारा जो आज भी परिवार को परेशान करता है।

विश्व हेपेटाइटिस दिवस 28 जुलाई को मनाया जाता है। यह एक ऐसा अवसर है जब अस्पताल और गैर सरकारी संगठन शिविर लगाते हैं और हेपेटाइटिस बी के लिए निःशुल्क जांच और टीकाकरण प्रदान करते हैं। इस वर्ष अपना और अपने प्रियजनों का परीक्षण और टीकाकरण करवाएं।

# मधु और उसका नया लिवर

हर चीज़ का अंत सुखद नहीं होता, और हर चीज़ का अंत नहीं होता।

लेकिन इस बार, वे हमेशा खुशी-खुशी रहे!

मधु (बदला हुआ नाम) अपने नए जीवन के 21वें साल में हैं। अपने खराब हो रहे लिवर के कारण वह लगभग मरने ही वाली थी कि 14 मार्च 2004 को लखनऊ में चमत्कारिक रूप से एक नया लिवर आ गया।

थोड़ा पीछे जाकर देखें तो, 1994 तक वह एक स्वस्थ गृहिणी और माँ थी, जब उसे पीलिया (जॉन्डिस) हुआ। आम तौर पर होने वाले पीलिया के विपरीत, जो अपने आप आते हैं और फिर चले जाते हैं, उसकी लिवर की समस्या बनी रही। एक के बाद एक डॉक्टर, एक हर्बल टॉनिक की जगह दूसरा टॉनिक, आखिरकार सब करके देखने के चार साल बाद वह एक एडवांस्ड मेडिकल सेन्टर पहुंची। परीक्षणों से पता चला कि उसकी पुरानी लिवर की बीमारी आम संक्रामक (इंफेक्टिव) वायरस बी या सी के कारण नहीं थी, बल्कि ऑटोइम्यून हेपेटाइटिस नामक एक दुर्लभ स्थिति के कारण थी, एक ऐसी स्थिति जिसमें शरीर की रक्षा करने वाले सैल्स और इम्यून सिस्टम अपने ही अंगों पर हमला करना शुरू कर देते हैं, जैसे उसके मामले में, उसके लिवर पर हुआ।

ऑटोइम्यून हेपेटाइटिस कुछ हद तक दुर्लभ है; यह हेपेटाइटिस या लिवर सिरोसिस के सभी लंबे समय तक चलने वाले मामलों में से दो से पांच प्रतिशत के लिए जिम्मेदार है। इससे महिलाएं आमतौर पर पांच गुना अधिक प्रभावित होती हैं। इसका डायग्नोसिस ब्लड और लिवर के विशेष टेस्टों के एक सेट द्वारा किया जाता है। यदि समय पर पता चल जाए, तो इस रोग को कॉर्टिकोस्टेरॉइड जैसी इम्यून-सप्रेसिव दवाओं से नियंत्रित किया जा सकता है।

मधु हमारे पास कुछ देर से पहुंची थी, जब उसके लिवर का एक बड़ा हिस्सा हमेशा के लिए क्षतिग्रस्त (डैमेज) हो चुका था। लिवर के चालू हिस्से को बचाने के लिए उसे इम्यूनोसप्रेसिव दवाओं से ट्रीटमेन्ट दिया गया था। उसके जीवन में उतार-चढ़ाव आए, लेकिन वह लगभग आठ साल तक काफी हद तक स्वस्थ रही। 2002 तक, उसका लिवर कमज़ोर हो गया था; उसके पेट में पानी भर गया था, पैरों में सूजन आ गई थी और दवाओं के साइड इफेक्ट भी थे। तब यह स्पष्ट हो गया कि केवल लिवर ट्रांसप्लांट ही उसके जीवन में स्वास्थ्य को वापस ला सकता था।

उनके पति, जो एक बैंक कर्मचारी हैं, ने अपनी पूरी कोशिश की; उन्होंने भारत में विभिन्न लिवर ट्रांसप्लांट केंद्रों से परामर्श किया, अपने लिवर का एक हिस्सा दान करने की पेशकश की, और उनके इलाज की बढ़ती लागतों को पूरा करने के लिए बड़े ऋण लिए। दुर्भाग्य से, उन्हें लिवर दान करने के लिए चिकित्सकीय रूप से अयोग्य माना गया क्योंकि उन्हें गंभीर फ़ैटी लिवर था। इसके साथ ही, मधु के लिए लगभग सारी उम्मीदें खत्म हो गई थीं।

13 मार्च 2004 को, दिल्ली के एक अस्पताल में दुर्घटना के बाद वेंटिलेटर पर पड़े एक व्यक्ति को ब्रेन डेड घोषित कर दिया गया। ऐसी मुश्किल परिस्थितियों में, उसके रिश्तेदारों ने हिम्मत करके उसका लिवर दान करने के लिए सहमति जताई, जिसमें उसके शरीर से लिवर निकालकर किसी ऐसे ज़रूरतमंद व्यक्ति को लगाया जाता है जिसका लिवर खराब हो चुका है। एम्स के डॉ. पीयूष साहनी ने लिवर निकाला और 14 तारीख की सुबह लखनऊ पहुंचे। मधु को संजय गांधी पोस्टग्रेजुएट इंस्टिट्यूट ऑफ़ मेडिकल साइंसेज़ के ऑपरेशन थियेटर में ले जाया गया, जहां डॉ. राजन सक्सेना और डॉ. पीयूष साहनी ने मधु में नया लिवर प्रत्यारोपित किया। यह वाकई किस्मत का खेल था! दानकर्ता (डोनर) के रिश्तेदार इतने उदार थे कि उन्होंने किसी और की जान बचाने के लिए प्रचार की मांग नहीं की और नाम न बताने का अनुरोध किया।

मधु 21 साल बाद भी स्वस्थ हैं। उनकी बेटी की शादी अभी तीन साल पहले हुई थी।

कृतज्ञता के प्रतीक के रूप में, मधु और उनके पति पिछले दो दशकों से लिवर फेलियर से पीड़ित रोगियों और इसी तरह की समस्याओं से जूझ रहे उनके रिश्तेदारों को निःशुल्क परामर्श प्रदान कर रहे हैं। और जब वे उस चमत्कारी क्षण को याद करते हैं, जब उन्हें एक डोनर मिला था, तो उनकी आँखें आज भी भर आती हैं।

# डायबिटीज़ से लड़ाई

शुरुआत करने का साहस और सहन करने का अनुशासन होने पर,
जीत तो केवल समय की बात है।

यह महज संयोग नहीं हो सकता कि मेरे टैक्सी ड्राइवर, श्री यादव, जो मेरे राज्य उत्तर प्रदेश से ताल्लुक रखते हैं, सुबह-सुबह, भोर के समय, मुझे दक्षिण मुंबई के एक होटल से एयरपोर्ट ले जा रहे थे, उन्होंने डॉक्टरों और बीमारी के साथ अपने हाल के अनुभव के बारे में बात शुरू की। जब कुछ महीने पहले उनके पैर के अंगूठे में संक्रमण हुआ था जो घरेलू उपचार से ठीक नहीं हुआ, तो वे थक हार के डॉक्टर के पास गए और ब्लड टेस्ट से पता चला कि उनका फास्टिंग ब्लड शुगर 300 के आसपास था।

मधुमेह (डायबिटीज़) शब्द ने उसे हिलाकर रख दिया था। वह न केवल अपनी पत्नी और दो छोटे बच्चों के लिए, जो उसके साथ इस शहर में रहते थे, बल्कि अपने गाँव के घर में एक बड़े, विस्तारित परिवार के लिए एकमात्र कमाने वाला था। उसने सुना था कि डायबिटीज़ के बाद अक्सर हृदय और गुर्दे (किडनी) की समस्याएँ होती हैं।

हमारी इस बातचीत के दौरान मैंने देखा कि हम उस वक़्त मरीन ड्राइव से गुज़र रहे थे, जहाँ एक बहुत बड़ी संख्या में लोग समुद्र के किनारे के रास्ते पर इकट्ठा हो रहे थे और समुद्र तटों की तरफ़ जा रहे थे।

मैंने सुना था कि पेरिस शहर कभी सोता नहीं। लेकिन यह सुबह छह बजे की मुंबई थी। मेरे सवाल को भांपते हुए श्री यादव ने कहा, "दस साल पहले इस समय ये रास्ते सुनसान हुआ करते थे। अब डायबिटीज़ के डर से ये सब यहीं हैं!"

मैंने सभी उम्र और दोनों लिंगों के लोगों को तरह-तरह की कसरत करते देखा: जॉगिंग, टहलना, अपने शरीर को स्ट्रेच करना और अपने पालतू कुत्तों को अपने साथ खींचकर एक और दिन की स्वस्थ शुरुआत करना। उनके चेहरे लखनऊ के खुशमिजाज़ और जीवंत चेहरों के बजाय, जैसा कि मुंबईवासियों के साथ होता है, अपनी विलक्षण गतिविधियों (सिंगुलर परसूट्स) में प्रखर थे। लेकिन उन्हें साधुवाद; वे सुबह से ही इस काम में लगे हुए थे, अपनी अतिरिक्त चर्बी को कम करने की

कोशिश कर रहे थे, अपने दिल की धड़कनों को तेज़ कर रहे थे, अपनी सहनशक्ति को बढ़ा रहे थे और खतरनाक डायबिटीज़ से बचने की कोशिश कर रहे थे।

श्री यादव ने आगे कहा, "सर, मैंने भी तीन महीने में दस किलो वज़न कम किया और मिठाई कम करके और हर दिन पाँच किलोमीटर पैदल चलकर अपना वज़न 110 किलो से घटाकर 100 किलो कर लिया। मेरा शुगर लेवल कम हो गया और घाव भी ठीक हो गया।"

मेरे बिना पूछे सवाल, "इसके बाद क्या हुआ?" पर उन्होंने जवाब दिया, "मैंने व्यायाम करना बंद कर दिया और तीन किलो वज़न फिर से बढ़ गया।"

क्या उन्हें इसका पछतावा है? वे अपने गांव के बुजुर्गों की पारंपरिक सलाह - आराम करने, और खुद को आगे बढ़ाने, दौड़ने और वज़न कम करने, जैसे कि मुंबईवासी अभ्यास करते हैं और उपदेश देते हैं, इनके बीच कुछ हद तक उलझा हुआ लग रहा था।

जब हम एयरपोर्ट के पास पहुंचे, तो उन्होंने मुझे आखिरी स्पिनर फेंका और पूछा, "आप क्या करते हैं, सर?"

मैं स्वभाव से आलसी हूँ, और व्यायाम के लिए जल्दी उठना, या, सुबह की उड़ान पकड़ना, हमेशा से ही मेरे लिए सबसे बड़ी सज़ा रही है।

जब हम हवाई अड्डे पर अलग हुए, तो हम दोनों ने अपनी जड़ों और गुणों से एकजुट महसूस किया और मन ही मन अपने पारंपरिक आलस्य को त्यागने और डायबिटीज़ जैसे एक आम दुश्मन को दूर रखने के लिए अपने जीवन में और अपने-अपने शहरों में कसरत की दैनिक ख़ुराक को फिर से शुरू करने का संकल्प लिया।

# डायबिटीज़ और लिवर

क़िताबों के बिना बीमारी का अध्ययन करना एक अनजाने समुद्र में तैरने जैसा है,

जबकि रोगियों के बिना क़िताबों का अध्ययन करना समुद्र में बिल्कुल भी ना जाने जैसा है।

- सर विलियम ओस्लर

कोई भी व्यक्ति ये जान कर आश्चर्यचकित हो सकता है कि डायबिटीज़ में, जिसमें ब्लड शुगर का स्तर बढ़ जाता है, हमें लिवर के बारे में चिंता करने की आवश्यकता क्यों है। या, इस मामले में, ब्लड शुगर रिपोर्ट को भी गंभीरता से क्यों लिया जाता है।

डॉक्टरों ने महसूस करना शुरू कर दिया है कि बढ़े हुए ब्लड शुगर की वैल्यू केवल हिमशैल (आइसबर्ग) का छोटा सा सिरा (टिप) है। टाइप 2 डायबिटीज़, वयस्कता (एडल्टहुड) में होने वाली इस बीमारी का कॉमन रूप है, जो अक्सर रोगियों में शरीर के कई अन्य अंगों, जैसे कि गुर्दे (किडनी), मस्तिष्क (ब्रेन), रक्त वाहिकाओं (ब्लड वैसेल्स), हृदय (हार्ट), पैर (फ़ीट) और यकृत (लिवर) के साथ समस्याएं विकसित करता है।

टाइप 2 डायबिटीज़ में समस्या की जड़ में यह सवाल है, «ब्लड शुगर का स्तर क्यों बढ़ता है?» इसका सहज (सिम्पल) उत्तर है के इंसुलिन नामक हार्मोन की कमी होगी, जो अग्न्याशय (पैंक्रियास) द्वारा निर्मित होता है और ब्लड शुगर के स्तर को कम करने का काम करता है। अपेक्षाओं के विपरीत, इस स्थिति में ब्लड शुगर का स्तर आमतौर पर बढ़ जाता है।

इसलिए, इसका उत्तर जटिल (कॉम्प्लेक्स) है, लेकिन यह इंसुलिन रेसिस्टेन्स (IR) नामक अंतर्निहित (अंडरलाइंग) स्थिति की पहचान से शुरू होता है। जैसे-जैसे समय बीतता है, कुछ लोगों को रक्त में अधिक से अधिक मात्रा में इंसुलिन की आवश्यकता होती है ताकि ब्लड शुगर को सैल्स में धकेला जा सके और शुगर को नियंत्रित रखा जा सके।

यह टाइप 1 डायबिटीज़ के विपरीत है, जो इंसुलिन उत्पादन में कमी के कारण होता है। लेकिन आम टाइप 2 डायबिटीज़ की विशेषता, कम से कम इसके शुरुआती चरणों में, न केवल हाई ब्लड शुगर लेवल्स बल्कि हाई इंसुलिन लेवल्स से भी होती है।

IR शरीर में कई बदलाव लाता है, जैसे कि बेसमेंट मेम्ब्रेन का मोटा होना, वह तल जिस पर शरीर के सभी अंगों के सैल्स लाइन में होते हैं, और ब्लड सर्कुलेशन में फ़ैटी एसिड को ऊपर धकेलता है, जो फिर लिवर और ब्लड वैसेल्स में जमा हो जाता है।

इसलिए, डायबिटीज़ शरीर के कई अंगों को प्रभावित करता है और आमतौर पर अकेले नहीं होता है। यह मोटापे, बढ़े हुए ब्लड लिपिड्स (कोलेस्ट्रॉल या ट्राइग्लिसराइड्स) और हाई ब्लड प्रेशर से जुड़ा हो सकता है, ये सभी बुनियादी क्रियाविधि (अंडरलाइंग मैकेनिस्म) के रूप में IR के कारण हो सकते हैं।

किडनी, आंखों, पैरों और हृदय को प्रभावित करने वाला डायबिटीज़ अब आम बात है। लिवर पर इसके प्रभाव अक्सर नज़रअंदाज़ हो जाते हैं।

फ़ैटी लिवर टाइप 2 डायबिटीज़ के रोगियों में बहुत आम तौर पर देखा जाता है और 70 प्रतिशत तक में एक साधारण अल्ट्रासाउंड जांच से इसका पता लगाया जा सकता है। यह स्थिति लिवर के सैल्स में फ़ैट के अत्यधिक संचय के कारण होती है। लिवर आमतौर पर बड़ा होता है और देखने में पीला और चिकना होता है।

फ़ैटी लिवर के शुरुआती चरणों में आमतौर पर कोई स्पष्ट लक्षण नहीं होते हैं। इसका डायग्नोज़ लिवर फ़ंक्शन टेस्ट (रक्त में AST, ALT, या GGT स्तर) की जाँच के दौरान असामान्य रीडिंग आने पर या अल्ट्रासाउंड जाँच के दौरान किया जाता है।

CAP के साथ लिवर फ़ाइब्रोस्कैन का नवीनतम (लेटेस्ट) वर्ज़न अधिक विश्वसनीय, तेज़, सटीक और दर्द रहित परीक्षण है। यह मशीन कम आवृत्ति (लो-फ्रीक्वेंसी) वाली अल्ट्रासाउंड वेव्स का उपयोग करती है और एक नई तकनीक के माध्यम से, लिवर में फ़ैट की मात्रा को मापने में सक्षम है। यह अल्ट्रासाउंड से बेहतर है क्योंकि केवल अल्ट्रासाउंड निश्चित रूप से कोई जानकारी नहीं दे सकता है, और अक्सर सोनोग्राफर की धारणा पर निर्भर करता है कि ये हल्का है या गंभीर।

लिवर में फ़ैट का अनुमान लगाने के लिए और टेस्ट भी हैं। ये टाइम-टेस्टेड तरीका लिवर की बायोप्सी है; यह प्रक्रिया दर्दनाक है और इसके लिए एक दिन के लिए अस्पताल में भर्ती होने की आवश्यकता होती है। अन्य तरीकों में MRI का एक विशेष वर्ज़न शामिल है जो फ़ैट को मापने के लिए स्पेक्ट्रोस्कोपी का उपयोग करता है। हालाँकि, फ़ाइब्रोस्कैन सबसे सरल और आसान तरीका बनकर उभरा है।

फ़ैटी लिवर रोग शुरुआती चरणों में हालाँकि कई लक्षण पैदा नहीं करता है, और कभी-कभी लिवर फंक्शन के लिए किये गए ब्लड टेस्ट भी सामान्य होते हैं, यह एक हानिरहित स्थिति नहीं है। रिसर्च से पता चलता है कि जिन रोगियों के लिवर में अतिरिक्त फ़ैट होता है, वे जल्दी मर जाते हैं; यानी, उनका जीवन उनके फ़ैट-फ्री समकक्षों (काउंटरपार्ट्स) की तुलना में कम होता है।

लिवर फ़ैट क्या क्या नुकसान देता है? उनमें से कुछ में लिवर में कमज़ोरी की स्थिति विकसित हो जाती है जिसे लिवर सिरोसिस कहते हैं। इस स्थिति में, लिवर के सैल्स धीरे-धीरे मर जाते हैं और उनकी जगह स्कार टिशूज़ आ जाते हैं। लिवर धीरे-धीरे ख़राब काम करना शुरू कर देता है, जिससे कभी-कभी पैरों में सूजन या पेट में पानी जमा हो जाता है। भोजन नली की नसें फूल सकती हैं और फट भी सकती हैं, जिससे ख़ून की उल्टी हो सकती है।

जब लिवर सिरोसिस के कारण लिवर बहुत कमज़ोर हो जाता है, तो कभी-कभी इस रोगग्रस्त अंग के ट्रांसप्लांट की आवश्यकता होती है। यह स्थिति इतनी आम होती जा रही है कि लिवर ट्रांसप्लांट के सभी कारणों में से लगभग एक तिहाई इसी के कारण होते हैं।

यह हमेशा स्पष्ट नहीं होता कि कुछ लोगों में बीमारी तेज़ी से क्यों बढ़ती है और दूसरों में धीरे-धीरे। ज़ाहिर है, जिन लोगों में मोटापा, अत्यधिक शराब का सेवन, हाई ब्लड प्रेशर या हाई ब्लड कोलेस्ट्रॉल जैसे फ़ैक्टर योगदान देते हैं, उनमें इस बीमारी की तेज़ी से प्रगति होने की संभावना अधिक होती है। लेकिन डॉक्टरों को अभी भी यह निश्चित रूप से पता नहीं है कि कुछ लोगों में तेज़ी से प्रगति क्यों होती है जबकि अन्य वर्षों तक स्थिर रहते हैं।

लिवर फ़ाइब्रोस्कैन के आगमन ने आजकल फ़ैटी लिवर वाले रोगियों के आंकलन के तरीके में महत्वपूर्ण बदलाव किया है। फ़ैट की मात्रा का अनुमान शुरुआती बिंदु है। बहुत अधिक मात्रा वाले लोगों को अपने लिवर को आकार में लाने के लिए कड़ी मेहनत करने की आवश्यकता है।

इस टेस्ट से लिवर की स्टिफनैस का भी पता चलता है और ये बताता है कि क्या लिवर में घाव बनना शुरू हो गया है। अगर ऐसा है, तो आपको गंभीर हो जाना चाहिए और यह सुनिश्चित करने के लिए कड़ी मेहनत करने की ज़रूरत है कि बीमारी लिवर फ़ेलियर की स्टेज तक न पहुँच जाए, जिसके लिए लिवर ट्रांसप्लांट की ज़रूरत पड़ सकती है।

एक नई रिसर्च से पता चला है कि डायबिटीज़ और फ़ैटी लिवर वाले रोगियों में लिवर कैंसर होने का जोखिम अधिक होता है। इसके लक्षण अक्सर धीमे से आते हैं, या फिर इमेजिंग टेस्टों में संयोग से पकड़े जाते हैं, लेकिन कुछ महीनों में ये आक्रामक रूप से बढ़ते हैं। वैज्ञानिक इस बात पर विचार कर रहे हैं कि क्या सभी टाइप 2 डायबिटीज़ रोगियों को उनके लिवर में अतिरिक्त फ़ैट के साथ समय-समय पर सीटी स्कैन या एमआरआई स्कैन के साथ निगरानी की जानी चाहिए ताकि शुरुआत में ही लिवर कैंसर का पता लगाया जा सके।

डायबिटीज़ रोगियों के गॉलब्लैडर में पथरी भी अधिक बार बनती है। दर्द या जटिलताएँ (कॉम्प्लीकेशन्स) पैदा होने से पहले ही उन्हें लेप्रोस्कोपिक सर्जरी से निकालना सबसे अच्छा है।

**निष्कर्ष:**

डायबिटीज़ के रोगियों में फ़ैटी लिवर होने का खतरा बहुत अधिक होता है। यह स्थिति, जिसे पहले हानिरहित माना जाता था, इसमें अब रोगियों में लिवर सिरोसिस या लिवर कैंसर का काफ़ी बड़े अनुपात (प्रोपोरशन) में विकास होता देखा गया है। आहार (डाइट), व्यायाम (एक्सरसाइज़) और दवाओं (मेडिकेशन्स) के साथ उचित शारीरिक वज़न बनाए रखने और डायबिटीज़ पर अच्छे नियंत्रण से उसका जोखिम कम हो जाता है। समय-समय पर किए जाने वाले नए टेस्ट्स और स्क्रीनिंग प्रोग्राम, लिवर की समस्याओं का बेहतर पता लगाने और उनका इलाज करने में मदद करते हैं।

# मधुमेह रोगियों में आंत संबंधी समस्याएँ

वे पानी को गंदा कर देते हैं जिससे वह गहरा लगता है।

- फ्रीड्रिक नीचह

डायबिटीज़ के शरीर पर पड़ने वाले अनेक प्रतिकूल प्रभावों में से एक परेशानी भरा प्रभाव यह है कि कुछ लोगों में शौच के लिए बार-बार शौचालय जाना पड़ता है। डायबिटीज़ के रोगियों में गैर-डायबिटीज़ रोगियों की तुलना में बार-बार लूज़ मोशन की संभावना लगभग दोगुनी होती है।

1,500 से अधिक डायबिटीज़ रोगियों पर किए गए एक हालिया अध्ययन में पाया गया कि 15 से 30 प्रतिशत डायबिटीज़ रोगियों में दस्त (प्रतिदिन तीन से अधिक बार या लूज़ मोशन) की शिकायत थी। यह उन लोगों में अधिक आम था जिनका शुगर स्तर ठीक से नियंत्रित नहीं था और जिन्हें लंबे समय से डायबिटीज़ है।

इसके कई कारण हैं और ये साधारण ट्रिगर से लेकर अधिक कॉम्प्लेक्स मुद्दों तक भिन्न हो सकते हैं।

* डायबिटीज़ के रोगियों द्वारा ली जाने वाली कुछ दवाइयाँ और फ़ूड ऐडीटिव्स (भोजन का स्वाद और अन्य गुण बढ़ाने के लिए उसमें मिलाये जाने वाले पदार्थ) दस्त का कारण बन सकते हैं। इनमें कुछ कृत्रिम मिठास (आर्टिफिशल स्वीटनर्स), जैसे सुक्रालोज़, और दवाइयाँ, जैसे मेटफ़ॉर्मिन और एकराबोज़ शामिल हैं।

* सीलिएक रोग, ग्लूटेन नामक गेहूं के एक घटक (कॉम्पोनेन्ट) के प्रति प्रतिरक्षा संवेदनशीलता (इम्यून सेंसिटिविटी), डायबिटीज़ रोगियों, विशेष रूप से युवा लोगों में, अधिक आम है। यह आमतौर पर बचपन में दस्त, एनीमिया और ग्रोथ फ़ेलियर के रूप में होता है, लेकिन बालिग डायबिटीज़ रोगियों में ये 'एडल्ट' अवतार के रूप में भी प्रकट हो सकता है। एक साधारण ब्लड टेस्ट इस समस्या को हल करने में मदद करता है।

* इसका एक अन्य महत्वपूर्ण कारण छोटी आंत में बैक्टीरिया की अतिवृद्धि (ओवर ग्रोथ) है, जिसे SIBO कहा जाता है। इस स्थिति में, छोटी आंत, जो आमतौर पर बैक्टीरिया से ज्यादा भरी नहीं होती है, कुछ हद तक बहुत अधिक संख्या में कीड़ों से भर जाती है जो भोजन को तोड़ते हैं, पाचन (डाइजेशन) और अवशोषण (एब्सॉर्प्शन) में बाधा डालते हैं।

* डायबिटिक ऑटोनॉमिक न्यूरोपैथी आंत्र विकार (इंटेस्टाइनल डिस्फ़न्क्शन) का एक और महत्वपूर्ण और विशिष्ट कारण है जो लंबे समय से डायबिटीज़ रोगियों में शुगर के खराब नियंत्रण के साथ होता है। इस स्थिति में, तंत्रिकाएँ (नर्व) कमज़ोर और क्षतिग्रस्त हो जाती हैं, जिससे ठीक से शौच नहीं होता है। यह आमतौर पर अकेले नहीं आता है और स्वायत्त ख़राबी (ऑटोनॉमिक मालफंक्शन) के अन्य रूपों से जुड़ा होता है, जैसे कि पोस्चरल हाइपोटेंशन (लेटने की स्थिति से खड़े होने पर चक्कर आना), मूत्राशय पर खराब नियंत्रण, चाल में अस्थिरता, इत्यादि।

* हालाँकि, यह ध्यान रखना महत्वपूर्ण है कि गैर-डायबिटीज़ रोगी में होने वाले दस्त के अन्य सभी कारण डायबिटीज़ रोगी में भी हो सकते हैं। भारत में आम संक्रमणों में अमीबा, गियार्डिया, शिगेला, साल्मोनेला और क्रिप्टोस्पोरा शामिल हैं। इन संक्रमणों का पता लगने या संदेह होने पर इनका इलाज किया जाना चाहिए।

* सूजन आंत्र रोग (इंफ्लेमेटरी बॉवेल डिज़ीज़ या IBD) की दो किस्में - अल्सरेटिव कोलाइटिस और क्रोहन रोग - डायबिटीज़ वाले लोगों में हो सकती हैं। डायग्नोसिस के लिए मल (स्टूल), रक्त (ब्लड) और आंतों (इंटेस्टाइन) की जांच की आवश्यकता होती है। यह याद रखना भी समझदारी है कि कोलन कैंसर, जो उम्र के साथ अधिक आम हो जाता है, डायबिटीज़ रोगियों में भी हो सकता है।

* एक और समस्या जो उम्र बढ़ने के साथ और भी ज़्यादा होती है, वह है मल को पूरी तरह से बाहर निकालने के लिए मलाशय के संकुचन (रेक्टल कॉन्ट्रैक्शंस) का ठीक से समन्वय न होना, या जैसा कि उन्हें कहा जाता है, डेफेकेशन डिसऑर्डर्स। बायोफ़ीडबैक के साथ डायग्नोसिस और उपचार (ट्रीटमेंट) बहुत मददगार हो सकता है।

* आईबीएस (IBS) जैसी आम समस्या को नज़रअंदाज़ नहीं किया जाना चाहिए, यह एक ऐसी स्थिति है जिसमें आंतें अपेक्षा से ज़्यादा उत्साह और जोश के साथ चलती हैं। इसका डायग्नोज़ सावधानी से तभी किया जाना चाहिए जब ऊपर दी गई सूची की जाँच करके उसे बाहर निकाल दिया गया हो।

* डायबिटीज़ रोगियों में दस्त का डायग्नोसिस और मैनेजमेंट वास्तव में एक क्लीनिकल चुनौती हो सकती है, लेकिन जागरूकता ही इसकी कुंजी हो सकती है।

# उपवास से डायबिटीज़ को ठीक करें

कोई भी व्यक्ति बहुत लम्बे समय तक तट से नज़र हटाए
बिना नई भूमि की खोज नहीं कर सकता।

- आंद्रे गिडे

डायबिटीज़ रोगियों के लिए रिसर्च की दुनिया में कुछ उत्साह है। हाल ही में किए गए एक प्रयोग से पता चला है कि डायबिटीज़, एक ऐसी बीमारी जिसे अपरिवर्तनीय (इर्रिवर्सिबल) और जीवन भर प्रगतिशील (प्रोग्रेसिव) माना जाता रहा है, उसको उलटा (रिवर्स) किया जा सकता है। पैंक्रियास, विशेष रूप से इसके बीटा सैल्स जो इंसुलिन का उत्पादन करते हैं, उनको पुनर्जीवित (रीजेनरेट) करने के लिए प्रेरित किया जा सकता है, जिससे डायबिटीज़ को रिवर्स किया जा सकता है।

अमेरिका के साउथ कैलिफोर्निया विश्वविद्यालय के डॉ. वाल्टर लोंगो और उनके सहयोगियों ने, जिन्होंने प्रतिष्ठित पत्रिका ‹सेल्ल› में अपने निष्कर्ष प्रकाशित किए, दिखाया कि डायबिटीज़ के रोगी चूहों के पैंक्रियास को एक विशेष प्रकार के उपवास आहार (फास्टिंग डाइट) से पुनर्जीवित किया जा सकता है।

ऐसा लगता है कि उपवास करने से पैंक्रियास को लगातार कैलोरी की बौछार से कुछ राहत मिलती है, जो इस थके हुए ग्लैंड से इंसुलिन के अधिक से अधिक उत्पादन की मांग करता है, जिससे उसे ठीक होने का समय मिलता है।

उनके प्रयोग में, डायबिटीज़ के रोगी चूहों को कुछ महीनों के लिए ‹उपवास-नकल आहार› (फास्टिंग मिमिकिंग डाइट) पर रखा गया था। डाइट में कैलोरी, कार्बोहाइड्रेट और प्रोटीन कम थे, लेकिन अनसैचुरेटेड फ़ैट्स अधिक थे। भुखमरी की अवधि को ‹25 दिनों तक कितना-भी-खाने-पीने› के दिनों के साथ वैकल्पिक (ऑलटरनेट) किया गया था। उन्हें ये देख के आश्चर्य हुआ कि चूहों ने डायबिटीज़ के साथ-साथ बीटा सैल फ़ंक्शन में भी उल्लेखनीय सुधार दिखाया।

डॉ. वाल्टर लोंगो कहते हैं, «हमारा निष्कर्ष यह है कि चूहों को चरम अवस्था (एक्सट्रीम स्टेट) में धकेलने और फिर उन्हें वापस लाने से - उन्हें भूखा रखकर और फिर से खिलाकर - पैंक्रियास के सैल्स को किसी प्रकार के विकासात्मक (डेवेलपमेंटल) रीप्रोग्रामिंग का उपयोग करने के लिए प्रेरित किया जाता है जो अंग के उस हिस्से का पुनर्निर्माण करता है जो अब काम नहीं कर रहा है।»

"

डायबिटीज़ की उभरती महामारी आनुवंशिक रूप से प्रवृत्त (जेनेटिकली प्रीडिस्पोज़) व्यक्तियों द्वारा अतिरिक्त कैलोरी के अंतर्ग्रहण (इंजेशन) से संबंधित प्रतीत होती है। यह शुरू में IR की ओर ले जाता है, जहाँ हार्मोन को सैल्स में ग्लूकोज़ को चलाने और मेटाबॉलाइज़ करने में कठिनाई होती है, बदले में पैंक्रियास में इसके बढ़े हुए उत्पादन को स्टिमुलेट करता है। समय के साथ, ग्लैंड थक जाता है, और इंसुलिन का उत्पादन कम हो जाता है।

उपवास करना या भूखा रहना, पैंक्रियास को फिर से सक्रिय करने में मदद करता है। कई अध्ययनों से पता चला है कि जो लोग समय-समय पर उपवास करते हैं, उनमें डायबिटीज़ होने की संभावना कम होती है। दोनों विश्व युद्धों के दौरान, डायबिटीज़ की वजह से मृत्यु दर में तेज़ी से गिरावट आई। युद्ध के बीच की अवधि में, जैसे-जैसे लोग अपनी आदत के अनुसार खाने की आदतों में वापस आए, उनकी मृत्यु दर फिर से बढ़ गई।

इस ख़बर के उतनी सुर्खियाँ नहीं बनने का कारण शायद यह है कि पैंक्रियास को पुनर्जीवित करने का थेराप्यूटिक फार्मूला न तो किसी दवा कंपनी द्वारा विपणन की गई (मार्केटेड) दवा है और न ही ऑनलाइन प्रचारित कोई पेटेंटेड फ़ैड डाइट है।

1920 के दशक की शुरुआत में इंसुलिन की खोज के बाद, सारा ध्यान डायबिटीज़ के इलाज के रूप में इसी पर चला गया। हालाँकि यह टाइप 1 के लिए एक बड़ी प्रगति थी, लेकिन टाइप 2 डायबिटीज़ के लिए रामबाण नहीं थी। लेकिन धीरे धीरे, उपवास में अधिकांश रुचि गायब हो गई क्योंकि डॉक्टरों ने इस बात पर ध्यान केंद्रित किया कि अगली सदी के लिए उनका मंत्र क्या होगा - दवाएँ, दवाएँ और अधिक दवाएँ।

नवरात्रि, रमज़ान या फिर किसी भी अवसर पर आप समय-समय पर उपवास को नए युग की बीमारी के लिए एक आशाजनक उपाय बना सकते हैं।

# V. विविध रोग

**जीवन को पीछे की ओर से समझना चाहिए,
लेकिन इसे आगे की ओर से जीना चाहिए।**

**- सोरेन कीर्कगार्ड**

01

# सिरदर्द

परिपक्वता (मैच्युरिटी) इस बात को समझने में है कि कितनी चीज़ों के लिए आपकी राय की आवश्यकता नहीं होती।

सिरदर्द इतना आम है कि अगर आपको कभी न हुआ हो तो यह संदेह पैदा होता है कि क्या वाकई सिर है भी के नहीं। जबकि ज़्यादातर सिरदर्द अहानिकर और क्षणिक होते हैं और समय के साथ या दर्द निवारक दवा से ठीक हो जाते हैं, लेकिन कुछ सिरदर्द चिंताजनक अंतर्निहित (अंडरलाइंग) समस्याओं के संकेत हो सकते हैं।

सिर में अक्सर दर्द तब होता है जब शरीर के दूसरे अंग तनाव में होते हैं। यह मौसमी बुखार और उपवास के साथ होता है और अक्सर तेज़ धूप में दिन भर काम करने के बाद होता है। परीक्षा की तैयारी, अंतरराष्ट्रीय यात्रा या आखिरी फ़ीफ़ा विश्व कप मैच देखने के लिए रात की नींद हराम करने के बाद यह असामान्य नहीं है। युवा महिलाओं के सिर में अक्सर पीरियइस से पहले या उसके दौरान दर्द होता है। यह मानसिक तनाव जैसे बॉस की डांट, काम पर झगड़ा या घर में झगड़े के कारण भी हो सकता है।

माइग्रेन सिरदर्द का एक आम लेकिन विशिष्ट (स्पेसिफ़िक) रूप है जो सिर में धमनियों (आर्टरीज़) की ऐंठन के कारण होता है। अपने ठेठ (टिपिकल) पैटर्न में, ये हमले सिर के आधे हिस्से में हल्के दर्द से शुरू होते हैं, जो अक्सर बिजली की चमक (लाइट फ्लैशेस) या जगमगाती रोशनी जैसी चमचमाती चीज़ों से जुड़े होते हैं। कुछ घंटों के बाद, यह सिर में बहुत तीव्र दर्द में बदल जाता है, जो अक्सर मतली (नौज़ीया), उल्टी और बेचैनी के साथ जुड़ा होता है। इस अवस्था में दर्द निवारक दवाएँ काम नहीं करती हैं। सो जाने से अक्सर दौरा खत्म हो जाता है, लेकिन कुछ रोगियों में यह एक या दो दिन तक चलता रहता है।

माइग्रेन से पीड़ित लोग अक्सर यह पहचानना सीख जाते हैं कि उनके दौरे किस वजह से शुरू होते हैं (मासिक धर्म, उपवास, तेज़ धूप, नींद की कमी, रेड वाइन या चीज़, शारीरिक या भावनात्मक (इमोशनल) तनाव, आदि) और साथ ही शुरुआती फ़ेज़ में दर्द निवारक दवा (पेनकिलर) लेने से बड़े और ज़बरदस्त दर्द के दौरे को रोकने में मदद मिलती है। ट्रिगर से बचने से दौरे कम करने में भी मदद मिलती है। अगर वे लगातार और तीव्र होते हैं, तो प्रोप्रानोलोल या सिबेलियम जैसी हल्की दवाएँ बहुत मददगार होती हैं। अगर नियमित रूप से योग और सकारात्मक जीवनशैली (पॉज़िटिव लाइफस्टाइल) जैसे बदलाव किए जाएँ, तो अक्सर बहुत राहत मिलती है।

दिन के अंत में होने वाले ज़्यादातर तनाव-संबंधी सिरदर्दों के विपरीत, सुबह-सुबह होने वाले सिरदर्द का एक अलग अर्थ होता है। जब ये हाई ब्लड प्रेशर के रोगियों में होते हैं, तो वे संकेत देते हैं कि BP ठीक से नियंत्रित नहीं है। डायबिटीज़ के रोगियों में, वे संकेत देते हैं कि रात में ब्लड शुगर का स्तर बहुत कम हो रहा है (नॉक्टर्नल हाइपोग्लाइसीमिया)। हालांकि दुर्लभ, लेकिन ट्यूमर जैसे कारणों से सिर के भीतर बढ़े हुए दबाव वाले रोगी भी सुबह के सिरदर्द की शिकायत करते हैं, जो अक्सर उल्टी के साथ होता है।

उम्र भी मायने रखती है। स्कूली बच्चों में सिरदर्द अक्सर दृष्टि संबंधी डिसऑर्डर्स जैसे कि निकट दृष्टि (शॉर्ट-साइटिड्नेस), बंद कान या बंद नाक के कारण होता है। साइनसाइटिस से होने वाला दर्द आमतौर पर सामने की ओर होता है और सिर हिलाने पर और भी बदतर हो जाता है।

मध्यम या अधिक आयु वर्ग में, सर्वाइकल स्पोंडिलोसिस एक आम कारण है, खासकर अगर दर्द गर्दन और पीठ तक फैलता है और गर्दन के हिलने-डुलने से बिगड़ जाता है।

सिरदर्द का विश्लेषण (एनालिसिस), डायग्नोसिस और उपचार करना डॉक्टरों के लिए भी एक चुनौती हो सकती है। एक संपूर्ण और विस्तृत क्लीनिकल इवैल्यूएशन अक्सर वह कुंजी रखता है जो एक महंगा एमआरआई स्कैन प्रदान नहीं कर सकता है। और जीवनसाथी द्वारा दर्द वाले सिर की हल्की मालिश अक्सर वह हासिल कर लेती है जो सबसे ज़्यादा असर करने वाली शक्तिशाली दर्द निवारक दवाएं भी विफल हो जाती हैं!

# मोटापा, क्या आपके जीन किसी हद तक जिम्मेदार हैं?

अपने मेटाबॉलिज़्म की परवाह किए बिना, यदि आप अधिक कैलोरी का सेवन बंद कर देते हैं, तो आपका वज़न कम हो जाएगा।

- रॉब मैकलेनी

यदि आप अतिरिक्त शारीरिक वज़न से जूझ रहे हैं और भूख और कसरत के बावजूद वज़न तौलने वाली मशीन की सुई के बाईं ओर न बढ़ने से निराश महसूस कर रहे हैं, तो आपको सांत्वना देने के लिए यहां कुछ नए तथ्य दिए गए हैं।

एक वैश्विक सर्वेक्षण में बताया गया है कि दुनिया भर में मोटे लोगों की संख्या दो अरब है, जो संख्यात्मक रूप से पहली बार भुखमरी से भी अधिक है।

जो लोग अभी भी बॉडी मास इंडेक्स (BMI) से परिचित नहीं हैं, उनके लिए एक त्वरित (क्विक) जानकारी: यह मापता है कि आपके वज़न और आपकी लंबाई में क्या संबंध है और इसकी गणना (कैलकुलेशन) आपके वज़न (किलोग्राम में) को आपकी लंबाई (वर्ग मीटर में) से विभाजित (डिवाइड) करके की जाती है। यदि आप गणित में अच्छे नहीं हैं, तो बस अपना वज़न और लंबाई नेट पर उपलब्ध किसी भी कैलकुलेटर पर डालें, और आपको अपना BMI मिल जाएगा।

एक स्वस्थ BMI की वैल्यू 20 से 25 के बीच होना चाहिए (भारतीयों के लिए अधिमानतः 23.5 से कम)। 25 से 30 के बीच वैल्यू वाले लोग अधिक वज़न (ओवर वेट) वाले होते हैं। यदि BMI 30 से अधिक हो तो मोटापा (ओबेसिटी) शब्द का प्रयोग किया जाता है। 35 से 40 के बीच का वैल्यू व्यक्ति को गंभीर मोटापे (सिवियर ओबेसिटी) की श्रेणी में रखता है, जबकि 40 से ऊपर का वैल्यू रुग्ण मोटापा (मॉर्बिड ओबेसिटी) कहलाता है, जो समय से पहले मृत्यु के बड़े जोख़िम को दर्शाता है।

इस बात पर अभी भी बहस चल रही है कि मोटापे को बीमारी कहा जाना चाहिए या नहीं, क्योंकि इतिहास बताता है कि जिन लोगों के शरीर में अतिरिक्त फ़ैट का भंडार था, वे पुराने समय में

अकाल (भुखमरी) से बेहतर तरीके से बचे थे। इसलिए, अगर 20 साल पहले तक यह एक फ़ायदा था, तो यह इतनी जल्दी बीमारी नहीं बन सकता था।

हालाँकि, पहले और आज के समय में अंतर यह है कि अब लंबे समय तक भूखे रहने की नौबत नहीं आती; इसलिए शरीर को दिनों, महीनों और सालों में धीरे-धीरे जमा हुई अतिरिक्त एनर्जी को बाहर निकालने का मौका नहीं मिलता है।

वैज्ञानिकों ने कुछ जीनों (Genes) की भूमिका पर संदेह जताया है, जिन्हें आम तौर पर 'मितव्ययी जीन' (थ्रिफ़्टी जीन) कहा जाता है, जो कुछ व्यक्तियों में ऊर्जा (एनर्जी) के ढेर का कारण बन सकते हैं। एक ही तरह का खाना और एक ही मात्रा में भोजन करने वाले कई लोगों में से केवल कुछ ही क्यों मोटे हो जाते हैं जबकि अन्य दुबले-पतले रहते हैं? हो सकता है कि उनमें ऐसे जीन हों जो उन्हें फ़ैट के रूप में शरीर में एनर्जी संरक्षित (कंज़र्व) करने के लिए प्रेरित करते हों।

हाल ही में मनुष्यों में पहचाने गए फ़ैट मास और मोटापे से जुड़े जीन (FTO जीन) के वर्ग के एक संभावित जीन को PNPLA3 कहा जाता है। इसका एक प्रकार न केवल शरीर में अतिरिक्त फ़ैट के संचय से जुड़ा है, बल्कि लिवर में इसके जमाव और लिवर तथा हृदय रोगों के कारण जीवन के लिए जोख़िम से भी जुड़ा है।

हमारी आनुवंशिक (जेनेटिक) प्रवृत्ति कभी-कभी तब ज़ाहिर होती है जब हम किसी पारिवारिक तस्वीर को देखते हैं या पारिवारिक इतिहास (फ़ैमिली हिस्ट्री) के बारे में जानते हैं। मोटे या अधिक वज़न वाले माता-पिता के बच्चे अक्सर अपने माता-पिता की तरह बन जाते हैं; यदि दोनों मोटे हैं, तो प्रवृत्ति अधिक होती है, जिसमें खान-पान और फ़िटनेस पैटर्न के प्रति परिवार का रवैया भी शामिल होता है।

हालाँकि हमारा जेनेटिक स्वरूप वो है जो हमें विरासत में मिलता है, और इसे बदलना संभव नहीं है, लेकिन उसके बारे में जानना हमें अपनी विशेष आवश्यकताओं (स्पेशल नीड्स), रणनीतियों (स्ट्रेटेजीज़) और लक्ष्यों (गोल्स) को निर्धारित करने में मदद करता है।

# 03

# कंकालीय मांसपेशी: एंडोक्राइन क्लब में शामिल होने वाला नया सदस्य

बदलाव के बिना प्रगति असंभव है, और जो लोग अपना मन नहीं बदल सकते,
वे कुछ भी नहीं बदल सकते।

- जॉर्ज बर्नार्ड शॉ

हार्मोन या रासायनिक (केमिकल) प्रोटीन जो रक्त में होते हैं और शरीर के कार्य को नियंत्रित करते हैं, लंबे समय से पिट्यूटरी, थायरॉयड, पैराथायरायड, एड्रेनल, पैंक्रियास और गोनाड जैसे कुछ एंडोक्राइन ग्लैंड्स द्वारा उत्पादित होने के लिए जाने जाते हैं। इस विशेष क्लब में शामिल होने वाले तीन नए अंग हैं - आंत (इंटेस्टाइन्स), हड्डियाँ (बोन्स) और कंकालीय मांसपेशियाँ (स्केलेटल मसल्स)।

सुनने में ये अजीब लगेगा लेकिन अब मेडिकल वैज्ञानिक यह पता लगाने लगे हैं कि कैसे इनमें से कुछ बड़े टिश्यूज़ हार्मोन का उत्पादन करते हैं और मेटाबॉलिज़्म को नियंत्रित करते हैं।

उदाहरण के लिए, स्केलेटल मसल्स कई तरह के हार्मोन बनाती हैं, जिन्हें मुख्य रूप से मायोकाइन्स कहा जाता है। उनकी सूक्ष्म क्रियाएँ ब्लड शुगर के स्तर को बनाए रखने (इंसुलिन के अलावा), हमें अच्छे मूड में रखने (स्केलेटल मसल्स को खींचने से मस्तिष्क पर तनाव कम करने वाले प्रभाव होते हैं), फ़ैट मेटाबॉलिज़्म में सुधार (सफेद फ़ैट को भूरे रंग के फ़ैट में परिवर्तित करता है और इसकी मात्रा कम करता है), लिवर के कार्यों में सुधार, मल त्याग को विनियमित करना और ब्लड वेसल्स से कोलेस्ट्रॉल प्लेक को हटाना शामिल हैं।

मायोकिन्स और अन्य अंग प्रणालियों (ऑर्गन सिस्टम्स) के बीच जो चलता है उसे वैज्ञानिक हलकों में ‹क्रॉस टॉक› के रूप में जाना जाता है। व्यायाम या स्ट्रेचिंग के दौरान मांसपेशियों के फाइबरों से निकलने वाले मायोकाइन्स अन्य प्रणालियों और हार्मोन के साथ इंटरैक्ट करते हैं। हाल ही में मायोकाइन्स को दिए गए कुछ महत्वपूर्ण कार्य हैं बेहतर संज्ञान (सतर्कता, सीखना), अवसादरोधी (एंटी-डिप्रेसिव), स्ट्रेस हार्मोन के स्तर में कमी और हृदय-सुरक्षा।

सरलता से कहा जाये तो, रिसर्च से पता चलता है कि जो लोग सक्रिय रूप से व्यायाम करते हैं, उनमें फ़ैटी लिवर रोग और डायबिटीज़ होने की संभावना कम होती है। उनमें अल्ज़ाइमर रोग होने की प्रवृत्ति कम होती है और कैंसर होने का जोखिम भी कम होता है।

यह ख़ोज वर्ष 2000 में हुई जब यह पता चला कि व्यायाम करने से मांसपेशियों से IL-6 (इंटरल्यूकिन 6) नामक एक हार्मोन जैसा पदार्थ निकलता है जो रक्त संचार (ब्लड सर्कुलेशन) में आता है। पता चला कि इस IL-6 में सूजनरोधी (एंटी-इंफ्लेमेटोरी) और स्वास्थ्यवर्धक गुण होते हैं जो मस्तिष्क से लेकर लिवर तक कई अंगों पर असर डालते हैं।

दुर्भाग्य से, IL-6 को रक्तसंचार में छोड़ने का एकमात्र तरीका स्ट्रेचिंग करना, कुछ व्यायाम करना और अपनी मांसपेशियों को सिकोड़कर इसे बाहर निकालना है। ऑब्ज़र्वेशन से अब ये पता चला है कि स्वस्थ जीवन जीने के लिए मायोकाइन्स या IL-6 की दैनिक ख़ुराक की आवश्यकता क्यों होती है, और अभी तक कोई भी गोली इसे प्रदान करने में मदद नहीं कर सकती है।

# थायरॉइड विकार (डिसऑर्डर)

ज्ञान आपको दरवाज़े तक ले जाता है, लेकिन यह आपको घर के अंदर नहीं ले जाता।

- शम्स तबिरज़ी

स्कूलों और कॉलेजों में छात्रों के ख़राब प्रदर्शन के तीन कॉमन कारणों में से एक हमारी गर्दन में आगे की तरफ़ स्थित एक छोटा सा ग्लैंड - जिसे थायरॉयड कहा जाता है - उसके अपर्याप्त कामकाज को माना जाता है। केवल 50 ग्राम वज़न के साथ, थायरॉयड ग्लैंड थायरोक्सिन हार्मोन का उत्पादन करता है जो हमारे शरीर के कामकाज या उसके मेटाबॉलिज़्म को नियंत्रित करता है।

चूंकि इस हार्मोन का काम शरीर और दिमाग को गतिशील रखना तथा हमें सक्रिय और सतर्क रखना है, इसका कम उत्पादन इसके ठीक विपरीत परिणाम देता है: मंदता (डलनेस), सुस्ती (लेथार्जी), आलस्य (स्लग्गिशनेस), उनींदापन (ड्राउज़ीनेस), एकाग्रता (कंसंट्रेशन) की कमी और मोटापा (ऑबेसिटी)।

दरअसल यह सुस्ती और आलस्य ही है जो छात्रों को ख़राब शिक्षार्थी और ख़राब प्रदर्शन करने वाला बनाता है। थायरॉयड की भूमिका को अक्सर अनदेखा कर दिया जाता है और इसका दोष माता-पिता की भूमिका, टेलीविज़न द्वारा ध्यान भटकना या यहां तक कि शिक्षकों की गुणवत्ता (क्वालिटी) जैसे अन्य फैक्टर्स पर डाल दिया जाता है।

हाइपोथायरायडिज़्म या ग्लैंड का अपर्याप्त फंक्शन कई तरीकों और पहलुओं में खुद को प्रेज़न्ट कर सकता है। यह शिशुओं और छोटे बच्चों में क्रेटिनिज़्म के रूप में प्रकट होता है। इन बच्चों का विकास रुक जाता है, उनकी त्वचा खुरदरी होती है, वे मानसिक रूप से मंद (मेंटली रिटार्डेड) होते हैं और उनका विकास विफल (ग्रोथ फेलियर) हो जाता है। आयोडीन की कमी अक्सर इसका मूल कारण होती है।

जब यह एडल्ट्स, खासकर महिलाओं में होता है, तो इसके लक्षण अक्सर सूक्ष्म होते हैं, जैसे वज़न बढ़ना, थकान, भारी मासिक धर्म, ठंड बर्दाश्त न होना, हाई ब्लड प्रेशर, कोलेस्ट्रॉल का स्तर बढ़ना, आवाज़ में कर्कशता, त्वचा का रूखापन, भौंहों का झड़ना या यहां तक कि डिप्रेशन। ये सब अलग-अलग या फिर कॉम्बिनेशन में भी हो सकते हैं। कुछ लोगों में लंबे समय तक आयोडीन की कमी के कारण गर्दन में गण्डमाला (गॉइटर) या ग्लैंड में सूजन भी हो सकती है।

एडल्ट्स में थायरॉयड की समस्या आम है, जिसमें 10-30 प्रतिशत लोगों में परीक्षण के दौरान शिथिलता (डिसफंक्शन) के लक्षण दिखाई देते हैं।

हाइपोथायरायडिज़्म का पता लगाना आसान है। एक साधारण ब्लड टेस्ट जो TSH (थायरॉयड स्टिमुलेटिंग हार्मोन) का अनुमान लगाता है, आपको बताता है कि आपका स्तर कितना है। प्रारंभिक हाइपोथायरायडिज़्म में, TSH वैल्यूज़ (नॉर्मल 1-5) सामान्य सीमा से ऊपर बढ़ जाते हैं, जो दर्शाता है कि थायरोक्सिन का उत्पादन करने के लिए थके हुए थायरॉयड ग्लैंड को दबाने के लिए TSH द्वारा अधिक दबाव की आवश्यकता होती है। ग्लैंड की प्रगतिशील (प्रोग्रेसिव) कमज़ोरी के साथ, TSH के स्तर में और वृद्धि के बावजूद थायरोक्सिन का स्तर गिरने लगता है।

एक बार पता चलने के बाद, उपचार काफी आसान है और इसके लिए हर दिन हार्मोन को पुनःपूर्ति (रेप्लेनिशमेंट) के रूप में लेना आवश्यक है। दैनिक ख़ुराक, जिसे आमतौर पर सुबह खाली पेट लेना सबसे अच्छा है, डॉक्टर द्वारा ही निर्धारित की जानी चाहिए। इसका सुधार आमतौर पर हफ्तों में स्पष्ट होता है, जब दोस्तों को अक्सर दिखावट (अपीयरेंस) और व्यक्तित्व (पर्सनालिटी) में बदलाव दिखाई देता है।

थायरॉइड डिसऑर्डर का एक दुर्लभ रूप है जिसमें ग्लैंड अत्यधिक मात्रा में हार्मोन का उत्पादन करती है, जिसे हाइपरथायरायडिज़्म कहा जाता है। यह उभरी हुई आँखों (बल्जिंग आईज़), तेज़ नाड़ी दर (रैपिड पल्स रेट), वज़न में कमी (वेट लॉस) और अत्यधिक पसीने (एक्सेसिव स्वेटिंग) के रूप में प्रकट होता है। यहाँ उपचार का उद्देश्य अतिसक्रिय (ओवर एक्टिव) थायरॉइड ग्लैंड को धीमा करना है।

थायरॉइड डिसऑर्डर अक्सर अपने लक्षणों में इतने अनिर्धारित और सूक्ष्म होते हैं और फिर भी हमारे शरीर, मन और व्यक्तित्व के कार्यों पर इतने दूरगामी (फार रीचिंग) प्रभाव डालते हैं कि डॉक्टर इसे जेनरल चेकअप के दौरान इनका परीक्षण करने की सलाह देते हैं। और चूंकि उपचार इतना सरल और फ़ायदेमंद है, इसलिए इसे न करवाने का जोखिम वाकई बहुत अधिक है।

## अनुभाग 'एफ़'

---

# कैंसर इन दिनों

हर चीज़ जिसका सामना किया जाता है उसे बदला नहीं जा सकता, लेकिन जब तक उसका सामना न किया जाए तब तक कुछ भी नहीं बदला जा सकता।

- जेम्स बाल्डविन

# कैंसर - अंतिम चरण में

जब तक काम पूरा न हो जाए, वो हमेशा असंभव ही लगता है।

- नेल्सन मंडेला

युवराज सिंह की क्रिकेट के मैदान पर वापसी पर जो तालियां बजीं, वो सिर्फ़ एक क्रिकेटर की घर वापसी से कहीं ज़्यादा है। वह एक ऐसी बीमारी पर इंसान की जीत का प्रतीक बन गया है जिसे अब तक हमेशा जानलेवा माना जाता रहा है।

युवी को दुर्लभ जर्म-सेल्ल कैंसर होना, इसके देरी से डायग्नोसिस से लेकर, इसका सामना करने और उपचार शुरू करने में उनकी हिचकिचाहट, शीशे में अपने गंजे सिर को देखने का हैरान करने वाला अनुभव, और अपनी टीम के मैदान पर खेलने के दौरान दूर बैठने की उनकी पीड़ा ने उनके कैंसर को लोगों के लिए एक मार्मिक (इमोशनल) मानवीय कहानी बना दिया है। और जैसे के हमारे सभी के परिचित बॉलीवुड स्टाइल में कहा जाता है - अंत भला तो सब भला - सिर पर बालों के साथ क्रिकेट के मैदान पर उनकी वापसी हमें उस क्लाइमेक्स की याद दिलाती है जब फ़िल्म के अंत में खलनायक को नायक द्वारा पीटा जाता है।

पिछले कुछ दशकों में कैंसर के बारे में हमारी धारणा में काफी बदलाव आया है। राजेश खन्ना की प्रसिद्ध फिल्म ‹आनंद› में इसे एक दुखद बीमारी के रूप में दिखाया गया था, जिसने अंततः अपना असर दिखाया। तब इससे लड़ने का कोई और रास्ता नहीं था, और अंत तक सिर्फ़ शालीनता से इससे जूझना ही एकमात्र विकल्प था।

पिछले दशक में ‹काइली मिनोग› का ब्रेस्ट कैंसर से पीड़ित होना युवी की तरह ही एक घंटी बजाता है और महिलाओं को इस बीमारी से निपटने के बारे में जागरूक और आश्वस्त बनाता है जो उन्हें परेशान करती है। इस ऑस्ट्रेलियाई सेलिब्रिटी पॉप सिंगर को ब्रेस्ट कैंसर का असामयिक पता लगना, बीमारी से उनकी लंबी लड़ाई, अपनी बीमारी के बारे में उनका खुलकर खुलासा और मंच पर वापसी करके इस पर उनकी अंतिम जीत ने कई लोगों को यह विश्वास दिलाने में मदद की कि यह भी संभव है।

दक्षिण अमेरिका के पांच नेताओं को कैंसर होने का पता चला है। और जैसा कि हमारे आधुनिक समय में होता है, वे सभी इससे अच्छी तरह से लड़ रहे हैं और अपने-अपने राष्ट्रों का नेतृत्व

करना जारी रख रहे हैं। क्यूबा के दिग्गज नेता ‹फिदेल कास्त्रो› अपनी बीमारी के लिए सर्जरी करवाने वाले सबसे बुज़ुर्ग और सबसे वरिष्ठ व्यक्ति थे। वेनेज़ुएला के मुखर (ऑउटस्पोकेन) राष्ट्रपति ह्यूगो शावेज़ ने अपने कैंसर के लिए कई सर्जरी करवाई हैं और संभवतः उन्हें ठीक होने का प्रमाण पत्र मिल गया है। अर्जेंटीना की खूबसूरत महिला नेता क्रिस्टीना फर्नांडीज़ डी किर्चनर को थायरॉयड कैंसर था, जिससे वह ठीक हो गई हैं। ब्राज़ील के दो नेता, वर्तमान राष्ट्रपति लुइज़ इनासियो लूला डी सिल्वा और पूर्व राष्ट्रपति डिल्मा रूसेफ कैंसर के मरीज़ हैं। और पड़ोसी पैराग्वे में, फर्नांडो लूगो भी कैंसर से जूझ रहे हैं।

कैंसर अब ऐसी बीमारी नहीं रही जो दुर्लभ हो और सिर्फ़ दूसरों को ही होती हो। इसने दूर-दराज़ के इलाकों से होते हुए घर के पिछवाड़े और अब हमारे घरों के अंदर तक अपनी जगह बना ली है। हालाँकि, हाल के दिनों में जो बदलाव आया है, वह है हमारा जज़्बा - ‹आनंद› फ़िल्म में आसानी से हार मानने वाले जज़्बे से लेकर आज के अदम्य (इन्डोमिटेबल) और दृढ़ (रेसिलियंट) जज़्बे तक - जो फिर से मैदान में खेलने के हमारे संकल्प से प्रेरित है।

# कैंसर ही नहीं, ओलम्पिक गोल्ड मेडल भी जीता

हर चैंपियन कभी न कभी दावेदार भी रहा है।

अगर 'कैंसर' और 'कीमोथेरेपी' आपके अंदर डर और निराशा पैदा करते हैं,
तो आपको यह जरूर पढ़ना चाहिए।

कनाडा के 27 वर्षीय मैक्स पैरट ने बीजिंग विंटर ओलंपिक में स्नोबोर्ड प्रतियोगिता में जीत हासिल की। उन्होंने अपनी उड़ानी हरकतों से कई दर्शकों को मंत्रमुग्ध किया और स्वर्ण पदक जीता।

पाँच साल पहले मैक्स को हॉजकिन लिम्फोमा का पता चला था, जब उसने गर्दन में एक गांठ देखी थी। यह शरीर के इम्यून सैल्स का एक प्रकार का कैंसर है जो लिम्फ़ ग्लैंड्स में होता है।

कैंसर के इस समूह के लिए चिकित्सा का मुख्य आधार कीमोथेरेपी है, जहाँ कैंसर सैल्स को लक्षित (टारगेट) करने और उन्हें मारने के लिए शरीर में दवाएँ डालने के लिए अनेकों बार अस्पताल के चक्कर लगते हैं।

अप्रत्याशित रूप से, उन्होंने 2018 को एक ऐसे वर्ष के रूप में बताया है जब उन्हें लगा कि वे बिलकुल ही शून्य स्तर पर हैं - वे न केवल अपने कैंसर से लड़ रहे थे, बल्कि चिकित्सा के प्रतिकूल प्रभावों (एडवर्स इफेक्ट्स) से भी लड़ रहे थे। वह अपने अनुभव को इस तरह से वर्णित करते हैं, «बिना एनर्जी, बिना मसल्स और बिना कार्डियो के अस्पताल में पड़े रहना।»

एक सक्रिय खिलाड़ी के लिए, अपने करियर में रुकावट, मानसिक आघात और निराशा की कल्पना करना मुश्किल नहीं है।

पिछले कुछ दशकों में, कैंसर का उपचार लगभग 'हमेशा प्रगतिशील और घातक' कहलाने से काफी हद तक आगे निकल गया है। अमेरिकन कैंसर सोसाइटी के अनुसार, हॉजकिन लिम्फोमा (जो कि पांच साल की जीवित रहने की दर के रूप में मापा जाता है) उसके रोगियों के दीर्घकालिक जीवित रहने की संभावना 90 प्रतिशत तक बढ़ गई है। दूसरे शब्दों में, हर दस में से नौ रोगियों के ठीक होने और पांच साल तक जीवित रहने की उम्मीद है। इससे भी अधिक आश्वस्त करने वाली बात यह है कि ऐसा करने वाले अधिकांश लोग अक्सर जीवन भर के लिए ठीक हो जाते हैं।

मैक्स के लिए, कीमोथेरेपी के 12 चक्रों वाला उपचार थका देने वाला था। शायद उसकी कम उम्र और स्नोबोर्ड पर वापस जाने की इच्छा, जो कि उसका पसंदीदा खेल है, ने उसे आगे बढ़ने में मदद की।

चिकित्सा के कुछ महीनों के भीतर, उसने फिर से ट्रेनिंग शुरू कर दी थी। और उसके कनाडाई दोस्त और सहकर्मी, जिन्होंने कांस्य पदक जीता, उनके सहित कई लोग खुश थे कि वह खुद को साबित करने में कामयाब रहा।

अनुभाग 'जी'

---

## नींद और मस्तिष्क संबंधी विकार (डिसऑर्डर)

एक नई चुनौती दिमाग को सक्रिय और दिल को धड़काती रहती है।

- ई ए पोन्चिक्वेरी

# नींद और सपने

सपने अपना मतलब बताते हैं, लेकिन वे इसे आपकी दैनिक भाषा में नहीं बताते।

- गेल गॉडविन

अच्छी नींद के लिए सपने आना अनिवार्य है, और यदि आप पर्याप्त सपने नहीं देख रहे हैं, तो हो सकता है कि आपकी नींद उस क्वालिटी की न हो जिसके आप हकदार हैं।

क्या आपको याद है कि आपने पिछली रात क्या सपना देखा था? भले ही आपको याद न हो और आपको लगे कि आपकी नींद सपनों से रहित थी, फिर भी आपने दो घंटे से ज़्यादा या अपनी नींद के 25 प्रतिशत समय में सपने देखे होंगे।

सपने नींद के कुछ चरणों के दौरान मन में अनैच्छिक रूप से होने वाली छवियों, विचारों, भावनाओं और संवेदनाओं का क्रम हैं। अच्छे या बुरे, सपने हमेशा हमें कुछ दिलचस्प जगहों पर ले जाते हैं। वे साधारण से लेकर अनोखे और विचित्र तक हो सकते हैं। सपने, कभी-कभी, एक रचनात्मक (क्रिएटिव) विचार को जन्म दे सकते हैं या फिर प्रेरणा दे सकते हैं। सपने की कल्पना आम तौर पर बेतुकी और अवास्तविक होती है, और वे प्रायः सपने देखने वाले के नियंत्रण से बाहर होती हैं। वे भयावह, रोमांचक, जादुई और उदासी से लेकर साहसिक तक हो सकते हैं।

सपने देखना उतना ही पुराना है जितना कि मानव इतिहास; इसका उल्लेख प्राचीन मेसोपोटामिया, चीनी, असीरियन, ग्रीक और भारतीय ग्रंथों में मिलता है। सपनों का अध्ययन करने और उन्हें समझने के पहले गंभीर प्रयास का श्रेय, जिसे ओनेरोलॉजी कहा जाता है, यूरोपीय वैज्ञानिक-दार्शनिक सिगमंड फ्रायड को जाता है, जिन्होंने इसे "नींद के दौरान अपनी चेतना खोने पर अचेतन मन तक पहुँचने का शाही मार्ग" बताया था।

पुरुष और महिलाएं शायद एक जैसे ही सपने देखते हैं, लेकिन महिलाएं सपनों को बेहतर तरीके से याद रखती हैं, खासकर गर्भावस्था के दौरान। सपनों को प्रभावित करने वाले कई फैक्टर्स हैं, जिनमें गंध (स्मैल) विशेष रूप से महत्वपूर्ण है। सोते समय सड़े हुए अंडे की गंध के संपर्क में आने वाले लोग जागने पर बताते हैं के उन्होंने बुरे सपने देखे हैं। दूसरी ओर, सोते समय गुलाब की महक से सुखद सपने आते हैं।

ध्वनि भी सपनों की क्वालिटी को प्रभावित करती है। गिरते पानी की आवाज़ अक्सर तैराकी या समुद्र के सपने दिखाती है, और अक्सर बिस्तर गीला करने को प्रेरित कर सकती है, जैसा कि कई बार रात में बारिश होने पर होता है। जब बच्चे को सुखदायक लोरी सुनाई जाती है तो वह अच्छी नींद लेता है।

बुरे सपने असामान्य नहीं हैं और अक्सर गिरने या पीछा किए जाने का रूप लेते हैं। वे बहुत अधिक चिंता पैदा करते हैं और आपको घबराहट और पसीने के साथ जगा सकते हैं। जब शरीर या मन दर्द में होता है, जब गंध और ध्वनि जैसी बाहरी उत्तेजनाएं अप्रिय होती हैं, इनडाइजेशन के दौरान, और जब इंसुलिन पर कुछ डायबिटीज़ रोगियों में नींद के दौरान ब्लड शुगर कम हो जाती है, तो वे आम होते हैं। यह प्रोप्रानोलोल या बार्बिटुरेट्स जैसी कुछ दवाओं के उपयोग से भी जुड़ा हुआ है। बंद नाक, या छाती के संक्रमण, या निष्क्रिय (पैसिव) धूम्रपान के दौरान घुटन और गला घोंटने के सपने आम हैं।

अच्छी नींद, जिसका एक अहम हिस्सा सपने हैं, हमारे मस्तिष्क को मूड नियंत्रित करने, समस्याओं को सुलझाने, तनाव को कम करने और तरोताज़ा महसूस करने में मदद करती है। स्वप्नहीन नींद, जैसा कि कुछ नींद की दवाओं या शराब के प्रभाव में होता है, इन लाभों का अभाव करती है।

अच्छी नींद, जिसका एक अहम हिस्सा सपने हैं, हमारे मस्तिष्क को मूड नियंत्रित करने, समस्याओं को सुलझाने, तनाव को कम करने और तरोताज़ा महसूस करने में मदद करती है। स्वप्नहीन नींद, जैसा कि कुछ नींद की दवाओं या शराब के प्रभाव में होता है, इन लाभों का अभाव करती है।

आपके सपने आपके स्वास्थ्य की स्थिति के बारे में बहुत कुछ बता सकते हैं। अगर आपको सुखद सपने आ रहे हैं, तो आप शायद शारीरिक रूप से स्वस्थ हैं, पर्याप्त नींद ले रहे हैं और मानसिक रूप से स्थिर हैं। अगर आपको बार-बार बुरे सपने आ रहे हैं, तो कुछ ऐसा है जो आपका ध्यान खींचने की कोशिश कर रहा है। इसकी सुनें!

# 02

# नींद - हृदय रोग के लिए एक नया ख़तरा

एक व्याकुल मन बेचैन नींद को जन्म देता है।

- शार्लट ब्रॉन्टे

पर्याप्त नींद, अवधि (इयूरेशन) और गुणवत्ता (क्वालिटी) दोनों के मामले में, हृदय के स्वास्थ्य के लिए आवश्यक साबित हो रही है। हालाँकि यह रिश्ता कॉम्प्लिकेटेड हो सकता है। नौ घंटे से ज़्यादा की अतिरिक्त नींद हानिकारक है, और यह शरीर को सुस्त और कमज़ोर बना सकती है।

हालाँकि, प्रतिदिन औसतन सात घंटे से कम सोने वाले लोगों में हृदय रोग की संभावना अधिक पाई गई है।

इसलिए, स्वस्थ नींद की अवधि सात से आठ घंटे के बीच लगती है। और सुबह जल्दी उठने वालों की स्थिति देर से उठने वालों से कुछ बेहतर होती है।

नींद की क्वालिटी भी स्पष्ट रूप से मायने रखती है: जिन लोगों को स्लीप एप्निया (ऑर्थोस्टेटिक स्लीप एप्निया), खर्राटों की समस्या, तथा नींद संबंधी डिसऑर्डर्स, जैसे कि सोने में कठिनाई या रात में बार-बार जागना, आदि की समस्या होती है, वे हृदय संबंधी बीमारियों से अधिक पीड़ित होते हैं।

तो फिर अस्वस्थ नींद से जुड़े दिल की बीमारियों के कौन से 'प्रकार' हैं? दिल के दौरे की दर स्पष्ट रूप से बढ़ी है, साथ ही दिल की विफलता और कोरोनरी आर्टरी डिज़ीज़ की दर भी बढ़ी है।

विशेषज्ञ हृदय संबंधी जोख़िम में वृद्धि का कारण हाई ब्लड प्रेशर तथा रात के समय प्रसारित होने वाले कुछ हार्मोनों के बढ़े हुए स्तर को मानते हैं, विशेष रूप से उन लोगों में जिन्हें नींद की समस्या होती है।

आज शहरी भारत में हृदय रोग सबसे बड़ी जानलेवा बीमारी है, और डॉक्टर और मरीज़ सात पारंपरिक जोख़िम फ़ैक्टर्स से परिचित हैं: तंबाकू, हाई ब्लड प्रेशर, हाई कोलेस्ट्रॉल, डायबिटीज़, फ़ैमिली हिस्ट्री, व्यायाम की कमी और मोटापा। नींद, हृदय रोग के लिए आठवें जोख़िम फ़ैक्टर के रूप में शामिल होने की कगार पर है।

दिलचस्प बात यह है कि कुछ जोख़िम फ़ैक्टर्स आपस में जटिलता से जुड़े हुए हैं और उन्हें संभालना इतना मुश्किल भी नहीं है। उदाहरण के लिए, पर्याप्त शारीरिक व्यायाम - हृदय की सुरक्षा के अलावा अधिक वज़न और नींद की कमी की समस्या को भी हल कर सकता है।

तो फिर आपको हर रात सात घंटे की अच्छी नींद लेने से क्या रोकता है? देर रात की पार्टियाँ, टीवी या देर रात तक काम करना? स्लीप थेरेपिस्ट इस सलाह पर ज़ोर देते हैं कि जल्दी और हल्का खाना खाएँ और सोने से कम से कम एक घंटा पहले सभी इलेक्ट्रॉनिक डिवाइस (टीवी और मोबाइल) बंद कर दें। अपने दिल की सुरक्षा के लिए उनकी सलाह का पालन करना फ़ायदेमंद हो सकता है।

# 03

# नींद पाने के प्राकृतिक तरीके

निराशा और आशा के बीच सबसे अच्छा उपाय एक रात की अच्छी नींद है।

- ई जोसेफ़ कॉसमैन

यह अजीब बात है कि नींद, हालाँकि, विश्राम की एक प्राकृतिक अवस्था है जिसमें हम अपने दिन का एक तिहाई या अपने पूरे जीवन का एक तिहाई समय बिताते हैं, हममें से कई लोग इसे पाने के लिए संघर्ष करते दिखते हैं।

जागने के विपरीत, नींद एक ऐसी अवस्था है जब हमारा सचेत मन बंद हो जाता है और अचेतन मन की अवस्था में चला जाता है जो अक्सर सपनों के रूप में खुद को प्रकट करता है। पर्याप्त मात्रा में स्वस्थ नींद हमारे मस्तिष्क, मन और शरीर के लिए आवश्यक है।

नींद की गोली खाना एक आसान उपाय बन गया है। पिछली गणना (काउंटिंग) के अनुसार, अनिद्रा (इंसोम्निया), जो कि नींद की कमी का चिकित्सीय शब्द (मेडिकल टर्म) है, उसके इलाज के लिए सौ से ज़्यादा तरह की नींद की गोलियाँ उपलब्ध हैं, और हर 20 भारतीयों में से तीन लोग इन्हें खाते हैं। ज़्यादातर दवाएँ असामान्य रूप से नशीली नींद देती हैं, जिससे उन पर निर्भरता पैदा होती है या उनके प्रतिकूल प्रभाव होते हैं।

इसलिए, उचित समय पर पर्याप्त प्राकृतिक नींद लेना एक चुनौती बनी हुई है।

नींद संबंधी डिसऑर्डर का सबसे आम रूप, ख़ासकर युवा लोगों में, नींद आने में कठिनाई है। यह कभी-कभी कैफ़ीन के अत्यधिक सेवन, ख़ासकर शाम के समय में, के कारण होता है, जो कि एक मस्तिष्क उत्तेजक (सेरेब्रल स्टिमुलेंट) है। शाम के समय के बाद कॉफ़ी, चाय और चॉकलेट से परहेज़ करना नींद आने में मदद करता है।

सेरेब्रल स्टिमुलेशन का एक और रूप जो नींद में बाधा डालता है, वह है सोने से पहले टीवी पर थ्रिलर फिल्में देखना या गरमागरम बहसें देखना। इसलिए, हालाँकि मुझे 'व्हाट द नेशन वांट्स टू नो' देखना पसंद है, लेकिन मैंने सोने के लिए सही मूड में आने के लिए 'भाभीजी घर पर हैं' देखना शुरू कर दिया है। रात में देर तक कंप्यूटर पर काम करने से भी नींद आती है।

मच्छरों से रहित एक अंधेरा, शांत, ठंडा कमरा और एक आरामदायक बिस्तर अक्सर अच्छी नींद के लिए पर्याप्त होता है। इसके अलावा नींद लाने वाले अतिरिक्त साधनों में धीमा वाद्य (इंस्ट्रुमेंटल) संगीत, भजन या लोरी या फिर मन को शाँत करने वाली सुगंध भी शामिल हो सकते हैं। कुछ लोगों के लिए किताब पढ़ना भी प्रभावी होता है।

यदि ये सरल उपाय पर्याप्त नहीं हैं तो आप क्या करते हैं?

मेरे लिए अच्छी नींद लाने के लिए सबसे कारगर उपाय शारीरिक व्यायाम है। जिन दिनों मैं टेनिस, बैडमिंटन खेलता हूँ या फिर 30 मिनट तक तेज़ चलता हूँ, मैं ख़ुद को दस बजे तक सोता हुआ पाता हूँ, भले ही टीवी पर शोर मचने वाली हरकतें बहुत तेज़ हो रही हों।

दो अन्य सरल तरकीबें भी अच्छी तरह से काम करती हैं।

पहला तरीका है शरीर की सभी मांसपेशियों (मसल्स) को आराम देना, पैर की उंगलियों से माथे तक सीक्वेंस में काम करना, यह सुनिश्चित करना कि शरीर ढीला और शिथिल हो। मन को सांस लेने की धीमी और आरामदेह लय पर केंद्रित करें। फिर मन को किसी सुखद दृश्य पर केंद्रित करें। मेरे लिए जो कारगर है वह है पहाड़ी हिमालय के घास के मैदान में चरती भेड़ों की कल्पना करना और उन्हें गिनने की कोशिश करना। नींद लाने वाला एक और मानसिक व्यायाम है 100 में से सात घटाना और उल्टी गिनती करना।

नींद आने के लिए उत्तेजना (एक्साइटमेंट), भय और क्रोध को मिटाना और सचेत मन को बंद करना आवश्यक है ताकि शरीर को उस स्वप्न जैसी अवस्था में शिथिल और ढीला छोड़ दिया जा सके। इसका जितना अधिक अभ्यास किया जाता है, ये उतना ही आसान होता जाता है। और मौन प्रार्थना (साइलेंट प्रेयर) करने से अक्सर दिमाग़ के कोहरे में सुधार होता है।

# 04

# ब्रेन फ़ॉग

जब जीवन में कोहरा हो, रास्ता अस्पष्ट हो, और मन सुस्त हो, तो अपनी सांसों को याद करें।

इसमें आपको शांति देने की शक्ति है।
इसमें जीवन के अनसुलझे समीकरणों को सुलझाने की शक्ति है।

- अमित रे

दिमाग़ का धुंधलापन इन दिनों अक्सर रिपोर्ट किया जाने वाला लक्षण है और इसे सबसे अच्छे तरीके से इस प्रकार वर्णित किया जा सकता है:

* धुंधली सोच

* ध्यान केंद्रित करने में असमर्थता जिस तरह से किया जा सकता है

* याददाश्त में कमी

* विचारों की श्रृंखला खोना जैसे कि बीच वाक्य में भूल जाना कि आप क्या कहना चाह रहे थे, या दूसरे व्यक्ति से बार-बार पूछना कि मैं क्या कह रहा था

* आसानी से विचलित (डिसट्रैक्टेड) होना, इस भावना के साथ कि मन ध्यान केंद्रित करने से इनकार कर रहा है

* प्रेरणा की कमी

हम सभी को कभी-कभी इन लक्षणों का अनुभव होता है, लेकिन अगर ये लक्षण इतने परेशान करने वाले हो जाएं कि नोटिस में आने लगें और जीवन और काम की क्वालिटी को प्रभावित करें, तो आप ब्रेन फ़ॉग से पीड़ित हो सकते हैं।

कोविड महामारी के बाद से ब्रेन फ़ॉग की रिपोर्टिंग में काफ़ी वृद्धि हुई है। इसे लॉन्ग-कोविड या पोस्ट-कोविड सिंड्रोम के लक्षणों में शामिल किया गया है।

अब यह बात सर्वविदित है कि कोविड-19 वायरस कई अंगों और टिश्यूज़ में सोजिश या सूजन पैदा कर सकता है। इसका सबसे ज़्यादा असर फेफड़ों पर पड़ा है, लेकिन अन्य अंगों के प्रभावित होने से

भी अपने-अपने तरीके से इसके लक्षण सामने आए हैं, जैसे कि हृदय (दिल का दौरा), लिवर (लिवर एंज़ाइम में वृद्धि), आंत (पेट में दर्द या दस्त), और मस्तिष्क (गंध की क्षमता का कम होना)।

इसलिए, यह संभव है कि मस्तिष्क की सूजन का एक और हल्का लेकिन कम नाटकीय रूप ब्रेन फ़ॉग के लक्षण पैदा कर सकता है, जो कि लंबे समय तक रह सकता है।

हालाँकि, ब्रेन फ़ॉग उन लोगों में भी हो सकता है जिन्हें कोविड नहीं हुआ है। अगर यह लगातार बना रहता है, तो इस चेकलिस्ट को देखा जा सकता है।

* अपने ब्लड शुगर, ब्लड प्रेशर, हीमोग्लोबिन, विटामिन बी12 और विटामिन डी के स्तर की जाँच करें

* हार्मोनल परिवर्तनों पर ध्यान दें, ख़ासकर मासिक धर्म की अनियमितता या थायरॉयड डिसफंक्शन

* क्या आप बहुत ज़्यादा काम करते हैं, तनाव में रहते हैं या नींद की कमी महसूस करते हैं?

* क्या आप नींद या डिप्रेशन के लिए दवाएँ ले रहे हैं? क्या आप शराब का सेवन कर रहे हैं?

शुरुआत के लिए, कोशिश करें:

* कुछ दिनों तक रोज़ाना सात से नौ घंटे की नींद लें

* कैफ़ीन मदद कर सकता है: अपने मस्तिष्क को उत्तेजित करने के लिए एक कप कॉफ़ी या चाय पिएँ

* व्यायाम: रोज़ाना 30 मिनट कार्डियो करने से मस्तिष्क में रक्त संचार बेहतर हो सकता है

यदि लक्षण बने रहते हैं, तो अन्य संभावित अंडरलाइंग स्थितियाँ हो सकती हैं:

* वायु प्रदूषण (पहाड़ों पर छुट्टियाँ मनाने की कोशिश करें या एयर प्यूरीफायर लें और उसका उपयोग करें, ख़ासकर रात में)

* डिप्रेशन, ख़ासकर यदि आप बार-बार नकारात्मक विचार, चिड़चिड़ापन और लो मूड का अनुभव करते हैं

* डिमेंशिया की जल्दी शुरुआत चिंता का विषय हो सकती है, लेकिन सौभाग्य से, अधिकांश लोग उपरोक्त उपायों से बेहतर हो जाते हैं और अपने मस्तिष्क की जीवन शक्ति वापस पा लेते हैं।

# 05

# डिमेंशिया

बीमारी भले ही आपके व्यक्तित्व को छुपा ले,

लेकिन आपके भीतर अभी भी वह व्यक्ति है जिसे आपके प्यार और ध्यान की ज़रूरत है।

- जेमी कैलेंड्रिएलो

अगर आप अपने बुजुर्ग रिश्तेदार को डॉक्टर के पास ले गए हैं, तो बातचीत कभी-कभी इस तरह हो सकती है:

"क्या आप मुझे बता सकते हैं कि हम किस साल में हैं? मौसम? दिन? महीना? धन्यवाद।

क्या आप मुझे बता सकते हैं कि हम कहाँ हैं? शहर? देश? अच्छा।

अब उन तीन चीज़ों के नाम बताइए जिनकी ओर मैं इशारा कर रहा हूँ (पेंसिल, पेपरवेट, कागज़)। धन्यवाद।

क्या आप 100 से सात तक उल्टी गिनती कर सकते हैं? हाँ, कृपया कोशिश करें। 93, अच्छा, फिर...

मैंने पहले आपको तीन चीज़ें दिखाई थीं। क्या आपको वे याद हैं?"

हालाँकि यह दुखद है, लेकिन आपको एहसास होगा कि डॉक्टर यह आकलन करने की कोशिश कर रहा है कि क्या आपके रिश्तेदार का दिमाग धीमा पड़ने लगा है या फिर या पूरी तरह से फिसल गया है।

60 की उम्र में घातक दिल के दौरे से बचने के बाद, हम लंबे समय तक जीवित रहते हैं, हम अक्सर खुद को डिमेंशिया (मनोभ्रंश) की चपेट में पाते हैं। हाल के आँकड़े बताते हैं कि पश्चिमी दुनिया के कई हिस्सों में मौत के प्रमुख कारण के रूप में डिमेंशिया ने हृदय रोग को पीछे छोड़ दिया है।

दिमाग का धीमा पड़ना, डिमेंशिया में चले जाना और उसके बाद कोमा में चले जाना अगला ख़तरा है। इसके परिणाम न केवल रोगी के लिए बल्कि परिवार के लिए भी चुनौतीपूर्ण और विनाशकारी हो सकते हैं।

इन दिनों में कोई डिमेंटेड रिश्तेदार की देखभाल कैसे करता है? हमारे परिवार अब बड़े और अविभाजित नहीं रह गए हैं, जहाँ हमेशा घर पर कोई न कोई उनकी देखभाल करता रहता था। अब हम ज़्यादातर एकल (न्यूक्लिअर) हो गए हैं और कहीं-कहीं तो बँट या टूट भी गए हैं, और ऐसे कस्बों या शहरों में रहते हैं जहाँ सभी सदस्य सुबह काम पर भागते हैं और रात के खाने और सोने के लिए देर से लौटते हैं।

घरेलू नौकरों पर निर्भर रहना एक ख़तरा और विलासिता (लक्ज़री) है। उनकी सुरक्षा की चिंता के अलावा, मैं कैसे सुनिश्चित कर सकता हूँ कि मेरी अनुपस्थिति के दौरान देखभाल करने वाला मेरे पिता के साथ कठोर या क्रूर व्यवहार नहीं कर रहा है? मरीज़ शायद याद भी न रख पाए या शिकायत भी न कर पाए।

संस्थागत देखभाल, जैसे के वृद्धाश्रम, एक आसान विकल्प नहीं है। ज़्यादातर भारतीयों को दोषी (गिल्टी) महसूस कराने और उच्च लागत (हाई कॉस्ट) के अलावा, अधिकांश देखभाल केंद्र कठोर और जेल जैसे व्यवहार के लिए कुख्यात हैं। जब आप उनसे मिलने जाएँगे तो विक्षिप्त (डिमेंटेड) रिश्तेदार निश्चित रूप से एक उदार मुस्कान बिखेरेंगे और आपको यह बताना याद नहीं रखेंगे कि उनके साथ क्या-क्या हुआ था, क्योंकि हाल ही चीज़ों के लिए उनकी याददाश्त खो चुकी है।

अल्ज़ाइमर रोग, जो डिमेंशिया का सबसे आम कारण है, के बारे में चिंता की बात यह है कि हम इसका इलाज खोजने में बहुत कम प्रगति कर रहे हैं।

उदाहरण के लिए, जहाँ कैंसर के इलाज की ख़ोज के लिए करीब 6,000 परीक्षण चल रहे हैं, वहाँ, ब्रिटिश रिसर्चर एलिस थॉमसन ने दुख जताते हुए बताया, कि अल्ज़ाइमर के लिए केवल 99 परीक्षण चल रहे हैं।

इसलिए, मेडिकल थेरेपी के इस खाली स्थान को हरी चाय, चॉकलेट, फल, मेवे, हरी सब्जियां और एंटीऑक्सीडेंट जैसे कई दावों द्वारा भरा गया है, जो काफी हद तक काल्पनिक हैं।

लेकिन जब आप अपने माता-पिता को डिमेंशिया की फिसलन भरी ढलान पर जाते हुए देखते हैं, रसोई में गैस बंद करना भूल जाते हैं, शाम की सैर के दौरान किसी अनजान इलाके में चले जाते हैं और वापस लौटने का रास्ता नहीं जानते, या अपने पसंदीदा पोते या पोती का नाम भूल जाते हैं, तो आपकी हताशा आपको लगभग हर वह उपाय आजमाने के लिए प्रेरित करेगी जो न केवल डॉक्टर, बल्कि पड़ोसी भी सुझाते हैं। कोई भी ऐसी चीज़ जो उनके होश वापस लाने की उम्मीद की किरण जगाए!

# डिप्रेशन - हमारे मन का अँधेरा कोना

मुझे डिप्रेशन है। लेकिन मैं यह कहना पसंद करता हूँ कि 'मैं डिप्रेशन से लड़ता हूँ'

बजाय इसके कि 'मैं इससे पीड़ित हूँ'। क्योंकि जब डिप्रेशन होता है,
तो मैं भी पलटवार करता हूँ।

लड़ते रहो...

एक पेशेवर डॉक्टर के रूप में, मैं उन रिपोर्टों के बारे में काफी चिंतित हो रहा हूँ जो यह सुझाव दे रही हैं कि हम एक उदास राष्ट्र हैं।

एक लेख घूम रहा है जिसमें कहा गया है कि भारत में हर छठा व्यक्ति उदास है। इसके अलावा, मार्च 2024 में प्रकाशित 'वर्ल्ड हैप्पिनेस इंडेक्स' में भारत को 143 देशों में से 126वें स्थान पर रखा गया था, जो मुझे परेशान करने वाला लगा।

यह मुद्दा बहुत गंभीर है क्योंकि हम जो कुछ भी करते हैं उसका अर्थ तभी होता है जब वह हमारे जीवन में कुछ हद तक खुशी या संतुष्टि लाता है।

डिप्रेशन उदासी या बेकारपन या 'जीवन में आगे देखने के लिए कुछ भी रोमांचक नहीं होने का अंदर से सूखेपन' की भावना एक लगातार नकारात्मक भाव है। किसी को डिप्रेशन का लेबल देने से पहले, कुछ सावधानियाँ बरतनी चाहिए।

जीवन में उतार-चढ़ाव आना तय है, और दुःख या हानि की भावना आपको घेर सकती है, जैसे किसी प्रियजन की मृत्यु, किसी से बिछड़ना, या व्यापार में नुकसान। यह दुःख कुछ समय तक जारी रहने की उम्मीद है।

दुःख कब डिप्रेशन बन जाता है? अगर यह भावना इतनी प्रबल है कि आप कठोर कदम उठाने के बारे में सोच रहे हैं, जैसे कि शायद अपनी जान ले लेना, या अगर यह बहुत लंबे समय तक चलती है, जैसे कि साल भर बाहर न निकल पाना या बच्चों और परिवार की देखभाल जैसे अन्य काम न कर पाना, तो यह चिंता का विषय हो सकता है।

डिप्रेशन का एक रूप ‹रिएक्टिव› नामक ट्रिगर के कारण होता है, मतलब ऐसा डिप्रेशन जो किसी जीवन घटना की प्रतिक्रिया के रूप में शुरू होता है। डिप्रेशन का दूसरा प्रकार वह है जिसमें बिना किसी कारण के ‹अंदर से मन सूखने› की भावना होती है। रोगी को अक्सर लगता है, «घर पर सब कुछ ठीक है लेकिन मैं खुश महसूस नहीं करता।» इसे अंतर्जात (एंडॉजेनस) डिप्रेशन कहा जाता है।

एक सरल 4-प्रश्न स्क्रीनिंग परीक्षण आपको अपने आप में या अपने आस-पास के लोगों में डिप्रेशन को पहचानने में मदद कर सकता है (इंदु पीएस और उनके सहकर्मियों के एक लेख से अनुकूलित):

प्रश्न 1: क्या आप पिछले दो सप्ताह या उससे अधिक समय से उदासी या डिप्रेस्ड मूड में हैं? हाँ/नहीं

प्रश्न 2: क्या आप पिछले दो सप्ताह या उससे अधिक समय से किसी काम को करने में रुचि की कमी या आनंद की कमी महसूस कर रहे हैं? हाँ/नहीं

प्रश्न 3: क्या आप पिछले दो सप्ताह या उससे अधिक समय से अत्यधिक थका हुआ या ऊर्जाहीन महसूस कर रहे हैं? हाँ/नहीं

प्रश्न 4: क्या आप पिछले दो सप्ताह या उससे अधिक समय से नींद न आने की समस्या से पीड़ित हैं? हाँ/नहीं

यदि आपका उत्तर दो या अधिक प्रश्नों के लिए ‹हां› है, तो आप डिप्रेस्ड हो सकते हैं और इसलिए आपको डॉक्टर, काउन्सेल्लर या एक मैच्योर मित्र (जो शायद आपके माता-पिता या जीवनसाथी भी हो सकते हैं) से मिलने और उदास स्थिति से बाहर निकलने पर विचार करना चाहिए।

तो आपने अपने बारे में क्या पाया?

अब समय आ गया है कि हम इस मुद्दे को संबोधित करें जो हमारे स्वास्थ्य और जीवन को प्रभावित करता है।

# विशेष मरीज़, जनसंख्या और स्थितियाँ

हर कोई अपनी जगह जीनियस होता है।

लेकिन अगर आप किसी मछली को उसकी पेड़ पर चढ़ने की क्षमता से आंकेंगे,

तो वह पूरी ज़िंदगी यही सोचती रहेगी कि वह बेवकूफ़ है।

# डिस्लेक्सिया - प्रतिभा का एक अलग रूप

मैं डिस्लेक्सिया से 'पीड़ित' नहीं हूँ।

मैं उन लोगों की अज्ञानता से पीड़ित हूँ जो सोचते हैं कि वे जानते
हैं कि मैं क्या कर सकती हूँ और क्या नहीं।

**- एरिका कुक**

अगर आप किसी ऐसे व्यक्ति से मिलते हैं जो बुद्धिमान दिखता है, उसके विचार उज्ज्वल हैं, भावनात्मक रूप से गर्मजोशी से भरा हुआ है, और अक्सर रचनात्मक होता है, लेकिन उसके पास खराब स्कूल स्कोरकार्ड है जिसमें केवल पढ़ने, याद रखने, याद करने और लिखने की उसकी क्षमताओं का परीक्षण किया गया था, तो वह डिस्लेक्सिक हो सकता है। यदि आप उसे ध्यान से देखें, तो आप पा सकते हैं कि उसके पास रंगों की शानदार समझ है, वह अच्छी तरह से पेंटिंग कर सकता है, अपनी कक्षा के साथी छात्रों की तुलना में धुनों और संगीत को बेहतर ढंग से पहचान सकता है, या उसके पास बहुत रचनात्मक विचार हैं, जो अक्सर अलग तरीके से सोचते हैं। वास्तव में, आप एक ऐसे प्रतिभाशाली व्यक्ति को देख सकते हैं जिसमें ज़बरदस्त क्षमता है।

डिस्लेक्सिक्स, जो कि आबादी का पांच प्रतिशत हैं, उनको बहुत कम उम्र से ही पहचाना जा सकता है। आम तौर पर, इन बच्चों की आंखें चमकदार और बुद्धिमान होती हैं, जो आप उन्हें बताते हैं वे उसका पालन करते हैं, परिस्थितियों पर बुद्धिमानी से प्रतिक्रिया देते हैं और इमोशनली नॉर्मल होते हैं, लेकिन जब उन्हें पढ़ने या लिखने के लिए कहा जाता है तो वे समस्याओं में पड़ जाते हैं। वे बिना पृष्ठ आगे बढ़ाए लंबे समय तक किताब खोलकर बैठे रह सकते हैं, बहुत सारी स्पेलिंग की गलतियों के साथ खराब लिख सकते हैं, ‹b› को ‹d› (मिरर इमेजेस) के साथ कंफ्यूज़ कर सकते हैं, और इसलिए 'सामान्य रूप से' आयोजित किए जाने वाली परीक्षाओं में खराब अंक प्राप्त करते हैं।

वे निश्चित रूप से मानसिक रूप से कमज़ोर नहीं हैं। वास्तव में, अध्ययनों से पता चलता है कि कुछ सबसे प्रतिभाशाली और सफल लोगों में डिस्लेक्सिया के लक्षण रहे हैं। महान वैज्ञानिक अल्बर्ट आइंस्टीन; बीटल्स के जॉन लेनन; वर्जिन एयरलाइंस के मालिक रिचर्ड ब्रैनसन; हॉलीवुड

स्टार टॉम क्रूज़; थॉमस एडिसन, जिन्होंने हमें बिजली का बल्ब दिया; विंस्टन चर्चिल, ब्रिटिश प्रधानमंत्री - डिस्लेक्सिया से पीड़ित बेहद सफल लोगों के कुछ उदाहरण हैं।

डिस्लेक्सिया की समस्या बुद्धि से नहीं बल्कि मस्तिष्क में वायरिंग से जुड़ी है जो भाषा के प्रतीकों को सीखने या पुनरुत्पादित (रीप्रोड्यूस) करने के तरीके से संबंधित है, जैसे कि वर्णमाला या शब्द, विशेष रूप से लिखित वाले। भाषा, विशेष रूप से वर्णमाला और शब्द, मनुष्य द्वारा संचार (कम्युनिकेशन) के साधन के रूप में बनाए गए हैं, और इसलिए, यह वास्तव में ‹प्राकृतिक› नहीं है। डिस्लेक्सिक्स को इस मानव निर्मित भाषा के प्रतीकों को सीखने में समस्या होती है और इसलिए उन्हें उन आकलनों में संघर्ष करना पड़ता है जो उन्हें सीखने और पुनरुत्पादित करने की क्षमता का परीक्षण करते हैं।

डिस्लेक्सिक बच्चों के जीवन को जटिल बनाने वाली बात यह है कि माता-पिता के साथ-साथ स्कूल के शिक्षक भी अक्सर डिस्लेक्सिया को पहचानने के लिए जागरूक या प्रशिक्षित नहीं होते हैं। एक प्यारे, होनहार बच्चे का सदमा तब शुरू होता है जब वह अपनी पहली लिखित परीक्षा में ख़राब प्रदर्शन करता है, ख़राब ग्रेड प्राप्त करता है, और उसे बताया जाता है कि वह सुस्त या लापरवाह है। माता-पिता को तब PTM में बताया जाता है कि उनका बच्चा मानसिक रूप से कमज़ोर है। कल्पना कीजिए कि हमें कैसा लगेगा अगर हमें बताया जाए कि हम सुस्त हैं क्योंकि हम शब्दों या वाक्यों को अच्छी तरह से नहीं लिख सकते हैं, लेकिन हमारे पास पेंटिंग, संगीत या डिज़ाइनिंग में अद्भुत कौशल हैं, जिनके लिए हमारे शिक्षकों ने कभी हमारी परीक्षा नहीं ली!

यही त्रासदी (ट्रेजेडी) है। डिस्लेक्सिक्स अक्सर बहुत रचनात्मक और कलात्मक होते हैं और अगर उन्हें कला, डिज़ाइन, संगीत, रचनात्मकता आदि में परखा जाए तो वे अपने ‘विद्वान’ साथियों को बहुत पीछे छोड़ सकते हैं। वे बड़े होकर प्रतिभाशाली लोगों की सूची को और भी लंबी और उज्जवल बना देंगे।

आमिर खान की फिल्म तारे ज़मीन पर ने डिस्लेक्सिया को समाज के सामने लाने में मदद की। अब स्पेशल ट्रेनिंग मॉड्यूल उपलब्ध हैं जो डिस्लेक्सिक बच्चों को भाषा सीखने में मदद कर सकते हैं और वे अपनी कक्षा के टॉपर्स के साथ कंधे से कंधा मिलाकर चल सकते हैं। इन विशेष गुणों वाले बच्चों को कम उम्र में, शायद प्रीस्कूल में, आगे बढ़ाने के लिए हमें प्रयास करने की ज़रूरत है। हमारे डिस्लेक्सिक जीनियस तब अपनी असली क्षमता का एहसास करेंगे और अपनी रचनात्मकता के साथ हमें भी आगे बढ़ाएंगे।

# दृष्टिहीन बच्चे टीवी देखना पसंद करते है

अंधे होने से भी बदतर एक ही चीज़ है - दृष्टि होते हुए भी दृष्टिकोण या नज़रिया न होना।

- हेलेन केलर

भारत के लखनऊ शहर में स्थित मोहनलालगंज में 'नवज्योति स्कूल फॉर द ब्लाइंड' के बच्चों को टीवी पर धारावाहिक देखना बहुत पसंद है। 6 से 14 साल की उम्र के 65 अंधे बच्चों को पढ़ाने वाले इस स्कूल की प्रिंसिपल, सिस्टर जेस्सी, कहती हैं, "वे टीवी पर आने वाली आवाज़ों को सुनकर और अपने मन में किरदारों की छवि बनाकर पारिवारिक नाटकों और देश में होने वाली हर घटना का अनुसरण करते हैं।"

और अगर आपकी आँखें इन 'वंचित' बच्चों के लिए दुःख से नम हो जाती हैं, तो ज़रा ठहरिए! वे वंचित महसूस नहीं करते क्योंकि उन्हें नहीं पता कि वे दृष्टि के मामले में क्या खो चुके हैं, क्योंकि उनके पास कभी दृष्टि थी ही नहीं। उनके लिए न तो वंचित शब्द है और न ही विकलांग, बल्कि 'चुनौतीपूर्ण' शब्द है, जो दर्शाता है कि देखने में असमर्थता उनके लिए लगभग वह सब हासिल करने में चुनौती पेश करती है जो उनके दृष्टि संपन्न सहकर्मी कर सकते हैं। वे गा सकते हैं, नाच सकते हैं, झूलों पर खेल सकते हैं, पढ़ाई कर सकते हैं, परीक्षा पास कर सकते हैं और नौकरी पा सकते हैं। हालाँकि, जिस तरह से वे सुंदरता की सराहना करते हैं, वह कुछ अलग हो सकता है: श्रेया घोषाल उनके लिए करीना कपूर से ज़्यादा खूबसूरत हो सकती हैं, क्योंकि वे आवाज़ और ध्वनियों के ज़रिए दुनिया को समझते हैं।

मैं इन बच्चों को एक ग्रुप डांस करते हुए देखकर आश्चर्यचकित था, जिसमें वे कभी-कभी एक साथ आते थे, अपने फैले हुए, झूलते हाथों से अपने साथी के हाथों को एकदम सही तालमेल में मिलाते हुए; उनकी स्थानिक समझ इतनी मज़बूत थी कि वे लगभग 'देख' सकते थे कि उस समय उनके साथी का हाथ कहाँ था। उन्होंने एक नाटक भी प्रस्तुत किया जिसमें उनकी दृष्टि की कमी ने मंच पर उनके घूमने, एक-दूसरे का सामना करने और अपने किरदारों को निभाने के तरीके पर कोई असर नहीं डाला।

सुमन ने मुझे दिखाया कि वह बिना किसी दृष्टि के कैसे पढ़ती और लिखती है। उसकी किताबें और नोट्स ब्रेल में थे, एक ऐसा रूप जिसमें कागज़ को छेदा जाता है या पैटर्न में ऊपर उठाया

जाता है ताकि अक्षर और संख्याएँ उंगलियों से छूकर पहचानी जा सकें। स्कूल में ऐसे सॉफ़्टवेयर से लैस कंप्यूटर भी हैं जो उन अक्षरों को ब्रेल लिपि में बदल देते हैं जिन्हें हम उनके 2-डिमेन्शनल आकार से पहचानते हैं।

हमारी आबादी का 1.5 प्रतिशत हिस्सा अंधेपन से पीड़ित है, जिससे भारत दुनिया में सबसे ज़्यादा अंधे लोगों (15 मिलियन) वाला देश बन गया है, जबकि दुनिया में अनुमानित 37 मिलियन अंधे लोग हैं। बच्चों में दृष्टि की कमी कई तरह की हो सकती है। कुछ लोग जन्म से ही देख सकते हैं और फिर विटामिन ए की कमी होने के कारण कॉर्निया के नुकसान से इसे खो देते हैं, या उनमें मायोपिया जैसी बहुत ज़्यादा अपवर्तक त्रुटियाँ (रिफ्रैक्टिव एर्रर) हो सकती हैं, जबकि कुछ जन्म से ही अंधे हो सकते हैं, जैसा कि इस स्कूल के ज़्यादातर बच्चे हैं। उनकी बुद्धि बिल्कुल सामान्य होती है और स्पर्श और ध्वनि की समझ बेहतर होती है।

'नवज्योति' के बच्चों को संगीत बहुत पसंद है; वे बहुत अच्छा गाते हैं और सितार और ड्रम बजाना सीखने के बहुत शौकीन हैं। और जिस बात ने मुझे सबसे ज़्यादा प्रभावित किया, वह ये देखना था कि वे हँस सकते हैं, खेल सकते हैं और खुश रह सकते हैं, जिससे कई 'दृष्टि' वाले लोग जो लंबा, उदास चेहरा ले के घूमते हैं, वो शर्मिंदा हो जाएं। इस स्कूल की यात्रा ने मुझे जीवन के बारे में बहुत कुछ सिखाया।

# 03

# पार्किंसंस रोग: मुहम्मद अली की आखिरी लड़ाई

कुछ भी हमेशा के लिए नहीं रहता, यही अस्तित्व की त्रासदी भी है और चमत्कार भी।

हम बस इतना कर सकते हैं कि हमारे पास जो समय है उसका सबसे अच्छा उपयोग करें।

- मीरा ग्रांट

समय सबसे महान खिलाड़ियों और प्रसिद्ध मुक्केबाज़ों में से एक मुहम्मद अली का 74 वर्ष की आयु में निधन हो गया, लेकिन पार्किंसंस रोग (PD) के साथ उनकी 30 साल की लंबी लड़ाई, उनके जीवन की सबसे मुश्किल लड़ाई साबित हुई।

पार्किंसंस रोग के लक्षण कैशियस क्ले (उनका पुराना नाम जिसे उन्होंने बाद में बदलकर मुहम्मद अली रख लिया था), जो तेज़ और फुर्तीले थे, उनकी विशेषताओं के बिलकुल विपरीत हैं। यह हरकतों को धीमा कर देता है, शरीर को कठोर और सख़्त बना देता है, और इससे हाथों में कंपकपाहट होती है, जिससे वे हिलने लगते हैं। इन सभी बातों ने अली को उस चीज़ के बिलकुल विपरीत बना दिया जिसे पहले उनके बारे में कहा जाता था: ‹तितली की तरह तैरता है और मधुमक्खी की तरह डंक मारता है›।

पार्किंसंस रोग मस्तिष्क की एक अपक्षयी स्थिति (डीजेनरेटिव कंडीशन) है जो 60 वर्ष से अधिक आयु के 100 लोगों में से एक को प्रभावित करती है। इसके लक्षण हैं गति या चाल (मूवमेंट) का धीमा होना, शरीर की कठोरता और हाथों का कांपना। छोटे कदमों के साथ चाल घिसटने लगती है। रोगी को चलना शुरू करने में कठिनाई होती है, लेकिन एक बार जब वह चलना शुरू कर देता है, तो वह घिसटता है, कभी-कभी उसे रुकना, दिशा बदलना या कदमों और बाधाओं से निपटना मुश्किल लगता है। हाथों का कांपना काफी विशिष्ट है और डॉक्टरों द्वारा इसे ‹पिल्ल-रोलिंग› आंदोलन के रूप में वर्णित किया गया है। लिखावट छोटी हो जाती है, जिसे माइक्रोग्राफिया कहा जाता है।

अली के जीवन में सबसे मुश्किल क्षण अटलांटा में 1996 ओलंपिक का उद्घाटन समारोह था, जहाँ उन्हें ओलंपिक मशाल जलानी थी। दुनिया भर में लाखों लोगों ने उन्हें अपने हिंसक रूप से काँपते हाथों में मशाल लेते और बहुत ही धीमी गति और कठिनाई के साथ दीपक जलाते देखा।

उनका चेहरा भी मुखौटे जैसा था और उनकी बोली धीमी और अस्पष्ट थी, जो कि पार्किंसनिज़्म के लक्षण थे।

PD का अंडरलाइंग मैकेनिज़्म मस्तिष्क के निचले क्षेत्रों बेसल गैन्ग्लिया से डोपामाइन नामक न्यूरोट्रांसमीटर का सूखना है, जो शरीर की गति को नियंत्रित करता है। न्यूरोलॉजिस्ट अभी भी स्पष्ट नहीं हैं कि कुछ लोगों में इस केमिकल की कमी क्यों होती है।

ऐसी अटकलें लगाई जा रही हैं कि मुहम्मद अली का पार्किंसनिज़्म सिर पर लगातार लगने वाले मुक्कों के कारण मस्तिष्क में होने वाली क्षति के कारण हुआ होगा। बताया जाता है कि जो फ्रेज़ियर के साथ अपने सबसे घातक आखिरी मुकाबले में उन्हें 440 घूंसे लगे थे, जिसके तीन साल बाद वे अपने दस्ताने उतार कर रिटायर हो गए थे। यह भी चौंकाने वाली बात है कि अली को दो दशक पहले ही PD हो गया था।

उपचार आमतौर पर ऐसी दवाओं से किया जाता है जो मस्तिष्क में डोपामाइन के स्तर को बढ़ाती हैं और कंपन और अकड़न को कम करती हैं। भारतीय रिसर्चर्स का दावा है कि घर में इस्तेमाल होने वाला मसाले और हल्दी पार्किंसंस रोग के इलाज में मदद कर सकता है। इसमें करक्यूमिन होता है, जो एक समृद्ध एंटीऑक्सीडेंट है, जिसे IIIT-A और निमहंस (NIMHANS), बेंगलुरु के वैज्ञानिकों का मानना है कि यह एक उपयोगी इलाज के रूप में उभर सकता है।

PD के रोगियों के लिए मुहम्मद अली की कहानी का एक सकारात्मक (पॉज़िटिव) पहलू यह है कि इसके साथ 30 साल तक जीवित रहना संभव है - वे दिमाग़ी रूप से ठीक रहे और शारीरिक सीमाओं के बावजूद वो सब कुछ करना जो वे करना चाहते थे।

# अल्ज़ाइमर का रोग

अल्ज़ाइमर न केवल यादें चुराता है, यह पहचान और रिश्ते भी चुरा लेता है।

तेज़-तर्रार और डैशिंग ट्रेड यूनियन नेता, जॉर्ज फर्नांडिस, भारत के रक्षा मंत्री बने और उन्हें मिग लड़ाकू विमान में उनकी शानदार उड़ान के लिए याद किया जाता है, लेकिन अपने अंतिम समय में वे अपने रिश्तेदारों को पहचानने और उनका नाम याद करने में असमर्थ थे। 'काउबॉय' अमेरिकी राष्ट्रपति रोनाल्ड रीगन, सख्त और सीधे-सादे ब्रिटिश प्रधानमंत्री मार्गरेट थैचर और हॉलीवुड के दिलों की धड़कन चार्लटन हेस्टन दुनिया भर में उन 26 मिलियन लोगों में शामिल हैं जो अल्ज़ाइमर रोग से पीड़ित हैं, जो उन्हें मानसिक कार्यों से वंचित करता है और उन्हें मृत्यु तक एक खाली, वेजिटेटिव अवस्था में ले जाता है।

अल्ज़ाइमर रोग (AD) बढ़ रहा है। लखनऊ में एक वरिष्ठ अधिकारी की माँ, जो इस बीमारी से पीड़ित थी और कोमा में चली गई थी, को प्रेम और समर्पण के एक दुर्लभ प्रदर्शन में, घर पर जीवन रक्षक प्रणाली (लाइफ सपोर्ट) के साथ पाँच साल तक जीवित रखा गया। और कुछ स्वस्थ रिश्तेदारों ने अपने प्रभावित वरिष्ठों की देखभाल करने के तरीके सीखने और साझा करने के लिए एक ग्रुप बनाया है।

यह बीमारी आमतौर पर 65 के बाद शुरू होती है और ताज़ी घटनाओं और नामों को भूलने के साथ धीरे-धीरे और सूक्ष्म रूप से प्रकट होती है (नए प्लंबर ने अपना नाम क्या बताया? कल रात हमसे मिलने कौन घर आया था?)। कुछ लोगों को मूड में बदलाव का अनुभव हो सकता है, जैसे कि अनावश्यक चिंता और बेचैनी, दैनिक काम करना भूल जाना, शाम की सैर के बाद घर का रास्ता भूल जाना या बातचीत के दौरान सही शब्द न ढूँढ़ पाना। फिर निकासी सिंड्रोम (विथड्रावल) की शुरूआत होती है, जब व्यक्ति उदासीनता में डूब जाता है (ड्राइंग रूम में चल रहे पारिवारिक समारोह या फंक्शन के बारे में बिल्कुल भी चिंतित नहीं होता) और उसकी निगाहें खाली और खोखली हो जाती हैं।

परिवार पर AD का बोझ भारी हो सकता है। जब कोई पति 40 साल की अपनी पत्नी को पहचानने में विफल रहता है, तो यह दिलों को तोड़ सकता है। रिश्तेदार अक्सर दुविधा में फंस जाते हैं कि क्या जीवन को जारी रहने दें, प्रभावित वरिष्ठ व्यक्ति को किराए के परिचारकों (अटेंडेंट्स) के साथ एक कमरे में सीमित कर दें (जो कि अक्सर अपराध बोध की भावनाएँ लेकर आते हैं),

या जीवन के अधिकांश मौज-मस्ती को छोड़कर मरीज़ के साथ घर के अंदर रहें (छोटे बच्चों के लिए यह उचित नहीं है, लेकिन अक्सर मरीज़ के लिए यह कोई मायने नहीं रखता क्योंकि वह विमुख और उदासीन होता है)।

AD का कारण क्या है यह स्पष्ट नहीं है और यह गहन वैश्विक रिसर्च का विषय है। मस्तिष्क सिकुड़ जाता है और उसमें एमिलॉयड नामक जेली जैसे पदार्थ की पट्टिकाएँ (प्लेक्स) विकसित हो जाती हैं। मस्तिष्क के केमिकल ट्रांसमीटर्स में से एक, एसिटाइलकोलाइन, सूख जाता है जिससे मस्तिष्क के विभिन्न भागों के बीच खराब फंक्शनिंग और नेटवर्किंग होती है।

हालाँकि AD के लिए जादुई औषधि की खोज जारी है, वैज्ञानिक साथ में यह पता लगाने की भी कोशिश कर रहे हैं कि कौन से लोग संकट में हैं (धूम्रपान करने वाले, डायबिटीज़ रोगी, हाई ब्लड प्रेशर वाले) और कौन से फैक्टर किसी को इससे पीड़ित होने से रोक सकते हैं (ताज़े फलों, चॉकलेट, कॉफ़ी का अधिक सेवन, और बोर्ड गेम्स में रुचि)। एंटीऑक्सीडेंट से भरपूर, घरों में आम मिलने वाली हल्दी (करक्यूमिन), इस इलाज के लिए फ्रंट-रनर के रूप में उभरी है।

जब मैं AD से पीड़ित किसी मरीज़ को देखता हूँ तो मुझे पुरानी कहावत याद आती है, «जीवन में सभी अच्छी चीज़ें उधार में मिलती हैं, दी नहीं जातीं।" हमारा उपजाऊ दिमाग भी इसका अपवाद (एक्सेप्शन) नहीं है!

# उम्र का तकाज़ा

उम्र बढ़ने के साथ-साथ जीवन आपको विनम्र बनाता है।

आपको एहसास होता है कि आपने कितना समय बेकार की बातों में बर्बाद किया।

जैसे-जैसे विकसित देशों में लोगों की बढ़ती संख्या अधिक समय तक जीवित रह रही है, जिनमें आबादी का एक बड़ा हिस्सा बुज़ुर्ग लोग हैं, सर्वश्रेष्ठ बुद्धिमान लोग और प्रयोगशालाएँ इस बात पर रिसर्च कर रही हैं कि हम बूढ़े क्यों होते हैं। कभी-कभी युवा वृद्ध (65-74), मध्यम वृद्ध (75-84) और सबसे बुज़ुर्ग वृद्ध (85+) के बीच विभाजन किया जाता है। हालाँकि, कालानुक्रमिक (क्रोनोलॉजिकल) आयु कार्यात्मक (फंक्शनल) आयु के साथ अच्छी तरह से सहसंबंधित (को-रिलेट) नहीं होती है, यानी, दो लोग एक ही उम्र के हो सकते हैं लेकिन उनकी मानसिक और शारीरिक क्षमताएँ अलग-अलग हो सकती हैं - 85 वर्ष की आयु में कुछ लोग गोल्फ़ खेल सकते हैं और मानसिक रूप से सतर्क हो सकते हैं, जबकि 65 वर्ष की आयु में कोई अन्य व्यक्ति डायबिटीज़, स्ट्रोक और डिमेंशिया से पीड़ित हो सकता है।

'बुढ़ापा' शब्द कुछ हद तक अस्पष्ट है, लेकिन इसका मतलब शारीरिक, मनोवैज्ञानिक और सामाजिक परिवर्तनों से है जो उम्र बढ़ने के साथ होते हैं। उम्र बढ़ने के कुछ आयाम (डाइमेंशन्स) समय के साथ बढ़ते और विस्तारित (एक्सपैंड) होते हैं, जबकि अन्य घटते हैं। उदाहरण के लिए, रिएक्शन टाइम उम्र के साथ धीमा हो सकता है, जबकि विश्व की घटनाओं के बारे में ज्ञान और बुद्धिमत्ता बढ़ सकती हैं, जिससे समझ आता है कि राजनेताओं में बुज़ुर्गों का अनुपात (प्रोपोरशन) अधिक क्यों होता है। रिसर्च से पता चलता है कि जीवन के अंतिम पड़ाव में भी, शारीरिक, मानसिक और सामाजिक वृद्धि और विकास की संभावना बनी रहती है।

शरीर के सभी ऑर्गन्स और टिशूज़ के बूढ़े होने के क्या कारण होते हैं? त्वचा पर झुर्रियाँ क्यों पड़ती हैं, बाल सफ़ेद क्यों होते हैं और डायबिटीज़, ब्लड प्रेशर, मोतियाबिंद (कैटरेक्ट) और हृदय संबंधी समस्याओं जैसी बीमारियों की सूची क्यों लंबी होती जाती है? हम धीमे क्यों होने लगते हैं और साथ ही हम कई तरह के कैंसर के शिकार क्यों होते हैं? यह प्रक्रिया हमारे शरीर के सैल्स में उम्र बढ़ने के लक्षण दिखने से शुरू होती है, जिसे सेनेसेंस कहते हैं, जो टेलोमेर नामक इसके एक हिस्से के क्रमिक (प्रोग्रेसिव) रूप से छोटे होने के कारण होता है। जब टेलोमेर बहुत छोटा हो जाता है, तो सैल्स हर बार विभाजित होने पर मर जाते हैं। इसलिए, टेलोमेर की लंबाई 'आणविक

घड़ी' (मॉलिक्यूलर क्लॉक) है, और जो टेलोमेर की लंबाई को बनाए रखता है वह टेलोमेरेज़ नामक एक एंज़ाइम है।

तो फिर, कुछ लोगों में टेलोमेर जल्दी क्यों छोटा हो जाता है, और हम अपने टेलोमेरेज़ एंज़ाइम के स्तर को कैसे ऊंचा रख सकते हैं? 2007 में, साल्क इंस्टीट्यूट फॉर बायोलॉजिकल स्टडीज़ के रिसर्चरों ने एक महत्वपूर्ण जीन की पहचान की जो विशेष रूप से कम कैलोरी खाने को लंबे समय तक जीने से जोड़ता है और दिखाया कि जीन pha-4, CRs के प्रति दीर्घायु प्रतिक्रिया को नियंत्रित करता है। आधे-भूखे चूहे अच्छी तरह से खिलाए गए चूहों की तुलना में बहुत अधिक समय तक जीवित रहते हैं, और पतले, सुंदरता प्रतियोगिताओं के विजेता जैसे लोग, वास्तव में अपनी उम्र के मोटे लोगों की तुलना में अधिक समय तक जीवित रह सकते हैं।

दीर्घायु-निर्धारण जीन (लॉगेटिविटी-डिटर्मिनिंग जीन - LDG) की भूमिका के अलावा, सेल्ल मेटाबॉलिज़्म के दौरान ऑक्सीजन रेडिकल्स के रिलीज़ से उत्पन्न क्यूमुलेटिव टिशू स्ट्रेस इसका एक और संदिग्ध रहा है। उम्र बढ़ाने वाले टिशूज़ में टोकोफेरॉल, एस्कॉर्बिक एसिड और रेटिनॉल जैसे एंटीऑक्सीडेंट की कमी होती है जो आम तौर पर ताज़े फलों और सब्जियों में पाए जाते हैं; इसलिए हर दिन ऐसे खाद्य पदार्थों की पांच खुराक लेने की सलाह दी जाती है। कैप्सूल के रूप में बेचे जाने वाले सिंथेटिक एंटीऑक्सीडेंट हमारे टिशूज़ को युवा बनाए रखने में कोई मदद करते हैं या नहीं, यह अभी साबित होना बाकी है।

रिसर्चरों ने अब ऐसे कम्पाउंड्स की पहचान की है जो वास्तव में टेलोमेरेज़ के स्तर को बढ़ा सकते हैं, और इस तरह उम्र बढ़ने की प्रक्रिया को रोक सकते हैं। रेस्वेराट्रोल, रैपामाइसिन, एसिटाइल-एल-कार्निटाइन और अल्फा-लिपोइक एसिड पर वर्तमान में रिसर्च चल रही है।

जहाँ शाश्वत यौवन (एटर्नल यूथ) की खोज जारी है, वहीं बाराबंकी और सुल्तानपुर में राजसी ढंग से खड़े दो प्राचीन पारिजात वृक्ष, जिनके बारे में कहा जाता है कि उन्होंने हमारे देवी-देवताओं को चिरयुवा (ऐजलैस) बनाया है, इस रहस्य को खोल सकते हैं!

# प्रशामक देखभाल: जीवन को और बेहतर बनाना

आप दूसरों को कैसा महसूस कराते हैं, यह आपके बारे में बहुत कुछ बताता है कि आप कैसे हैं।

उन्हें एक मुस्कान, एक आलिंगन और एक अच्छे विचार के साथ छोड़ें।

हालाँकि मेडिकल साइंस ने हमारी जीवन प्रत्याशा (लाइफ एक्सपेक्टेंसी) में उल्लेखनीय वृद्धि की है और कई बीमारियों को उपचार योग्य बना दिया है, लेकिन इसने हमारी अपेक्षाओं को अनुचित ऊंचाइयों तक पहुंचा दिया है और वर्तमान उपचार को चुनौती देने वाली बीमारियों के कारण मृत्यु को स्वीकार करने की हमारी क्षमता को कम कर दिया है। फैला हुआ कैंसर, डिमेंशिया, और हृदय, फेफड़े या लिवर के एडवांस्ड क्रोनिक डीज़ीज़िस, बीमारियों के कुछ ऐसे उदाहरण हैं जो काफी दर्द और पीड़ा का कारण बनते हैं, ये बीमारियाँ लगातार बढ़ती हैं, और यहां तक कि रिश्तेदारों को भी असहाय और निराश कर देती हैं।

आधुनिक समय में पैलिएटिव मेडिसिन (PM) एक विरोधाभास की तरह लग सकता है, क्योंकि «इसका उद्देश्य घातक रूप से बीमार रोगियों के बचे हुए दिनों में लाइफ या क्वालिटी को जोड़ना है,» डॉ. मोहिरा लैंग, जो वर्तमान में युगांडा में काम कर रही हैं, और इस उप-विशेषता (सब-स्पेशलिटी) में सबसे आगे हैं, ऐसा उन्होंने बताया जब वह लखनऊ में थीं। उन्होंने आगे कहा, «अंतिम चरण के कैंसर से पीड़ित रोगियों को कष्टदायक और अमानवीय दर्द से राहत प्रदान करना मेडिकल साइंस के सबसे बड़े वरदानों में से एक हो सकता है, जिसका दुर्भाग्य से अक्सर पर्याप्त उपयोग नहीं किया जाता है।»

PM में विशेषज्ञों को विभिन्न चरणों में कई समस्याओं से निपटना पड़ता है। उनका काम अक्सर बुरी ख़बर बताने और ऐसे रोगियों और रिश्तेदारों को परामर्श देने से शुरू होता है, जो अक्सर इनकार या अवास्तविक उम्मीदों की स्थिति में होते हैं। भारत में अधिकांश कैंसर रोगियों के रिश्तेदार नहीं चाहते कि रोगी को डायग्नोसिस के बारे में बताया जाए। जैसे-जैसे बीमारी बढ़ती है और अस्पताल के चक्कर अधिक बार लगने लगते हैं, रोगी आमतौर पर डायग्नोसिस पर संदेह करना शुरू कर देता है, लेकिन खुद को ये बात छिपाने वाले रिश्तेदारों से घिरा हुआ पाता है, जिनके साथ वह अब अपनी समस्याओं, प्राथमिकताओं और अंतिम इच्छाओं के बारे में खुलकर बात नहीं कर सकता। वह अक्सर अपने अंतिम दिनों में अकेला और इमोशनली अलग-थलग महसूस करता है।

दांव पर होती है ऐसे मरीज़ों को मिलने वाली देखभाल। ज़्यादातर रिश्तेदारों (अच्छी कमाई करने वाले बेटे जो अक्सर कहीं और रहते हैं) के लिए इसका मतलब है बीमार माता-पिता को एक अस्पताल से दूसरे अस्पताल, अक्सर दूसरे शहर ले जाना, उन्हें कई महंगे दोबारा टेस्ट करवाने, आईसीयू सेटअप में मशीनों पर उन्हें टिकाए रखना और उन्हें उनके डायग्नोसिस और भाग्य से अनजान रखना। जबकि ये सब, रिश्तेदारों को कुछ हद तक संतुष्टि देता है कि उन्होंने वह सब कुछ किया जो वे कर सकते थे, और उनके अपराध बोध को कम करता है, ये अक्सर मरीज़ों के दुःख, दर्द और पीड़ा को बढ़ाता है। अध्ययनों से पता चला है कि उन्हें जिस चीज़ की सबसे ज़्यादा ज़रूरत होती है, वह है उनका अपना बिस्तर, उनका जाना-पहचाना घर, प्यार करने वाले रिश्तेदार और उन तकलीफ़देह लक्षणों से राहत जो जीवन के पीड़ादायक अंतिम चरण को सहने योग्य बनाते हैं।

ऐसे रोगियों की देखभाल के लिए दर्द से राहत बहुत ज़रूरी है। हाल ही में हुए एक अध्ययन से पता चला है कि टरशरी केयर अस्पतालों में विशेषज्ञ अक्सर एक के बाद एक परीक्षण करने में ज़्यादा व्यस्त रहते हैं और दर्द से राहत देने पर कम ध्यान देते हैं। हाल ही में शुरू किए गए पेन क्लिनिक और एसजीपीजीआई में PM सेवाओं से उम्मीद है कि यह बदलाव आएगा। दर्द की गंभीरता का आकलन करने के बाद, रोगी की ज़रूरत के हिसाब से थेरेपी दी जाती है। परेशान रोगी को राहत देने और उसे कम्फर्टेबल महसूस कराने के अलावा, यह अक्सर परेशान रिश्तेदारों को भी शांत करता है। इसकी सबसे बड़ी चुनौती घर पर रोगी के बिस्तर तक ऐसी थेरेपी पहुँचाना है।

ब्रिटिश टीवी स्टार जेड गुडी की एडवांस सर्वाइकल कैंसर से मृत्यु हुई। मशीनों से घिरे अस्पताल के अजनबी माहौल में रहने के बजाय, उन्होंने अपने अंतिम दिन घर पर मर्यादा और सम्मान के साथ बिताए, और वहीं उन्होंने मरना पसंद किया।

# इच्छामृत्युः दया या अपराध?

मुझे यह बात बहुत अजीब लगती है कि लोग डरते हैं,

जबकि मृत्यु एक आवश्यक अंत है, और वो जब आएगी तब आएगी।

- विलियम शेक्सपियर

लेज़र, मित्तल परिवार का पालतू कुत्ता जो 16 साल की उम्र में पहुँच चुका था, उम्र से संबंधित कई बीमारियों के कारण अंधा, अपाहिज और निरंतर दर्द से दया का पात्र बन गया था, और मित्तल परिवार के दिलों पर भारी पड़ने लगा था। उसे लगातार पीड़ा में देखना अब और अक्षम था, इसलिए उन्होंने दया के अंतिम कार्य के रूप में उसे सुला देने का फैसला किया।

विभव (बदला हुआ नाम), जो अब लॉ स्कूल की पढ़ाई पूरी करने के बाद नौकरी कर रहा है, याद करता है कि जब वह दूसरी कक्षा में पढ़ रहा था, तब कैसे एक महीने के प्यारे से पिल्ले के रूप में लेज़र ने उनके घर और दिल में जगह बनाई थी। 16 सालों में, लेज़र ने रंजना और अम्बरीश के सबसे छोटे बच्चे से लेकर वरुण और विभव के लिए एक छोटे भाई, प्लेमेट, दोस्त और रक्षक की भूमिका निभाई।

लेज़र उनके घर में विशेष उल्लास और प्रसन्नता ले आया था: बच्चों को खेल-खेल में चिढ़ाकर उनकी चादरें खींचकर बिस्तर से बाहर निकाल देना, स्कूल के लिए तैयार होते समय शरारत से उनके मोज़े छिपा देना, पूरे दिन उनके घर की रखवाली करना, लगातार अपनी पूँछ हिलाकर उनका स्वागत करना, और शाम को उनके साथ गेंद खेलना।

लेकिन चूंकि कुत्ते का एक साल इंसान के सात साल के बराबर होता है, इसलिए लेज़र 16 साल में शिशु से युवावस्था, मध्य-जीवन और बुढ़ापे की ओर तेज़ी से बढ़ा (जो कि एक आदमी के 112 साल के बराबर है) मोतियाबिंद (कैटरेक्ट), डायबिटीज़, कमजोर दिल और लकवाग्रस्त टांगों के साथ, वह स्थिर पड़ा रहा और लगातार दर्द से कराहता रहा। काफी विचार-विमर्श के बाद, उसे इच्छामृत्यु या दया मृत्यु द्वारा उसकी दर्दनाक स्थिति से मुक्त किया गया।

जबकि अधिकांश पशु प्रेमी पीड़ित पशुओं के लिए दया-हत्या (मर्सी किलिंग) का समर्थन करते हैं, मनुष्यों के लिए इसी तरह का दृष्टिकोण अपनाने से कभी भी नाराज़गी पैदा हो सकती है।

प्रतिवाद आमतौर पर हमारे अहंकारी रुख से शुरू होता है कि मनुष्य एक जानवर नहीं है! जबकि निश्चित रूप से इस बात में मतभेद हैं, लेकिन जीवन और मृत्यु के चक्र की समानताएं अपरिहार्य रूप से (इनएस्केपेब्ली) समान और विनम्रता पूर्वक भी हैं। कोई भी व्यक्ति जिसने कैंसर जैसी लाइलाज प्रगतिशील बीमारी से पीड़ित किसी बुजुर्ग रिश्तेदार के साथ रहते हुए देखा है, जो कि पूर्वानुमानित (प्रेडिक्टेबल) दर्दनाक अंत तक मुरझाता और कराहता रहा है, वह अपने प्रियजनों के लिए जल्दी राहत की कामना करेगा।

इच्छामृत्यु (यूथेनेशिया) का विरोध धार्मिक और कानूनी दोनों ही पक्षों से होता है। आस्थावानों का तर्क है कि चूँकि मनुष्य जीवन का निर्माण करने में असमर्थ है, इसलिए वह इसे समाप्त करने का अधिकार कैसे प्राप्त कर सकता है? कुछ लोग यह भी बताते हैं कि दुख को उसी तरह सहना पड़ता है जैसा कि निर्धारित है।

कानूनी और तकनीकी मोर्चों पर, तीन प्रमुख चिंताएँ हैं: हम कितने आश्वस्त हो सकते हैं कि स्थिति वास्तव में असाध्य है? हम कैसे आश्वस्त हो सकते हैं कि पीड़ित व्यक्ति, जो वर्तमान में कोमा में है, यही चाहता होगा? और अंत में, (दयापूर्वक) हत्या की अनुमति के साथ, क्या निष्कपट मनुष्यों द्वारा स्वार्थी लाभ के लिए इसका दुरुपयोग करने की संभावना है?

मित्तल परिवार ने पीड़ित लेज़र को जाने देने पर राहत की सांस ली, और उसके बचपन के मौज-मस्ती भरे दिनों की यादों को अपने दिलों में संजोए रखना पसंद किया। और जब हम इस बारे में अनिश्चित रहते हैं कि ऐसी ही परिस्थितियों में इंसानों से कैसे निपटना है, तो हम वही करते रहते हैं जिसमें हम सबसे अच्छे हैं- टालमटोल करना।

# मेडिकल आपातस्थितियाँ

कोई भी दुर्घटना अपने गले में घंटी बांधकर नहीं आती

– फ़िन्निश कहावत

# गंभीर एलर्जी प्रतिक्रियाएँ

वसंत का मौसम टिश्यू के डिब्बे जैसा होता है - छींकों और एलर्जी से भरा हुआ।

मेरी पसंदीदा वसंतकालीन फैशन एक्सेसरीज़ एंटीहिस्टामाइन हैं।

- अनाम

एलर्जी का दायरा बहुत बड़ा हो सकता है, साधारण छींक या कभी-कभार होने वाली खुजली से लेकर गुस्सैल पित्ती, अस्थमा, सांस फूलना और सदमे तक। एलर्जिक रिएक्शन अक्सर बिना किसी चेतावनी के ग़लत समय पर और मेडिकल सहायता की पहुंच से दूर अजीब जगहों पर होता है।

मैं आप सभी को आयरलैंड की एक युवा लड़की की सच्ची कहानी पढ़ने की दृढ़ता से सलाह देता हूं, ताकि आप कभी भी इस तरह के जाल में न फंसें।

'बीच सड़क पर मूंगफली की एलर्जी से युवा लड़की की मौत के बाद माँ की पीड़ा'

यह किशोरी एम्मा स्लोअन की दुखद कहानी है, जिसकी घातक एलर्जी प्रतिक्रिया से कुछ ही मिनटों में शहर के बीचों बीच सड़क पर मृत्यु हो गई। एम्मा (14) अपने परिवार के साथ क्रिसमस से पहले के भोजन के लिए बाहर गई थी, जब उसने गलती से अखरोट से बनी चटनी खा ली और उसे गंभीर एलर्जी प्रतिक्रिया हुई।

लेकिन जब उसकी माँ मदद लेने के लिए पास की एक फार्मेसी में गई, तो उसे जीवनरक्षक एड्रेनालाईन इंजेक्शन देने से मना कर दिया गया क्योंकि उसके पास कोई प्रिस्क्रिप्शन नहीं था।

परेशान माँ को अपनी बेटी को अस्पताल ले जाने के लिए कहा गया, लेकिन दोनों कुछ ही गज की दूरी पर थे जब लड़की बेहोश हो के गिर गई।

एम्मा की माँ, कैरोलीन ने आयरिश इंडिपेंडेंट को बताया: «मैं बहुत गुस्से में हूँ, मुझे उसे इंजेक्शन लगाने के लिए एपिपेन नहीं दिया गया। मुझे एम्मा को A&E विभाग में लाने के लिए कहा गया।

मेरी बेटी सड़क के किनारे मर गई, उसके आस-पास भीड़ थी। एक मूंगफली मेरी बेटी को कैसे मार सकती है?

एम्मा हमेशा बहुत सावधान रहती थी और हर चॉकलेट बार और अन्य खाद्य पदार्थों की सामग्री की जांच करती थी ताकि यह सुनिश्चित हो सके कि उनमें नट्स न हों,» उसकी माँ कैरोलीन ने कहा।

"मैं रेस्तरां को दोष नहीं दे रही हूँ क्योंकि वहाँ एक साइन लगा था जिसमें लिखा था 'इसमें नट्स हैं' लेकिन इस पर ध्यान नहीं दिया गया। थोड़ी देर बाद, एम्मा ने कहना शुरू कर दिया, 'मैं साँस नहीं ले पा रही हूँ, मैं साँस नहीं ले पा रही हूँ।

उन्होंने मुझसे कहा, मैं बिना प्रिस्क्रिप्शन के इसे नहीं ले सकता। उन्होंने मुझे उसे A&E में लाने के लिए कहा।

मैं चली तो गयी लेकिन मुझे पता था कि हमें टेंपल स्ट्रीट अस्पताल तक भागना होगा। लेकिन वह एबी स्ट्रीट के कोने तक ही पहुँची थी कि वह गिर पड़ी। वह फुटपाथ पर मर गई," दुखी माँ ने आँसू रोकते हुए कहा।

"एक डॉक्टर वहाँ से गुज़र रहा था और उसने उसे ठीक करने की कोशिश की और उसे रिकवरी पोज़ीशन में रखा। एम्बुलेंस और फायर ब्रिगेड के लोगों ने उसका इलाज करने की कोशिश की। लेकिन तब तक वह मर चुकी थी।"

एलन ओ' कीफ़, द इंडिपेंडेंट, 20 दिसंबर, 2013', संक्षिप्त।

हाँ, अचानक होने वाली एलर्जी गंभीर और कभी-कभी जानलेवा भी हो सकती है और संयुक्त राज्य अमेरिका में हर साल 3,000 लोगों की जान ले लेती है। और अगर आप किसी दूर के स्थान पर डिनर करते समय इस बीमारी से पीड़ित हो जाते हैं, तो आपका डॉक्टर आपकी बहुत कम मदद कर सकता है।

इसलिए, मैं हमेशा अपने पर्स या बैग में एंटी-एलर्जी गोलियां रखने की सलाह देता हूं: हल्के लक्षणों के लिए एविल, एलेग्रा, सेट्रीजीन, अलस्पैन या ऐसी ही कोई गोली और गंभीर लक्षणों के लिए प्रेडनिसोलोन (स्टेरॉयड) की दो गोलियां। एड्रेनालाईन इंजेक्शन बहुत गंभीर प्रकार की एलर्जी, जैसे कि उस युवा लड़की को हुई, उनके लिए जीवन रक्षक बना हुआ है।

जबकि हम भारतीयों को दवाओं तक आसान पहुंच की अनुमति देने के लिए अक्सर फटकार लगाई जाती है, मुझे ये सोचकर आश्चर्य होता है कि क्या आयरिश नियमों की कठोरता के कारण एम्मा की जान चली गई।

# 02

# आकस्मिक हृदयाघात - सी.पी.आर. (कार्डियो-पल्मोनरी रिससिटेशन)

हर पल, आपके पास रीसेट बटन दबाने और नए सिरे से शुरुआत करने की शक्ति होती है।

क्या आप कार्डियक रिससिटेशन कर सकते हैं?

अगर आप किसी व्यक्ति को अचानक 'मृत' होते हुए देखते हैं, तो क्या आप कार्डियक रिससिटेशन करने में सक्षम हैं?

यहाँ आपके लिए कुछ तथ्य दिए गए हैं:

* भारत में हर साल करीब 7,00, 000 (7 लाख) लोगों को सड्डन कार्डियक अरेस्ट (SCA) होता है, जिसमें दिल अचानक धड़कना बंद कर देता है और अंगों तक रक्त पंप करना बंद कर देता है, जिससे अचानक मौत हो जाती है।

* लगभग एक तिहाई लोग 50 साल से कम उम्र के होते हैं।

* SCA से पीड़ित व्यक्ति के लिए मरने और वापस जीवन में आने के बीच का अंतर सी.पी.आर. के साथ समय पर पुनर्जीवित होना है।

* एम्बुलेंस या डॉक्टर को बुलाना हम सभी करते हैं, लेकिन जब तक वे पहुंचते हैं (कई देशों में 15 मिनट या उससे अधिक समय के बाद), शरीर के अंगों को अपरिवर्तनीय क्षति हो चुकी होती है। इसलिए, अस्पताल पहुंचने तक कई लोगों को 'मृत' घोषित कर दिया जाता है। मदद के लिए इंतज़ार करते समय समय पर सी.पी.आर. देना ज़रूरी है।

* ज़्यादातर कार्डियक अरेस्ट घर पर होते हैं; कुछ काम की जगह या सार्वजनिक जगहों पर। यह आपके किसी करीबी को भी हो सकता है।

SCA ने लोगों के दिमाग़ों में नाटकीय अंदाज़ में फिर वापसी की, जब,

34 वर्षीय प्रसिद्ध अमेरिकी फुटबॉल खिलाड़ी, डमर हेमलिन, एक मैच के दौरान अचानक मैदान पर गिर पड़े, जिससे दर्शक डर गए। यह समझने में बस कुछ ही मिनट लगे कि उन्हें SCA हो गया है। उनका दिल धड़कना बंद हो गया था, और वे लगभग मर चुके थे।

जल्द ही पैरामेडिक्स मैदान में पहुंचे और हेमलिन की छाती पर थपकी देने लगे, जिससे उन्हें बाहरी हृदय मालिश मिली। नौ मिनट के भीतर उन्हें होश आ गया, रुके हुए दिल को फिर से चालू किया गया, ताकि उनके मस्तिष्क को नुकसान से बचाया जा सके। इसके बाद उन्हें अस्पताल ले जाया गया, जहां उनका आगे का इलाज किया गया और अब वे घर वापस आ गए हैं।

अमेरिकन कार्डियक एसोसिएशन इस बात को स्वीकार करता है और इस बात पर ज़ोर देता है कि समय पर की गई कार्रवाई (ध्यान रहे, एक प्रसिद्ध हृदय रोग विशेषज्ञ द्वारा की गई सर्वश्रेष्ठ कार्रवाई नहीं) अधिक लोगों की जान बचा सकती है, और पैरामेडिक्स और 'आम' लोगों पर भरोसा करने की आवश्यकता पर बल देता है।

प्रशिक्षण प्रदान करने और हर व्यक्ति को 'सी.पी.आर. साक्षर' बनाने के लिए पहले से ही कई आंदोलन चल रहे हैं क्योंकि कोई नहीं जानता कि स्थिति कब उत्पन्न हो सकती है।

स्कूलों, कॉलेजों और दफ़्तरों जैसे संस्थानों में काम करने वाले व्यक्तियों और परिवहन कर्मचारियों को प्राथमिक चिकित्सा (फर्स्ट ऐड) और सी.पी.आर. सीखने के लिए विशेष रूप से प्रोत्साहित किया जाता है।

याद रखें, यह आपके घर में भी हो सकता है; हममें से कई लोग सालों तक डॉक्टरों और अस्पतालों को कोसते रहते हैं, क्योंकि हमने किसी को खो दिया है, लेकिन इस असहज सवाल से कतराते हैं, "क्या आप कुछ अलग कर सकते थे?"

डेमर हैमलिन की कहानी पढ़कर सी.पी.आर. के बारे में जानें और सी.पी.आर. प्रशिक्षण पाठ्यक्रम में शामिल हों।

# हृदय संबंधी इमरजेंसी के लिए एस्पिरिन

इस दुनिया में ज़्यादातर चीज़ें काम नहीं करतीं, लेकिन एस्पिरिन काम करती है।

- कर्ट वोनगुट

40 से ऊपर की उम्र में दिल का दौरा पड़ना आम बात है, अक्सर बिना किसी चेतावनी के, अजीब समय पर आते हैं, और हमारे आधुनिक समय में सबसे आम जानलेवा बीमारी हैं। किसी तीव्र हमले की गंभीरता को कम करने और बचने की संभावनाओं को बेहतर बनाने का सबसे अच्छा तरीका शुरुआत में ही एस्पिरिन चबाना और दो घंटे के भीतर अस्पताल पहुँचना है।

मेरे एक डॉक्टर सहकर्मी, डॉ. अनिल बहल, ने समाज सेवा का एक अनूठा तरीका शुरू किया है, जिसमें वे एक प्लास्टिक की थैली में चार एस्पिरिन की गोलियां रखते हैं और इसे अपनी हॉउसिंग कॉलोनी की सुरक्षा चौकी पर हर समय उपलब्ध रखते हैं। उन्होंने इस सरल कार्य को ईमेल और पोस्टर के माध्यम से अपनी कॉलोनी के सभी निवासियों को सूचित भी कर दिया है कि यदि किसी को भी दिल का दौरा पड़ने के शुरुआती लक्षण दिखाई देते हैं, तो उन्हें तुरंत सुरक्षा कक्ष से गोलियां लेनी चाहिए और आगे की मदद के आने तक उन्हें चबाना चाहिए।

दिल के दौरे के दौरान, हृदय की धमनियों (आर्टरीज़) में रक्त का थक्का (ब्लड क्लॉट) बन जाता है, जिससे हृदय की मसल्स में ऑक्सीजन युक्त रक्त का प्रवाह ब्लॉक हो जाता है। क्लॉट बनना प्लेटलेट्स नामक छोटे रक्त कणों (स्मॉल ब्लड पार्टिकल्स) के जमने से शुरू होता है। एस्पिरिन का काम यह है कि यह प्लेटलेट्स को चिपचिपा होने और जमने से रोकता है। दिल के दौरे के दौरान लेने पर यह क्लॉट जमने की प्रक्रिया को धीमा कर देता है और क्लॉट के साइज़ को कम कर देता है।

ज़्यादातर हृदय रोग विशेषज्ञ (कार्डियोलॉजिस्ट) कई कारणों से एस्पिरिन लेने की सलाह देते हैं।

जिन लोगों को पहले कभी दिल का दौरा पड़ चुका है, उनके लिए एस्पिरिन का लंबे समय तक इस्तेमाल दूसरा दौरा पड़ने की संभावना को कम करता है। यह उन लोगों के लिए उपयोगी है जिन्हें पहले कभी दिल की बीमारी नहीं हुई है, लेकिन उन्हें इसके होने का जोखिम अधिक है। इस समूह में 40 से ऊपर के लोग शामिल हैं जिन्हें डायबिटीज़, हाई ब्लड प्रेशर, कोलेस्ट्रॉल का

बढ़ा हुआ स्तर और धूम्रपान करने वाले हैं। जिन लोगों के परिवार में दिल की बीमारी का मज़बूत इतिहास है, वे भी 'रिस्की' कैटेगरी में आते हैं।

कम डोज़ वाली एस्पिरिन की दैनिक ख़ुराक इस ग्रुप में पहले दिल के दौरे के जोख़िम को कम करने में कारगर साबित हुई है। कार्डियोलॉजिस्ट उन सभी लोगों को एस्पिरिन लेने की सलाह देते हैं, जिनकी कार्डिएक आर्टरी बाईपास सर्जरी या एंजियोप्लास्टी हुई है। इसके कारण लगभग एक जैसे हैं। यह प्लेटलेट्स को जमने से रोकता है, जिससे हृदय की धमनियों (आर्टरीज़) में क्लॉट बनने की संभावना कम हो जाती है।

हार्ट अटैक छाती के बीच में भारीपन या दर्द के रूप में प्रकट होता है, जो अक्सर गर्दन, बाएं हाथ या पीठ तक फैल जाता है, कभी-कभी पसीने और बेचैनी के साथ जुड़ा होता है। इसे अक्सर कुछ लोगों द्वारा गैस और उल्टी के रूप में महसूस किया जाता है।

# अनुभाग 'जे'

## अन्य मेडिकल विषय

अपने जीवन में जो कुछ भी हुआ है, उसके लिए कभी भी पछतावा न करें।

इसे बदला नहीं जा सकता, न ही भुलाया जा सकता है,

इसलिए इसे एक सीख के रूप में लें और आगे बढ़ें।

# टीबी हमारे घरों पर हमला कर रही है

जब टी.बी. हमारे घर के दरवाज़े पर दस्तक दे,

तो एकता, ज्ञान और करुणा हमारी सबसे मज़बूत सुरक्षा बनें।

जब 55 वर्षीय उद्योगपति और राजनीतिज्ञ श्री रणदीप (बदला हुआ नाम) को पेट में ऐंठन और छह महीने से वज़न कम होने की शिकायत के कारण मेरे पास आने पर पता चला कि उन्हें टी.बी. के कारण आंत में अल्सर है, तो उन्होंने हैरानी और अविश्वास के साथ प्रतिक्रिया व्यक्त की। उनके लिए, टी.बी. एक संक्रमण था जो झुग्गी-झोपड़ियों और गांवों में 'दूसरों' को होता था।

2.6 मिलियन भारतीयों के टी.बी. से पीड़ित होने का अनुमान है, दुनिया भर में हर पांच टी.बी. के मरीज़ों में से एक हम भारतीय हैं। और हर साल 3.87 लाख लोगों को टी.बी. संक्रमण होने के साथ, भारत टी.बी. की महामारी के गढ़ के रूप में उभर रहा है, जो हर दो मिनट में एक व्यक्ति की जान ले रहा है।

यह बीमारी अब हमारे घरों में घुस रही है, मध्यम और उच्च वर्ग के लोग अब इससे इम्यून नहीं रह पा रहे हैं। वास्तव में, मेरे पास आने वाले बहुत से संक्रमित लोग, जो अमीर घरों से हैं, इस बात से हैरान हैं कि उन्हें यह बीमारी कैसे हुई।

यह संक्रमण हमारे शरीर में सांस लेने से हवा के ज़रिए पहुँचता है। माइकोबैक्टीरियम ट्यूबरकुलोसिस नामक कीटाणु (जर्म), फेफड़ों की टी.बी. से पीड़ित व्यक्ति के खांसने या थूकने से निकलने वाली बूंदों के ज़रिए फैलता है और हवा में फैल जाता है। इसके अलावा, एक बार खांसने के बाद, कीटाणु लंबे समय तक हवा में घूमता रहता है, जिससे अनजाने में हम उन्हें साँस के ज़रिए अंदर ले लेते हैं।

इसलिए, ज्यादातर संक्रमण सार्वजनिक स्थानों पर होते हैं: बसें, मेट्रो, रेलगाड़ियाँ, रेलवे स्टेशन, भीड़-भाड़ वाली कक्षाएँ और दफ़्तर। संक्रमित व्यक्ति के परिवार के सदस्यों को घर पर बूंदों को सांस से अंदर लेने की अधिक संभावना होती है, भीड़भाड़ और खराब वेंटिलेशन की वजह से संभावनाएँ बढ़ जाती हैं।

फेफड़ों के क्षय रोग (ट्यूबरक्लोसिस) का डायग्नोज़ ऐसे व्यक्ति में आसानी से किया जा सकता है जो एक महीने से अधिक समय से खांस रहा हो, हल्का बुखार, खासकर शाम के समय में हो, और वज़न कम हो रहा हो। छाती का एक्स-रे और थूक परीक्षण इसकी पुष्टि करने में मदद कर सकता है।

हालाँकि, समस्या यह है कि ज़्यादातर मरीज़ों में यह पारंपरिक तरीका नहीं होता। उदाहरण के लिए, किसी व्यक्ति को हफ़्तों तक हल्का बुखार हो सकता है और उसका वज़न कम हो सकता है, लेकिन उसकी छाती का एक्स-रे सामान्य हो सकता है, ऐसी स्थिति अन्य अंगों के संक्रमण के साथ भी होती है। एक्स्ट्रा-पल्मोनरी टी.बी. का डायग्नोज़ कैसे किया जाता है?

टी.बी. के डायग्नोसिस के लिए ब्लड टेस्ट, जैसे कि एलिसा, बेहद अविश्वसनीय हैं और इसलिए सरकार द्वारा प्रतिबंधित कर दिए गए हैं। पी.पी.डी. नामक एक त्वचा परीक्षण (स्किन टेस्ट), हम में से अधिकांश लोगों के कीटाणु से पिछले संपर्क के बारे में बताता है लेकिन यह किसी सक्रिय बीमारी के बारे में नहीं बताता है। अल्ट्रासाउंड या सीटी स्कैन जैसे स्कैन, केवल ग्लैंड्स और छायाओं को दिखा सकते हैं, लेकिन उनकी प्रकृति के बारे में नहीं बताते हैं, जिससे डॉक्टर के सामने आने वाली डायग्नोस्टिक चुनौतियाँ बढ़ती हैं।

चिंता का एक और कारण है कि यह कीटाणु आम तौर पर इस्तेमाल की जाने वाली दवाओं के प्रति प्रतिरोधक क्षमता (रेसिस्टेन्स) दिखाता है। दरअसल, यह एक दवा के प्रति रेसिस्टेन्स से पहले MDR (बहु-दवा प्रतिरोध या मल्टी ड्रग रेसिस्टेन्स) और अब TDR (कुल दवा प्रतिरोध या टोटल ड्रग रेसिस्टेन्स) में तब्दील हो चुका है, जो हम सभी के लिए एक बड़ा खतरा बन गया है।

रॉबर्ट कोच द्वारा 1882 में खोजे गए इस कीटाणु ने वास्तव में मानव जाति को बहुत लंबे समय तक परेशान किया है और आने वाले समय में भी यह शांत होने के मूड में नहीं है। टी.बी. का कीटाणु वास्तव में चारों ओर मंडरा रहा है।

# एसिड सप्रेसेंट्स और डिमेंशिया

जीवन की तरह ही, चिकित्सा में भी, हर क्रिया की प्रतिक्रिया होती है।

एसिड सप्रेसेंट-डैश डिबेट हमें अपने विकल्पों के संभावित जोख़िमों और लाभों का आकलन करने की याद दिलाती है।

जैसा कि कहा जाता है, हो सकता है के आपका दुश्मन आपके घर के पिछवाड़े में ही सो रहा हो, खासकर जब बात उन दवाओं की हो, जिन्होंने आपका भरोसा जीता है और जिनका आप अक्सर उपयोग करते हैं।

मेडिकल साइंटिस्ट्स के एक ग्रुप ने प्रोटॉन पंप इन्हिबिटर्स (PPI) नामक आम एसिड सप्रेसेंट्स के लिए ख़तरे की घंटी बजा दी है, जो कई वर्षों से बुज़ुर्ग लोगों में डिमेंशिया और दिल के दौरे के साथ जुड़ा हुआ है।

उन्होंने पाया कि जिन बुज़ुर्ग लोगों ने कई सालों तक PPI का सेवन किया था, उनमें डिमेंशिया की समस्या उन लोगों की तुलना में ज़्यादा थी जिन्होंने इसे नहीं लिया था।

PPI का इस्तेमाल आम तौर पर गैस्ट्रिक एसिड के कारण छाती (हार्टबर्न) या पेट के ऊपरी हिस्से में होने वाली जलन से राहत पाने के लिए किया जाता है। इस समूह की दवाओं के नाम 'ज़ोल' से खत्म होते हैं जैसे कि ओमेप्राज़ोल, एसोमेप्राज़ोल, पैंटोप्राज़ोल या रेबेप्राज़ोल। एसिड से संबंधित लक्षणों के इलाज के लिए ये सबसे प्रभावी दवाएँ हैं और अपनी सुरक्षित प्रोफ़ाइल के कारण डॉक्टरों और रोगियों के बीच पसंदीदा बन गई हैं।

डिमेंशिया पैदा करने में उनकी संभावित भूमिका के लिए दो व्याख्याएँ पाई गईं। PPI उपभोक्ताओं में अक्सर विटामिन B12 या साइनो-कोबालामाइन की कमी हो जाती है, क्योंकि इस विटामिन को आंत से एब्ज़ोर्प्शन के लिए एसिड की आवश्यकता होती है। विटामिन B12 हमारे मस्तिष्क और नर्व्स को स्वस्थ रखने में महत्वपूर्ण भूमिका निभाता है। विटामिन B12 की कमी से संज्ञानात्मक कार्य (कॉग्निटिव फंक्शन्स), सतर्कता (अलर्टनेस) और याददाश्त (मेमॉरी) कमज़ोर हो जाती है।

दूसरी चिंता चूहों पर किए गए एक्सपेरिमेंटल ऑब्ज़र्वेशन से उत्पन्न हुई है, जिसमें PPI की हाई डोज़ खिलाए गए जानवरों के मस्तिष्क में रबरनुमा एमिलॉयड जैसा पदार्थ भरा पाया गया, जो अल्ज़ाइमर रोग से पीड़ित मनुष्यों के मस्तिष्क के समान दिखता है।

इसी तरह, चीनी डॉक्टरों ने PPI लेने वाले बुज़ुर्ग लोगों और दिल के दौरे की फ्रीक्वेंसी के बीच एक समान सांख्यिकीय संबंध (स्टैटिस्टिकल एसोसिएशन) की सूचना दी है।

अगर वे मौजूद हैं, तो भी PPI के प्रतिकूल प्रभावों (एडवर्स इफेक्ट्स) का जोख़िम बहुत कम है, यानी इन दवाओं को नियमित रूप से लेने वाले 4,000 लोगों में से एक को इसका ख़तरा होता है।

अधिकारी अभी भी इस बात को लेकर अनिश्चित हैं कि क्या यह संबंध किसी कारणात्मक भूमिका (कॉसेटिव रोल) का संकेत देता है। हालाँकि, हमारी जीवन प्रत्याशा (लाइफ एक्सपेक्टेंसी) के बढ़ने और ख़तरों की संख्या बढ़ने के साथ, मेडिकल पत्रिकाओं में सावधानी बरतने के लिए टिप्पणियाँ छपने लगी हैं, जिसमें डॉक्टरों से इन दवाओं के अनावश्यक प्रिस्क्रिप्शन्स कम करने, खासकर लंबी अवधि के लिए, इसका आग्रह किया गया है।

जनता की राय और भावनाओं को एक पेंडुलम की तरह एक चरम से दूसरे चरम पर झूलने की आदत होती है। PPI के प्रति निष्पक्ष होने के लिए, हमें उन बड़े लाभों को नज़रअंदाज़ नहीं करना चाहिए जो उन्होंने रोगियों और समुदाय को पहुँचाए हैं। पेप्टिक अल्सर, विशेष रूप से डुओडीनल अल्सर, 70 के दशक में बहुत आम हुआ करते थे जब बड़ी संख्या में लोग बहुत पीड़ित होते थे, और कई लोगों को डुओडीनल के संकुचन या ब्लीडिंग के लिए सर्जरी करवानी पड़ती थी। अल्सर रोग के कारण होने वाली मौतें जो उस समय काफी आम थीं, आजकल शायद ही कभी होती हैं, इसका श्रेय PPI को जाता है।

अगर आप PPI के आदी हो चुके हैं, तो शायद अब समय आ गया है कि आप अपने पेट और भोजन नली को ठंडा रखने के लिए वैकल्पिक तरीके अपनाएँ। H2RAs (रैनिटिडीन या फैमोटिडीन) और सूथिंग जैल या एंटासिड टैबलेट का इस्तेमाल करना एक अच्छा विचार हो सकता है।

# दर्द निवारक दवाएं जानलेवा भी हो सकती हैं

दर्दनिवारक दवाओं की विडम्बना यह है कि जब उन पर निर्भरता बढ़ जाती है

तो वे विनाश का कारण बन जाती हैं, यहाँ तक के जान भी ले सकती हैं।

पॉप आइकन माइकल जैक्सन की महज 52 साल की उम्र में हुई चौंकाने वाली मौत ने दर्द निवारक दवाओं के ख़तरों की ओर ध्यान खींचा है। पोस्टमार्टम रिपोर्ट ने उनके दिल की आर्टरीज़ में रुकावट की बात को ख़ारिज कर दिया और उनके पतन का कारण अत्यधिक मात्रा में दर्द निवारक और अन्य दवाओं का सेवन बताया। रिपोर्ट बताती है कि वह दर्द निवारक (पेन किलर्स), मांसपेशियों को आराम देने वाली (मस्सल रिलैक्सन्ट) और अवसाद रोधी (एंटी-डिप्रेस्सेंट) दवाओं सहित सात दवाओं का सेवन कर रहे थे, जो एक घातक कॉकटेल बनाते थे।

पेन किलर्स या एनाल्जेसिक दो ब्रॉड ग्रुप्स में आते हैं:

* मादक पदार्थ (नार्कॉटिक): जैसे कि अफ़ीम से निकाला गया मॉर्फिन, जो पॉपी पौधे (ओपियम) या उसके जैसे और पौधों का उत्पाद है, जैसे कि पेथिडीन (डेमेरोल∗), हाइड्रोमोर्फोन (डिलाउडिड∗, जिसे पेथिडीन से आठ गुना अधिक शक्तिशाली माना जाता है), कोडीन (विकोडीन∗), ऑक्सीकोडोन, ट्रामाडोल, पेंटाज़ोसीन, और अन्य। ये गंभीर दर्द के लिए इस्तेमाल किए जाने वाले मज़बूत एनाल्जेसिक हैं और इनके संभावित रूप से गंभीर दुष्प्रभाव हैं जैसे कि उनींदापन (ड्राउसिनेस्स), कोमा, श्वसन विफलता (रेस्पिरेटरी फेलियर), संचार विफलता (सर्कुलेटरी फेलियर), सदमा (शॉक) और दिल का दौरा (हार्ट फेलियर), इसके अलावा लत (एडिक्शन) और निर्भरता (डिपेंडन्स) की प्रबल संभावना भी है। पेथिडीन जैसी कई दवाओं को केवल इंजेक्शन के रूप में लिया जा सकता है।

* गैर-मादक पदार्थ (नॉन-नार्कॉटिक): जैसे कि पैरासिटामोल (जैसे क्रोसिन या टाइलेनॉल में), एस्पिरिन, इबुप्रोफेन (जैसे ब्रूफेन में), पाइरोक्सिकैम (जैसे पाइरॉक्स में), और निमेसुलाइड (जो कि अधिकांश देशों से वापस ले लिया गया)। इन दवाओं के साथ सबसे आम समस्या जलन और पेट से खून बहना है। वे लिवर और किडनी को भी प्रभावित कर सकते हैं, लेकिन उनसे नशे की लत नहीं लगती है और वे श्वास को दबाते नहीं हैं।

इन साइड इफ़ेक्ट के अलावा, दर्द निवारक दवाएँ एक-दूसरे के साथ-साथ कई अन्य दवाओं के साथ क्रॉस-रिएक्शन कर सकती हैं। इसलिए, इनका ‹कॉकटेल› खतरनाक हैं, जैसा कि MJ के साथ हुआ था।

इसके अलावा, MJ अल्प्राज़ोलम (अल्प्रैक्स, ट्रिका आदि, यानि नींद की गोली), क्लोरफेनिरामाइन (एंटी-एलर्जिक, जो उनींदापन भी पैदा कर सकता है) और दो एंटी-डिप्रेसेंट- सेर्टालाइन (सेर्टी, डैक्सिड में) और पैरोक्सेटीन (पैक्सिल) पर थे, जिसने इसकी विषाक्तता (टॉक्सिसिटी) को और बढ़ा दिया। संभवतः जिस चीज़ ने उन्हें बेहोश कर दिया, वह प्रोपोफोल का इंजेक्शन था, जो एक ऐसी दवा है जिसका उपयोग सामान्य एनेस्थीसिया के लिए किया जाता है। इससे इंसान पूरी तरह से चेतना खो देता है और यह साँस लेने में भी बाधा डालता है, और इसलिए इसका उपयोग केवल एनेस्थेटिस्ट द्वारा अस्पताल में किया जाना चाहिए जहाँ आर्टिफिशल वेंटिलेटरी सपोर्ट उपलब्ध हो।

ज़्यादातर नारकोटिक एनाल्जेसिक ‘ओवर द काउंटर’ उपलब्ध नहीं हैं। MJ को उनमें से तीन (ऊपर चिह्नित*) कैसे मिल गए, यह स्पष्ट नहीं है। सबसे ज़्यादा दिलचस्प बात यह है कि उन्होंने अपने डॉक्टर से अपने घर पर प्रोपोफोल की अंतःशिरा ख़ुराक (इंट्रावीनस डोज़) दिलवाने में कैसे कामयाबी हासिल की।

तर्कहीन निर्णय अक्सर उदास और भ्रमित मन द्वारा लिए जाते हैं। MJ निस्संदेह डिप्रेशन और एंग्ज़ायटी से पीड़ित थे, जिनके लिए वे दवाएँ ले रहे थे। उनके वित्तीय घाटे (फाइनेंशियल लॉसेस) और अकेलेपन ने उनकी हताशा को और बढ़ा दिया होगा। संभवतः वे काफी समय से नशीले पदार्थों के आदी थे, जैसा कि उनके शरीर पर कई इंजेक्शन के निशान बताते हैं। जबकि इस संगीत प्रतिभा का इलेक्ट्रीफाइंग संगीत कई वर्षों तक जीवित रहेगा, उनकी मृत्यु की कहानी हमें सचेत करती है और दर्द निवारक दवाओं के अंधाधुंध उपयोग के ख़तरों की याद दिलाती है।

# चिकित्सीय (मेडिकल) दुर्घटनाएँ

चिकित्सा दुर्घटनाएँ हमें याद दिलाती हैं कि चिकित्सा
एक विज्ञान होने के साथ-साथ एक कला भी है

और प्रत्येक रोगी का मामला अनोखा होता है।

अगर अस्पताल जाने के विचार से आपके पेट में तितलियाँ फड़फड़ाने लगती हैं, तो आप अकेले नहीं हैं और न ही यह फड़फड़ाहट बेवजह है। अस्पताल दुर्घटना-ग्रस्त क्षेत्र हैं, और अक्सर अस्पताल में किसी के साथ हुए किसी प्रतिकूल (एडवर्स) अनुभव की ख़बर या याद आपकी अचेतन (अनकॉनशियस) एंग्ज़ायटी का कारण हो सकती है।

WHO का अनुमान है कि अस्पताल में भर्ती होने वाले तीन सौ में से एक मरीज़ दुर्घटना का शिकार हो सकता है, जो अस्पताल में होने वाली मौतों के कारणों में दसवें स्थान पर है। अकेले अमेरिका में ही लगभग 30,000 मौतें इसी वजह से होती हैं। इसकी तुलना दस लाख (1 मिलियन) में से एक से करें, जो एयरलाइन उद्योग में होने वाली दुर्घटनाओं की दर है, जिसे वर्तमान में सबसे सुरक्षित माना जाता है।

मेरी बात को गलत मत समझिए, और यह कल्पना मत कीजिए कि अस्पताल छुट्टियों पर जा रहे खुशमिजाज़ लोगों के स्वस्थ जीवन को निगल जाते हैं। ज़्यादातर मामलों में, ये गंभीर रूप से बीमार लोग होते हैं जो कि तलवार की धार पर होते हैं, जो अक्सर एक हस्तक्षेप के बाद नीचे की ओर गिर जाते हैं, जिसे पीछे मुड़कर देखा जाए तो संतुलन उनके खिलाफ़ झुका हुआ लगता है। फिर भी ये है तो दुर्घटना ही!

इन दुर्घटनाओं का कारण क्या है?

मानवीय गलतियाँ (ह्यूमन एर्रस) लगभग 40 प्रतिशत होती हैं और ये साधारण गलतियों से उत्पन्न हो सकती हैं जैसे कि फ़ाइल में मरीज़ का ब्लड ग्रुप या एलर्जी गलत दर्ज करना, और अधिक जटिल गलतियाँ जैसे कि गलत ऑपरेशन चुनना और करना जो मरीज़ के लिए भारी साबित होता है। मानवीय गलतियाँ सर्वव्यापी हैं और हर उस संगठन में होती हैं जो मनुष्यों पर निर्भर करता है, लेकिन उनका प्रभाव और परिणाम एयरलाइनों और मेडिकल उद्योगों में सबसे अधिक महसूस किए जाते हैं। नए लोगों के भर्ती की क्वालिटी, उनका प्रशिक्षण, प्रतिबद्धता

(कमिटमेंट), वेल-बीइंग (प्रोफेशनल और व्यक्तिगत दोनों), निगरानी (मॉनिटरिंग) और पर्यवेक्षण (सुपरविज़न) इसके प्रमुख फैक्टर्स हैं।

यह देखना मुश्किल नहीं है कि किस तरह से कई स्तरों पर क्वालिटी से समझौता किया जा सकता है। हाल ही में मीडिया में धोखाधड़ी करने वाले पायलटों का खुलासा हुआ, जो मेरिट के आधार पर योग्य नहीं थे और जिन्हें पर्याप्त प्रशिक्षण नहीं मिला था, फिर भी एयरलाइन उद्योग में अपनी जगह बनाने में सफल रहे, जिससे हमारी रीढ़ की हड्डी में सिहरन पैदा हो गई। इससे उत्पन्न चिंता शायद इस बात की कल्पना से उपजी है कि हम दस किलोमीटर ऊपर आसमान में एक विमान में सवार हैं, जिसकी उड़ान का नियंत्रण एक अप्रशिक्षित पायलट के हाथों में है, जो हमें सामूहिक विनाश की ओर ले जा रहा है। मानवीय मेडिकल गलतियों के कारण 'सामूहिक' मौतें नहीं हो सकती हैं, लेकिन 'सीरियल' दुर्घटनाएं हो सकती हैं, जिनमें से कुछ घातक भी हो सकती हैं। अस्पतालों में, आपदा अक्सर तब आती है जब एक बदकिस्मत मरीज़ और एक लापरवाह, अत्यधिक काम करने वाले डॉक्टर के बीच टकराव होता है।

तकनीकी गलतियाँ दूसरी सबसे आम हैं। यदि आप पिछले दस एयरलाइन दुर्घटना समाचार रिपोर्टों को याद करते हैं, तो आपको पता चलेगा कि अधिकांश इंजन या सिस्टम में तकनीकी खराबी के कारण हुईं; पवन हंस हेलीकॉप्टर दुर्घटनाएँ इसका एक उदाहरण हैं। अस्पताल कोई एक्सेप्शन नहीं हैं; स्थानीय रूप से संभव उपायों के बावजूद, हाई-टेक उपकरणों में खराबी होती रहती है। वरिष्ठ डॉक्टर बताते हैं कि पुराने दिनों में, दवाएँ अप्रभावी लेकिन सुरक्षित थीं, जबकि आज के शक्तिशाली उपचार प्रभावी लेकिन जोख़िम भरे हैं।

तीसरा कारण संगठनात्मक विफलता (ऑर्गनाइज़ेशनल फेलियर) है। एयरलाइन उद्योग अपने सभी श्रेणियों के कर्मचारियों के प्रदर्शन की क्वालिटी की निरंतर निगरानी और ट्रैकिंग करने में बहुत आगे है, एक ऐसा क्षेत्र जहां अस्पताल बहुत पीछे हैं। मैनेजमेंट इंस्टीट्यूट्स और अस्पताल मिलकर काम कर सकते हैं और इन परेशान करने वाली समस्याओं में से कुछ का समाधान ढूंढ सकते हैं।

# मूत्र की असंयमिता

जीवन की यात्रा में, मूत्र असंयम एक बाधा हो सकता है, लेकिन यह मंज़िल नहीं है।

कुछ महिलाओं को बाहर जाने से दूर रखने और इस बारे में बात करने में शर्मिंदगी महसूस करने का एक कारण मूत्र असंयम है। हालाँकि यह जीवन के लिए ख़तरा नहीं है, लेकिन मूत्र को रोकने के लिए नियंत्रण की कमी के कारण होने वाला यह डिसऑर्डर अक्सर जीवन की क्वालिटी को ख़राब कर देता है और इसे दुखित बना देता है।

मूत्र की असंयमिता काफी आम है; लगभग दस प्रतिशत एडल्ट महिलाएं इस डिसऑर्डर से पीड़ित हैं। आम तौर पर पीड़ित 40 वर्ष से अधिक उम्र की महिला होती है, जिसका वज़न अधिक होता है, और बच्चे को जन्म देते समय पेल्विक मसल्स में चोट लग जाती है। खांसने, छींकने या भारी सामान उठाने के दौरान अक्सर अंडरवियर या कपड़ों में मूत्र का रिसाव होता है। कभी-कभी यह लगातार टपकने की स्थिति में पहुंच जाता है।

इसके परिणामस्वरूप 'गंदे' होने का एहसास होता है या इसके बारे में लगातार चिंता बनी रहती है। अक्सर पेशाब की गंध सामाजिक समारोहों में शर्मिंदगी का कारण बन सकती है जिसे स्ट्रॉन्ग परफ्यूम भी नहीं छुपा पाते। वे महिलाएं ग्रुप एक्टिविटीज़ से दूर रहने लगती है, अलग-थलग रहना पसंद करती है, आत्म-सम्मान खोने लगती है और अक्सर उदास हो जाती है। रिसाव और गंदगी की भावना उन्हें सेक्स से भी दूर रखती है।

पैड या सैनिटरी नैपकिन्स का उपयोग यात्रा के दौरान और लंबी अवधि के लिए बाहर जाने पर अस्थायी राहत प्रदान करने में मदद करता है। कोई इसे नियमित रूप से उपयोग करने पर विचार कर सकता है, हालाँकि, वे महंगे हो सकते हैं। इसके अलावा, हर वक़्त इसे ‹लपेटे हुए› होने की भावना शायद ही क्लोज़ इंटरपर्सनल शारीरिक संबंधों में स्वतंत्रता या आत्मविश्वास की भावना प्रदान कर सकती है, और महिलाओं की स्पिरिट भी ख़त्म होने लगती है, वे ‹बंधा हुआ› सा महसूस करने लगती हैं।

यदि कोई व्यक्ति आरंभिक शर्मिंदगी से बाहर आकर सहायता प्राप्त कर सकता है, तो यह डिसऑर्डर अक्सर उपचार के प्रति अच्छी प्रतिक्रिया देता है। पहला कदम पेल्विस और स्फिंक्टर की मांसपेशियों को व्यायाम के साथ मज़बूत करना है जो एक स्त्री रोग विशेषज्ञ (गायनेकोलॉजिस्ट)

या मूत्र रोग विशेषज्ञ (यूरोलॉजिस्ट) सिखा सकते हैं। इससे मूत्राशय की गर्दन (ब्लैडर नैक) के पास कमज़ोर मांसपेशी स्फिंक्टर मज़बूत हो जाता है और नियंत्रण वापस आ जाता है। इन मांसपेशियों की टोन बढ़ाने के लिए दवाएँ भी जल्दी राहत प्रदान करने में मदद कर सकती हैं, ख़ासकर तब जब व्यायाम के माध्यम से मांसपेशियों को ताकत हासिल करने में समय लग रहा हो।

लगातार असंयम से पीड़ित कुछ महिलाओं को सर्जरी की आवश्यकता होती है। इसमें पेल्विस की मांसपेशियों को कस दिया जाता है और नियंत्रण बहाल करने के लिए मूत्रमार्ग के चारों ओर एक स्लिंग डाली जाती है। यह सर्जरी जोख़िम भरी नहीं है, लेकिन अच्छे परिणामों के लिए किसी विशेषज्ञ द्वारा की जानी चाहिए।

पुरुषों में भी असंयमिता होती है, लेकिन यह कम आम है। यह आमतौर पर प्रोस्टेट के लिए सर्जरी के बाद होता है। कभी-कभी यह तब होता है जब डायबिटीज़, सर्जरी या न्यूरोलॉजिकल रोग उन नसों को नुकसान पहुंचाते हैं जो मूत्राशय की संवेदना (सेंसेशन) या आवेगों (इमपल्सिस) को स्फिंक्टर मांसपेशियों तक पहुंचाती हैं।

मूत्राशय के भरे होने का एहसास, और कब और कहाँ पेशाब करना है, इस पर नियंत्रण रखना एक ऐसी चीज़ है जिसे हम हल्के में लेते हैं। असंयम इस बढ़िया नियंत्रण को तोड़ता है, और हमारे सामाजिक जीवन को बाधित करता है। मदद तब तक उपलब्ध है जब तक कोई व्यक्ति शुरुआती शर्मिंदगी को दूर करने और इस मदद को पाने के लिए तैयार है।

# अनुभाग 'के'

# तकनीकी प्रगति और परेशान करने वाले प्रश्न

जब आप जीवन में सीखना बंद करते हैं तो जीवन से निराश हो जाते हैं।

- अल्बर्ट आइंस्टीन

# शाकाहारियों का 'क्लीन मीट' को स्वीकार करने की कितनी संभावना है?

जिन शाकाहारियों ने नैतिक कारणों से अपना आहार चुना है, उनके लिए

'क्लीन मीट' एक अपराध-मुक्त विकल्प प्रदान करता है

जो मांस के प्रति उनकी इच्छा को संतुष्ट करते हुए उनकी वैल्यूज़ का सम्मान करता है।

हममें से कई लोग, विशेषकर भारत में, इस बात पर आश्चर्य कर रहे हैं कि जनता 'क्लीन मीट' को कैसे स्वीकार करेगी, जो पश्चिमी बाज़ारों में आ चुका है और जिसके 2025 के अंत तक भारतीय बाज़ारों में आने की संभावना है।

इस विषय पर आपको जानकारी देने के लिए बता दें कि 'क्लीन मीट' या 'कल्चर्ड मीट' असली मीट होता है, लेकिन इसे टिशू इंजीनियरिंग द्वारा कृत्रिम (आर्टिफिशल) तरीके से उगाया जाता है। इसे किसी जानवर से सुई द्वारा निकाले गए कुछ मस्सल सैल्स या स्टेम सैल्स से बनाया जाता है, और लैब में मल्टीप्लाय किया जाता है।

यह एक नई तकनीक है जो तेज़ी से लोकप्रिय हो रही है, कई स्टार्टअप अलग-अलग तरीकों से मीट 'उगाने' की कोशिश कर रहे हैं। इसलिए, इसे स्थान या समूह के आधार पर काल्पनिक नामों से जाना जाता है, जैसे कि 'मेम्फिस मीट'। वैज्ञानिकों का अनुमान है कि बहुत जल्द वे किसी जानवर से प्राप्त केवल दस सैल्स से लगभग 50,000 किलोग्राम मीट उगाने में सक्षम होंगे, बिना उस जानवर की हत्या किए!

यह तकनीक बहुत कुछ देने का वादा करती है। यह जानवरों के प्रजनन (ब्रीडिंग) और हत्या को रोक देगी, एक चिंता जो कुछ मांस खाने वालों के दिलों पर भी भारी पड़ती है। इसके अलावा, इसकी पर्यावरण के अनुकूल (एन्वॉयरन्मेंट फ्रेंडली) होने की संभावना है, इससे भूमि के बड़े हिस्से को मुक्त किया जा सकेगा जो अभी मवेशियों के चरने के लिए उपयोग की जाती है। और इससे ग्रीनहाउस गैसों के उत्पादन में लगभग 80 प्रतिशत की कमी आने की भी उम्मीद है।

एक ऐसे विश्व में, जो लगातार भीड़भाड़ वाला होता जा रहा है और जिसमें पर्यावरण लगातार ख़राब होता जा रहा है, दो परिवर्तनकारी प्रौद्योगिकियों (ट्रांस्फ़ॉर्मिंग टेक्नोलॉजीज़) में से एक, जो मानव को बचा सकती है, वह यह हो सकती है।

पिछले कुछ दशकों में कल्चर्ड मीट टेक्नोलॉजी ने लोगों की कल्पना को प्रभावित किया है। विंस्टन चर्चिल ने 1931 में, संभवतः नशे की हालत में कहा था, "हम चिकन ब्रैस्ट या विंग खाने के लिए पूरे मुर्ग को पालने की मूर्खता से बच सकते हैं, इसके लिए हमें इन भागों को उपयुक्त माध्यम में अलग-अलग उगाना होगा।"

शुरुआती लागतें अनुमानतः बहुत ज़्यादा रही हैं। अगस्त 2013 में लंदन में बनाया और खाया गया पहला बर्गर 250,000 अमेरिकी डॉलर की भारी कीमत पर आया था, लेकिन उम्मीद है कि यह पारंपरिक मांस की मौजूदा कीमतों के बराबर होगा और सिर्फ़ 8 अमेरिकी डॉलर तक आ जाएगा।

एक ऑस्ट्रेलियाई बायोएथिसिस्ट ने कहा, "कृत्रिम (आर्टिफिशल) मीट जानवरों पर होने वाली क्रूरता को रोकता है, पर्यावरण के लिए बेहतर है, सुरक्षित और अधिक कुशल हो सकता है, और यहां तक कि स्वास्थ्यवर्धक भी हो सकता है। इस तरह की रिसर्च का समर्थन करना हमारा नैतिक दायित्व है। इसे नैतिक रूप से वाह-वाही मिलती (2 थम्ब्स अप मिलता) है।" पशु कल्याण ग्रुप्स आम तौर पर कल्चर्ड मीट के उत्पादन के पक्ष में हैं क्योंकि इसमें नर्वस सिस्टम नहीं होता है और इसलिए, यह दर्द महसूस नहीं कर सकता है।

इस तकनीक से सवाल यह उठेगा कि, क्या शाकाहारी लोग इसे खाएँगे? अगर नहीं, तो क्यों?

यदि पशुओं के मांस से परहेज़ करने के पीछे पशुओं के प्रति क्रूरता और उनकी हत्या ही प्राथमिक चिंता है, तो क्या यह तकनीक शाकाहारियों को मांसाहार स्वीकार करने के लिए प्रेरित करेगी?

मांस खाने वालों के लिए, प्रतीति या रूप, स्वाद, गंध और बनावट भी निश्चित रूप से मायने रखती है, लेकिन कई लोग नैतिक रूप से मांस खाने पर राहत महसूस करेंगे, क्योंकि उनके दिल पर निर्दोष जानवरों की हत्या का बोझ नहीं रहेगा।

इस बार, परंपराएँ और धार्मिक ग्रंथ ये बताने में मदद नहीं करेंगे के क्या करना चाहिए, बल्कि हमें खुद के लिए निर्णय लेना होगा।

# चिकित्सा की सीमाएं और जीवन

बीमारी और पीड़ा के सामने, मे चिकित्सा संबंधी सीमाएं हमें जीवन की गरिमा को बनाए रखते हुए नए समाधान खोजने की चुनौती देती हैं।

हाल ही में एक बुजुर्ग पड़ोसी का निधन हो गया।

सप्ताह में एक बार आने वाले रविवार की लंबी टू-डू सूची में कई काम थे, हमने उनके परिवार से मिलने का अप्रिय काम कुछ समय के लिए टाल दिया, लेकिन फिर हमने हिम्मत करके उनके दरवाज़े पर दस्तक दी।

रिश्तेदारों के चेहरे पर उदासी का भाव था। शुरुआती बेचैनी के बावजूद, उन्होंने खुलकर बताया कि पिछले कुछ महीनों में उन्हें किस तरह की बीमारियाँ, तकलीफ़ें झेलनी पड़ीं और उनके क्या इलाज मिले।

थोड़ी देर के लिए, चर्चा उसी परिचित रास्ते पर चली गई कि डॉक्टर या अस्पताल ऐसा कब या कैसे कुछ और कर सकते थे जिससे वह ठीक हो जाते। मैं पूरे यकीन के साथ नहीं कह सकता कि ये बात इसलिए उठी क्योंकि वे जानते थे कि मैं एक डॉक्टर हूँ।

मैंने मेडिकल डिस्कशन में उलझने से बचते हुए विनम्रतापूर्वक उनकी उम्र (82 वर्ष) पूछी, वे कितने समय से बीमार थे (दो वर्ष), तथा उनके योगदान और उनसे जुड़ी हमारी क्या सुखद यादें हैं। बातचीत उत्साहपूर्वक इस ओर मुड़ गई कि मृत्यु उनके जीवन और योगदान के एक गौरवशाली अध्याय का अटल अंत है।

उनकी पत्नी और बेटे ने बताया कि कैसे उन्होंने एक संपूर्ण जीवन जिया था, कैसे पिछले दो वर्षों में उनका शरीर दुर्बल हो गया था क्योंकि उन्हें बार-बार दर्द होता था, और कैसे एक न एक दिन उनकी ज़िन्दगी का पर्दा गिरना ही था, उसी दिन या शायद किसी और दिन, लेकिन ऐसा होना तो निश्चित था।

जागरूक और 'ज्ञानी' होने पर गर्व करने के बावजूद, जीवन के अटल 'स्वाभाविक' अंतिम अध्याय के रूप में मृत्यु को स्वीकार करना अभी भी काफ़ी कम है। हमने इसे तर्क और विज्ञान के चश्मे

से देखना सीख लिया है। हमें अभी भी यह स्वीकार करना मुश्किल लगता है कि कोई व्यक्ति बुढ़ापे, कमज़ोर स्वास्थ्य या आठ दशकों की अथक सेवा के बाद शरीर के 'हार मानने' के कारण मर सकता है।

मृत्यु की कानूनी परिभाषा यह है कि हृदय का धड़कना अपरिवर्तनीय रूप से बंद हो जाना चाहिए; इसलिए, हम अक्सर हृदय विफलता जैसे सम्मानजनक बायोमेडिकल लेबल की तलाश करते हैं, ताकि यह बताया जा सके कि हृदय वास्तव में विफल हो गया था और धड़कना बंद हो गया था।

हर यात्रा (कार, ट्रेन या हवाई जहाज़ से) का अंत होना ही है, और इसी तरह जीवन की यात्रा भी मृत्यु में समाप्त होती है। यह अक्सर एक प्राकृतिक घटना होती है, और इसे स्वीकार करना सीखना जीवन को समृद्ध बनाता है और इसे वह छवि प्रदान करता है जिसका यह हकदार है।

## अनुभाग 'एल'

---

## डॉक्टर भी इंसान हैं

जहाँ कहीं भी चिकित्सा की कला से प्रेम होता है, वहाँ मानवता से भी प्रेम होता है।

- हिप्पोक्रेट्स

# एंडोस्कोपी में मेरे सबक

एक चिकित्सक के रूप में, मैं विज्ञान की अभूतपूर्व
उपलब्धियों पर आश्चर्यचकित होते नहीं थकता।

बीमारियों, डायग्नोस्टिक टेस्टों, दवाओं और कुछ मेडिकल डिग्रियों के बारे में नवीनतम (लेटेस्ट), विस्तृत जानकारी के साथ, मैं गर्व से मेडिसिन की दुनिया में कदम रख चुका था। मेरे मरीज़ों के लक्षण और संकेत, लैब रिपोर्ट और रेडियोलॉजिकल निष्कर्ष, उपचार के प्रति प्रतिक्रिया (रेस्पॉन्स टू ट्रीटमेंट) और प्राग्ज्ञान (प्रॉग्नोसिस) सभी मेडिकल पाठ्यपुस्तकों में जैसा वर्णित होता है, उस के बिल्कुल अनुरूप प्रतीत होते थे। और प्रत्येक वर्ष, क्लिनिकल अनुभव ने इस अद्भुत विज्ञान के नवीनतम अत्याधुनिक संस्करण में मेरा विश्वास मज़बूत किया।

तीन दशक पहले, मेरे सुनहरे दिनों, में एक कमज़ोर, बिस्तर पर पड़ी 83 वर्षीय श्रीमती गेहलौत मेरे पास आई थीं। वे कुछ समय से पेट में तेज़ दर्द, पीलिया और बुखार से पीड़ित थीं। वे मेरी जवानी को लेकर उतनी ही आशंकित थीं, जितनी मैं उनके बुढ़ापे को लेकर। जिस नली से पित्त (बाइल) उनके लिवर से आंतों में जाता था, वह बंद हो गई थी और पत्थरी से भरी पस की थैली में बदल गई थी। चूँकि बड़ी सर्जरी के बाद उनके बचने की संभावना बहुत कम थी, इसलिए उन्हें मेरी मदद लेने की सलाह दी गई थी। मैंने थोड़ा घबराते हुए उन्हें बताया कि मैं उनके गले से आंतों तक एक चौड़ा एंडोस्कोप डालूँगा, उनकी पित्त नली (बाइल डक्ट) के निचले हिस्से में एक बिजली का तार डालूँगा और पत्थरी और पस से बंद रास्ते को साफ करूँगा। मैंने उनके बेटों को यह समझाने में कोई कसर नहीं छोड़ी कि उनकी कमज़ोर हालत में यह प्रक्रिया काफ़ी ख़तरनाक थी। लेकिन अपनी ओर से श्रीमती गेहलौत ने सहमति जताई।

मेरे दो जूनियर डॉक्टर उनकी नाड़ी और सांसों पर कड़ी निगरानी रख रहे थे, दो नर्सें उपकरणों के साथ मेरी सहायता कर रही थीं, और मेरे माथे पर पसीने की असंख्य बूंदें शर्मनाक तरीके से फूट रही थीं। मैंने धीरे से एंडोस्कोप की नोक को उनके स्वरयंत्र (वोकल कॉर्ड्स) से होते हुए उनके भोजन की नली में डाला और फिर लगा कि वह सहजता से उनकी आंतों तक उतर गया, हालाँकि इस प्रक्रिया के दौरान वे आराम से लेटी हुई थीं और जब मैंने उससे पूछा कि क्या सब ठीक है, तो उसने हाँ में सिर हिलाया।

कोलांजियोग्राफी बिना किसी रुकावट के हुई और मैंने इलेक्ट्रिक नाइफ़ को बंद पित्त नली (बाइल डक्ट) के निचले सिरे में डाला। चाकू (नाइफ़) बिल्कुल सही जगह पर था, और जैसे ही मैंने फुटस्विच दबाया, संकरी छेद खुल गया और पस और गंदी बाइल की धार आंत में बहने लगी। मैंने बाहर इंतज़ार कर रहे चिंतित रिश्तेदारों को बताया कि यह प्रक्रिया इससे ज्यादा बढ़िया नहीं हो सकती थी। जब मैंने गर्व के साथ बताया कि मैंने जटिल जीवनरक्षक उपलब्धि हासिल की है, तो उनके बच्चे, नाती-नातिन, शुभचिंतक और दोस्त मेरी तरफ़ देखकर आश्चर्यचकित हो गए।

फ़ॉलो अप: श्रीमती गेहलौत अगले ही दिन घर चली गईं, उन्हें बहुत बेहतर महसूस हो रहा था, और एक महीने बाद फ़ॉलो-अप के लिए वापस आईं, उनके चेहरे पर बड़ी मुस्कान थी, उनका वज़न तीन किलो बढ़ गया था। वे मेरे क्लिनिक तक पैदल चलकर आई थीं।

मेरे हाथों से अपनी सास में आए सुधार से उत्साहित रानी मुझसे परामर्श करने आई, क्योंकि उसे बताया गया था कि उसे गॉलब्लैडर में पथरी है। वे लगभग 40 वर्ष की थीं, युवा, सुंदर, और अच्छे स्वास्थ्य और प्रसन्नता की तस्वीर लगती थीं। उनके छोटे बेटे ने हाल ही में रक्षा सेवाओं की भर्ती परीक्षा उत्तीर्ण की थी। उनकी समस्या वास्तव में एक छोटी सी थी। उन्होंने जो अल्ट्रासाउंड जांच करवाई थी, उसकी रिपोर्ट में उल्लेख किया गया था कि संभवतः उनके पित्त नली (बाइल डक्ट) के निचले सिरे पर एक छोटा पत्थर फंसने के कारण उसका यानि के बाइल डक्ट का फैलाव हुआ था। मेडिकल पुस्तकों में बताया गया है कि ऐसे रोगियों को एंडोस्कोप या सर्जरी के माध्यम से अपने पत्थरी को जल्द से जल्द निकलवा लेना चाहिए, क्यूँकि वेट एंड वॉच की पॉलिसी अपनाने से गंभीर कॉम्प्लीकेशन्स का जोख़िम काफ़ी अधिक है। कोई समस्या न होने की भविष्यवाणी करते हुए, मैंने उनकी आंत में वही एंडोस्कोप डालने का प्रस्ताव रखा जैसा मैंने उनकी सास के लिए किया था और उस छोटे से पत्थर को निकालने का प्रस्ताव रखा।

ऑपरेशन टेबल पर जाते हुए रानी आत्मविश्वास से मुस्कुरायी। प्रक्रिया सामान्य सावधानियों के साथ शुरू हुई, और बहुत जल्द ही एंडोस्कोप रानी की भोजन नली और पेट से होते हुए उनके पाचनांत्र (डुओडीनम) तक आसानी से फिसलने लगा। पित्त नली के मुंह को आसानी से कैनुलेट किया था, और बहुत जल्द ही हम उसमें तैरते हुए अकेले छोटे पत्थर की तस्वीरें ले रहे थे। फिर मैंने काटने की तैयारी करते हुए इलेक्ट्रिक वायर नाइफ़ मांगा।

वायर नाइफ़ पित्त नली (बाइल डक्ट) में आसानी से नहीं घुस पाया। मैंने एंगल बदला और फिर से कोशिश की लेकिन फिर भी यह काम नहीं आया। मैंने अपने असिस्टेंट से स्फिंक्टर रिलैक्सेंट का इंट्रावीनस इंजेक्शन लगाने को कहा और फिर से कोशिश की, लेकिन सफल नहीं हुआ। मैंने जापान और जर्मनी में अपने प्रशिक्षण फ़ैलोशिप के दौरान सीखी गई सभी तरकीबें आजमाई, लेकिन असफलता ने मेरा पीछा नहीं छोड़ा। जब मैंने आखिरकार हार मान ली तो मेरे कपड़े पसीने से भीगे हुए थे।

सिर्फ़ आधे घंटे में ही रानी को भयंकर दर्द शुरू हुआ। मुझे जो डर था, वही हुआ - पत्थर बाइल डक्ट के निचले सिरे पर चला गया और बाइल के फ़्लो को बाधित कर दिया। हालाँकि हमने उन्हे एंटीबायोटिक्स, दर्द निवारक दवाइयाँ, और इंट्रावीनस से तरल पदार्थ दिए, यहाँ तक के आश्वासन के ख़ोखले शब्द भी सुनाए, वे पूरी रात दर्द में कराहती रहीं और कांपती रहीं क्योंकि उनका बुखार 105 F तक बढ़ गया और सुबह तक, उन्हें पीलिया (जॉन्डिस) हो गया था।

जब मैंने उनके परेशान रिश्तेदारों को वैज्ञानिक स्पष्टीकरण (साइंटिफिक एक्सप्लेनेशन्स) देने की कोशिश की तो असहायता और अपराध बोध ने मुझे जकड़ लिया।

मैं शर्म और दुःख से भरा हुआ बिस्तर पर लेटा हुआ था, दिन भर की घटनाओं को अपने दिमाग़ में फिर से दोहराने की कोशिश कर रहा था, सोच रहा था कि मैंने कहाँ गलती की थी। ऐसा क्यों हुआ? उनके साथ? और मेरे साथ? बिना किसी सार्थक उत्तर के तर्क और विज्ञान के तहखानों में भटकने के बाद, मुझे एहसास होने लगा कि शायद ये मेरे दिमाग़, मेरे हाथों और मेरे कौशल से परे कुछ और था। जैसे-जैसे अहंकार की मोटी परतें मेरे दिल से उतरने लगीं, मैं 16वीं सदी के फ्रांसीसी सर्जन एम्ब्रोज़ पार के शब्दों को अपने कानों में गूंजते हुए सुन सकता था: "मैंने अपने मरीज़ों के घाव साफ किए और भगवान ने उन्हें ठीक कर दिया!"

फ़ॉलो अप: चार दिनों तक हमें बेचैन रखने और मुझे एंडोस्कोपी का सबसे महत्वपूर्ण सबक सिखाने के बाद, रानी का दर्द, बुख़ार और पीलिया अचानक वैसे ही ठीक हो गया, जैसे कि शुरू हुआ था। वे एक महीने बाद मुझसे मिलने आईं जब हम दोनों ने उसकी सोती हुई पत्थरी को वहीं छोड़ देने पर सहमति जताई। एक साल बाद, एक और अल्ट्रासाउंड जांच में पाया गया कि उसकी पित्त नली सामान्य थी; पत्थर अपने आप निकल गया था! इससे मुझे बहुत छोटापन महसूस हुआ, लेकिन तब तक मुझे एहसास हो गया था कि मैं वास्तव में उतना भी बड़ा नहीं था।

# उपसंहार: स्वास्थ्य की तिकड़ी

'स्वास्थ्य' और 'बीमारी' शब्द अलग-अलग तरह की प्रतिक्रियाएं और भावनाएं पैदा करते हैं, एक तरफ़ रोज़ाना एक सेब खाने से लेकर दूसरी तरफ़ दिल का दौरा पड़ने तक। एक अच्छी शुरुआत स्वास्थ्य को करीब से देखना है, न केवल एक गंभीर बीमारी की अनुपस्थिति के रूप में बल्कि शारीरिक, मानसिक, भावनात्मक और सामाजिक कल्याण के रूप में। यह विस्तृत है और शरीर से कहीं आगे जाता है, मानसिक (मेन्टल) और मनोसामाजिक (साइकोसोशल) पहलुओं को भी शामिल करता है। दशकों से नजरअंदाज किए गए महत्वपूर्ण इस मन और शरीर के संबंध को आखिरकार दुनिया भर के वैज्ञानिक निकायों (साइंटिफिक बॉडीज़) द्वारा अनुमोदित (एंडोर्स) किया गया है।

स्वस्थ जीवन जीने का तरीका दवा की दुकान, जिम या स्पा में नहीं पाया जा सकता। हममें से हर एक को यह तय करना होगा कि स्वस्थ जीवन जीने के लिए हमारी क्या ज़रूरतें हैं।

इसलिए, जब हम जीवन नामक इस समयबद्ध यात्रा पर आगे बढ़ते हैं और यात्रा के दौरान हमारे सामने आने वाले पर्यावरण और परिस्थितियों के प्रति हमारे शरीर, हमारे दिमाग और हमारी प्रतिक्रियाओं पर नज़र डालते हैं, तो इसे एक परिप्रेक्ष्य (पर्सपेक्टिव) की आवश्यकता होती है।

**हालाँकि हम एक ही दुनिया को देखते हैं, फिर भी हम इसे अलग-अलग आँखों से देखते हैं।**

**- वर्जीनिया वूल्फ़**

जीवन-स्वास्थ्य-जीना-सुख-खुशी-मृत्यु एक ऐसी निरंतरता है जिसे हम चाहकर भी दूर नहीं कर सकते। हम अक्सर एक बड़े ‹जैविक (बायो), मनोवैज्ञानिक (साइको), सामाजिक (सोशल) और दार्शनिक (फिलोसॉफिकल)› दृष्टिकोण की कीमत पर एक संकुचित शारीरिक पहलू के बारे में सोचते हैं। यह पुस्तक, दो खंडों में से पहली, पाठक को जैविक या शारीरिक मुद्दों से परिचित कराने और एक परिप्रेक्ष्य (पर्सपेक्टिव) प्रदान करने का लक्ष्य रखती है कि उन्हें एक अच्छे जीवन के बड़े संदर्भ में कैसे देखा जा सकता है।

स्वास्थ्य तीन टिकड़ियों का एक हिस्सा है।

**तिकड़ी 1: ज्ञान-दृष्टिकोण-अभ्यास/व्यवहार (नॉलेज-एट्टीट्यूड-प्रैक्टिस - केएपी)**

KAP तिकड़ी का पहला हिस्सा, निश्चित रूप से, **ज्ञान** या जागरूकता (**नॉलेज**) है, जिसे आमतौर पर एक शिक्षित समाज में शुरुआती बिंदु के रूप में स्वीकार किया जाता है।

जब आपको किसी चीज़ से डर लगता है, तो उसके बारे में जितना हो सके उतना सीखें।

ज्ञान भय पर विजय प्राप्त करता है।

- एडमंड बर्क

ज्ञान बीमारी के विचार या स्वास्थ्य की अनिश्चितता से हमारे मन में आने वाले डर को दूर करने में मदद करता है। जीवन में आने वाली कई सामान्य स्थितियों, जिनमें से कई का हम सामना हम समय-समय पर करते हैं, उन से खुद को परिचित करना शुरू करने के लिए कभी भी बहुत जल्दी या बहुत देर नहीं होती है।

दूसरा है **दृष्टिकोण** या रवैया **(ऐटिट्यूड)** - जीवन में आगे बढ़ते हुए हम उस ज्ञान को कैसे इस्तेमाल हैं। ज्ञान और दृष्टिकोण के बीच अंतर का एक उदाहरण है जब हम कुछ जानते हैं, जैसे धूम्रपान के हानिकारक प्रभाव, फिर भी धूम्रपान करना जारी रखते हैं क्योंकि यह 'कूल' लगता है। ज्ञान के अलावा कई फैक्टर्स दृष्टिकोण को आकार देते हैं, जिसमें सामाजिक और सांस्कृतिक प्रथाएँ और साथियों का दबाव (पीयर प्रेशर) भी शामिल होता है।

**व्यवहार** या अभ्यास **(प्रैक्टिस)** इस टिकड़ी का तीसरा भाग है; हमारा ज्ञान और दृष्टिकोण व्यवहार में कैसे परिवर्तित होता है? हम अपने वज़न को नियंत्रित रखने के संभावित लाभों को जानते हैं, लेकिन क्या हम आहार और नियमित व्यायाम के साथ जीवनशैली के लक्ष्य निर्धारित करने और उन्हें प्राप्त करने में सक्षम हैं?

## तिकड़ी 2: जीवन और स्वास्थ्य-रोग-मृत्यु

हम ये भूल जाते हैं कि ये जीवन हमें सीमित अवधि के लिए दिया गया है, और इस जीवन-यात्रा के दौरान बाधाओं का सामना न करना सबसे असामान्य बात होगी। जैसे-जैसे एक चरण दूसरे में अदृश्य तरीकों से विलीन होता है - बचपन, किशोरावस्था, वयस्कता (एडल्टहुड), मध्यम आयु और फिर बुढ़ापा, दुर्घटनाएँ या बीमारियाँ अपवाद (एक्सेप्शन्स) नहीं होतीं, बल्कि वे नियमित रूप से आती और जाती हैं। यह पुस्तक एक सामयिक (कैज़ुअल) यात्रा वृत्तांत (ट्रैवलॉग) की तरह है जो यात्रा के दौरान आपके सामने आने वाली कुछ सामान्य घटनाओं से निपटती है।

जीवन को केवल पीछे देखकर से ही समझा जा सकता है,
लेकिन इसे आगे की ओर देखकर ही जीना चाहिए।

- सोरेन कीर्कगार्ड

जल्दी से चीज़ों या बातों को ऑब्ज़र्व करना और उनसे सीखना फ़ायदेमंद हो सकता है।

तीसरी तिकड़ी, पहली नज़र में, बहुत ज़्यादा जटिल लग सकती है, लेकिन इसमें उद्देश्य (पर्पस) और अर्थ (मीनिंग) के बारे में ऐसे प्रश्न उठाए गए हैं, जिन्हें प्रत्येक जागरूक व्यक्ति को पूछना चाहिए और उनका उत्तर देने का प्रयास करना चाहिए।

> मानव अस्तित्व का रहस्य केवल जीवित रहने में नहीं,
> बल्कि जीने के लिए कुछ न कुछ होने में है।

> - फ्योदोर दोस्तोवस्की

मैंने देखा है कि कई मरीज़ मुझसे छोटी-छोटी समस्याओं के बारे में परामर्श लेने आते हैं, जैसे कि उनके ख़ून में विटामिन डी का स्तर थोड़ा कम होना, लेकिन वे इस बात से बेख़बर होते हैं कि वे किस दिशाहीन और दुखी जीवन को जी रहे हैं।

ज़्यादातर लोगों को जीवन में आगे बढ़ने के लिए उद्देश्य (पर्पस) की ज़रूरत होती है। बहुत से लोग मानते हैं कि जीवन का लक्ष्य ‹ख़ुशी› होना चाहिए; कुछ लोग दूसरे शब्दों का इस्तेमाल करते हैं जैसे अच्छी तरह से तय की गई जीवन-यात्रा की पूर्ति या संतुष्टि और एक गंतव्य (डेस्टिनेशन) जिसे शानदार ढंग से पहुंचा गया हो।

दुनिया के कई हिस्सों में चल रहे रिसर्च का एक बड़ा हिस्सा ‹ख़ुशी› को समझने की कोशिश कर रहा है, जो कि केवल एक सुखद मनोदशा (प्लेसंट मूड) या अच्छे एहसास (गुड फ़ीलिंग) से आगे बढ़कर, मन की इस सकारात्मक स्थिति (पॉज़िटिव स्टेट) की गहरी समझ और स्वास्थ्य और अच्छी-सेहत के साथ इसके संबंध को समझने का प्रयास कर रहा है।

जैसा कि आप अब तक समझ गए होंगे, स्वास्थ्य एक अस्पष्ट या धुंधला विषय है जिसमें कई विचार शामिल हैं। यह पुस्तक इस व्यापक मुद्दे (ब्रॉड इशू) पर एक गहरा (लेकिन विस्तृत नहीं) दृष्टिकोण प्रदान करने की उम्मीद करती है। आपको शुरूआती ‹क्या करें और क्या न करें› से परे सोचने के लिए प्रेरित करती है, और मेडिकल विषयों की एक श्रृंखला का सरल किया हुआ संस्करण (वर्ज़न) प्रदान करती है।

आशा है कि भले ही पूरी पुस्तक नहीं लेकिन इस पुस्तक के कुछ अंश आपकी अंतर्दृष्टि (इनसाइट) को बढ़ाएंगे, आपकी भावनाओं को झकझोरेंगे, तथा नए विचारों को प्रेरित करेंगे।

मेडिकल साइंस में शानदार प्रगति के बावजूद, जीवन की यात्रा के दौरान आने वाली स्वास्थ्य-बाधाओं को पार करना, आजकल तेज़ी से एक बुद्धिमत्तापूर्ण व्यक्ति का अकेले ही करने वाला कार्य बनता जा रहा है। यह पुस्तक स्वास्थ्य विषयों की एक विस्तृत शृंखला को छूती हुई एक यात्रा वृत्तांत है: इंटरनेट का बुद्धिमानी से कैसे उपयोग करें, अपने घर की मेडिकल किट कैसे बनाएं, साक्ष्य (एविडेंस) के आधार पर जीवनशैली और भोजन के विकल्प अपनाएं, आपकी आदतें और स्वास्थ्य संकेतक जिन पर नज़र रखने की ज़रूरत है, आपकी गट हैल्थ और तनाव का स्तर, अपने दिमाग के अंधेरे कोने को पहचानें, और भी बहुत कुछ। यह पाठक को पाचन और लिवर की बीमारियों, हृदय की समस्याओं, डायबिटीज़, नींद की बीमारी और कैंसर जैसी स्वास्थ्य चुनौतियों से परिचित कराता है, जो कि बातचीत, किस्सों, वास्तविक जीवन की कहानियों और समाचारों की दुनिया से ली गई है। यह पुस्तक कुछ सीमाओं का वर्णन करती है जिन्हें आधुनिक चिकित्सा तलाशने की कोशिश कर रही है जो हमारे दृष्टिकोण को चुनौती देती हैं। और अंत में आपको ‹डॉक्टर› नामक एक सफेद कोट में मानव-पशु प्रस्तुत करती है।

विज्ञान पर आधारित यह पुस्तक स्वास्थ्य-संबंधी मुद्दों पर एक ‹बातूनी› किताब है, जिसमें अंतर्दृष्टि और किस्सों के साथ सहानुभूति और फ़िलॉसोफ़ी का तड़का भी है।

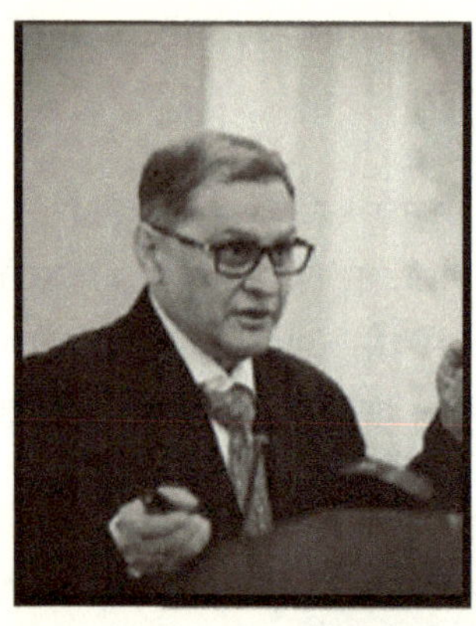

डॉ. (प्रोफेसर) गौरदास चौधरी, एमडी (MD), डीएम (DM), एफएसीजी (FACG), एफआरसीपी (FRCP), एफएएमएस (FAMS), डब्ल्यूएचओ फेलो (WHO fellow), एक चिकित्सा विशेषज्ञ (गैस्ट्रोएंटेरोलॉजिस्ट), शिक्षक, शोधकर्ता (रिसर्चर) और स्तंभकार (कॉलमनिस्ट) हैं।

उन्होंने जेआईपीएमईआर (JIPMER), पॉण्डीचेरी से स्नातक (ग्रेजुएशन) किया और अखिल भारतीय आयुर्विज्ञान संस्थान (AIIMS), नई दिल्ली, नागोया विश्वविद्यालय, जापान, वोल्कलिंगन, जर्मनी और सिडनी विश्वविद्यालय, ऑस्ट्रेलिया में प्रशिक्षण प्राप्त किया। चिकित्सा विशेषज्ञ के रूप में अपने 42 वर्षों के दौरान, डॉ. चौधरी संजय गांधी पीजी इंस्टीट्यूट ऑफ मेडिकल साइंसेज़, लखनऊ, भारत में गैस्ट्रोएंटरोलॉजी के प्रोफेसर और प्रमुख रहे हैं। वे भारतीय गैस्ट्रोएंटरोलॉजी

सोसायटी के अध्यक्ष रह चुके हैं, और देश में लिवर और पाचन स्वास्थ्य सेवा के विकास में नेतृत्व की भूमिका निभाई है।

उनका दृढ़ विश्वास है कि स्वास्थ्य-संबंधी मुद्दों पर जागरूकता, व्यक्ति को बेहतर जीवन जीने और चुनौतियों का सामना करने में मदद करती है। उनके इसी जुनून ने उन्हें 2004 में HOPE Initiative (www.hope.org.in) शुरू करने के लिए प्रेरित किया, जिसके माध्यम से उन्होंने स्कूली शिक्षा के एक घटक (कॉम्पोनेन्ट) के रूप में स्वास्थ्य को शामिल करने के लिए अभियान चलाया। उन्होंने 13 वर्षों तक ‹हेल्थ अड्डा› नामक एक स्वास्थ्य कॉलम लिखा है। वह गुरुग्राम में रहते हैं और गुरुग्राम और लखनऊ में चिकित्सा सेवाएँ प्रदान करते हैं।

अधिक जानकारी www.drgchoudhuri.net पर उपलब्ध है।